发热性疾病
疑难病例精解

主　编｜王贵强
副主编｜侯凤琴

2019

U0300913

人民卫生出版社

图书在版编目（CIP）数据

发热性疾病疑难病例精解. 2019 / 王贵强主编. —
北京：人民卫生出版社，2019
ISBN 978-7-117-28720-3

Ⅰ. ①发… Ⅱ. ①王… Ⅲ. ①发热－疑难病－病案－
分析 Ⅳ. ①R441.3

中国版本图书馆 CIP 数据核字（2019）第 146375 号

人卫智网	www.ipmph.com	医学教育、学术、考试、健康，
		购书智慧智能综合服务平台
人卫官网	www.pmph.com	人卫官方资讯发布平台

版权所有，侵权必究！

发热性疾病疑难病例精解 2019

主　　编：王贵强
出版发行：人民卫生出版社（中继线 010-59780011）
地　　址：北京市朝阳区潘家园南里 19 号
邮　　编：100021
E - mail：pmph @ pmph.com
购书热线：010-59787592　010-59787584　010-65264830
印　　刷：中农印务有限公司
经　　销：新华书店
开　　本：787×1092　1/16　　印张：21
字　　数：446 千字
版　　次：2019 年 8 月第 1 版　2019 年 8 月第 1 版第 1 次印刷
标准书号：ISBN 978-7-117-28720-3
定　　价：148.00 元

打击盗版举报电话：010-59787491　E-mail：WQ @ pmph.com
（凡属印装质量问题请与本社市场营销中心联系退换）

编者名单（以姓氏笔画为序）

丁向春　宁夏医科大学总医院感染性疾病科

于苏淮　空军军医大学第二附属医院感染科

马文敏　战略支援部队特色医学中心干部病房

王　芳　北京医院风湿免疫科

王　玮　河北医科大学第三医院感染科

王　鹤　首都医科大学附属北京友谊医院感染内科

王贵强　北京大学第一医院感染疾病科

史丽璞　郑州人民医院风湿免疫科

朱　丽　西安交通大学第一附属医院感染科

朱　姝　中山大学附属第三医院感染性疾病科

任丹凤　西安交通大学第一附属医院感染科

任海霞　天津市第一中心医院药学部

刘　军　天津市第一中心医院感染科

刘　静　中山大学附属第三医院感染性疾病科

刘帅伟　宁夏医科大学总医院感染性疾病科

刘婕妤　天津市第一中心医院感染科

许华宇　苏州大学附属第一医院感染疾病科

李　璐　北京大学第三医院感染疾病科

李用国　哈尔滨医科大学附属第一医院感染科

李智伟　中国医科大学附属盛京医院感染科

杨文杰　天津市第一中心医院感染科

肖二辉　河南省人民医院感染科

肖玉珍　永济市肝胆胃病专科医院肝病科

汪春娟　山东省立医院神经内科

张　悦　太原市第三人民医院感染科

张丽杰　河北医科大学第三医院感染科

张泽坤　河北医科大学第三医院感染科

陈　宫　首都医科大学附属复兴医院感染科

陈幼明　中山大学附属第三医院感染性疾病科

陈栖栖　四川省人民医院风湿免疫科

陈淑如　中山大学附属第三医院感染性疾病科

邵　鸣　永济市肝胆胃病专科医院肝病科

卓　越　梅州市人民医院肝病科

周建亮　怀化市第一人民医院感染病中心

周倩宜　天津市第一中心医院感染科

郑　芳　长沙市第一医院艾滋病科

郑杏容　中山大学附属第三医院感染性疾病科

赵彩彦　河北医科大学第三医院感染科

侯凤琴　北京大学第一医院感染疾病科

姜　伟　天津市第一中心医院感染科

姜晓笛　中国医科大学附属盛京医院感染科

莫秀茹　银川市第一人民医院感染性疾病科

桂银莉　郑州人民医院风湿免疫科

顾玉荣　中山大学附属第三医院感染性疾病科

殷琦敏　首都医科大学附属复兴医院感染科

高　磊　北京大学第一医院感染疾病科

黄湛镰　中山大学附属第三医院感染性疾病科

梅咏予　中山大学附属第三医院感染性疾病科

常宝兴　天津市第一中心医院感染疾病科

蒋荣猛　首都医科大学附属北京地坛医院感染二科

程　君　安徽医科大学第一附属医院感染病科

曾艳丽　河南省人民医院感染科

谢　静　战略支援部队特色医学中心干部病房

谢艳莉　中南大学湘雅医院风湿免疫科

靳晓利　洛阳市中心医院感染科

雷姿颖　中山大学附属第三医院感染性疾病科

谭英征　株洲市中心医院感染内科

霍　娜　北京大学第一医院感染疾病科

戴福宏　内江市第一人民医院感染科

薛天娇　首都医科大学附属复兴医院感染科

主编简介

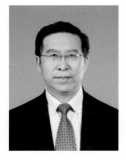

王贵强 教授、主任医师、博士生导师、中央保健会诊专家，现任北京大学第一医院感染疾病科主任，兼任肝病中心主任；兼任北京大学国际医院感染和肝病部主任；国家感染病临床重点专科建设学科带头人，北京市内科（传染病）重点学科负责人。

学术任职：中华医学会感染病学分会主任委员，中国医师协会感染科医师分会副会长，国家免疫规划专家咨询委员会委员，中国医院协会抗菌药物临床应用管理工作委员会主任委员，国家卫生健康委员会合理用药专家委员会抗菌药物专家组成员等；美国《临床感染病》杂志编委，《中华临床感染病杂志》《中华传染病杂志》副总编辑，《临床肝胆病杂志》共同主编等。

热爱临床诊疗工作，擅长病毒性肝炎和肝病诊疗、不明原因发热鉴别诊断、疑难重症细菌和真菌感染诊疗，以及公共卫生应急等。

主持制定了国家标准《乙型肝炎诊断标准》和《甲型肝炎诊断标准》，参加制定国家标准《丙型肝炎诊断标准》《戊型肝炎诊断标准》《肾综合征出血热诊断标准》等，主持和参加《中国慢性乙型肝炎防治指南》《中国丙型肝炎防治指南》《发热待查诊断专家共识》《终末期肝病感染诊断和治疗专家共识》等。

致力于感染病学科建设和人才培养，启动我国"感染科主任和骨干医师培训项目"等，已经培养感染科科主任和骨干医师5 000余人，其中科主任2 000余人，强化了大感染学科建设的理念，提升了感染科医师在细菌和真菌感染诊疗、不明原因发热诊断和抗菌药物临床应用管理等方面的能力。

前　言

不明原因发热（fever of unknown origin，FUO）是困扰临床医生的最常见的综合征，对不明原因发热的诊断需要扎实的临床知识和技能，是对临床思维能力的挑战，而通过努力将病因明确，使患者得到及时、有效的治疗，是医生最有成就感的时刻，因此吸引了临床医生的关注和兴趣。

不明原因发热的诊断有赖于多学科跨专业医师的合作，包括感染科、风湿免疫科、肿瘤科、影像科、检验科、病理科等多学科参与，是典型的临床多学科会诊（multiple disciplinary team，MDT）模式。目前我国不明原因发热的病因中，感染所致占 40% 以上，因此，感染科医师是不明原因发热诊断的重要力量。

为加强不明原因发热诊断的学术交流和能力提升，中国医师协会和北京大学第一医院于 2017 年共同主办了"首届全国发热性疾病学术会议"，组织感染科、风湿免疫科、血液科等专业医师，以学术报告和病例查房讨论的方式展开交流；并于 2018 年举办第二届。两届会议都受到了极大的欢迎和好评，病例讨论中我感受到各位医师在发热性疾病诊断中的大智慧，思维缜密、环环相扣，反应机敏、妙语连珠，场面热烈、充满智慧。

连续两届会议，征集了近百份病例投稿，由于时间有限，许多优秀且有价值的病例没有机会在会议上分享，作为主办者感到非常遗憾！为使更多的医师学习不明原因发热的诊断思维，分享各位专家的智慧，本书遴选出了 41 份有代表性的病例，邀请作者进行了加工整理，呈现给各位。尽管无法再现现场讨论的精彩，希望能对不明原因发热的诊断有所帮助和借鉴。

《发热性疾病疑难病例精解 2019》编写比较匆忙，难免有疏漏或不足，真诚地希望各位读者提出宝贵意见。

　　《发热性疾病疑难病例精解》系列书籍将根据病例的收集情况，每年或每两年出版一册，非常希望各位医师能提供优质的病例，在"全国发热性疾病学术会议"上指点江山，和同道分享您在不明原因发热诊断中的真知灼见和酸甜苦辣。

　　衷心感谢为《发热性疾病疑难病例精解 2019》付出辛勤努力的作者和编审老师！

王贵强

2019 年 6 月 26 日

目　录

目录

病例 1

激素掩盖病情能多久

【病史简介】

男性，51 岁，建筑工地工人，山东人。

主诉：间断发热 10 个月余，左髋部疼痛 3 个月。

现病史：10 个月前（约 2017 年 4 月 27 日）患者在甘肃省天水市打工期间，无明确诱因发热，体温最高达 40.0℃，伴乏力、食欲缺乏。不伴畏寒、寒战，不伴咳嗽、咳痰，腹痛、腹泻，尿频、尿急、尿痛，无皮疹、关节痛。2017 年 5 月 2 日血常规：WBC 2.21×10^9/L，NEU% 62%，Hb 140g/L，PLT 42×10^9/L，CRP 119mg/L；奥司他韦、左氧氟沙星治疗 2 天无效。2017 年 5 月 4 日血常规：WBC 4.47×10^9/L，PLT 24×10^9/L；ALT 170U/L，AST 158U/L，ALP 90U/L，GGT 72U/L，ALB 23.8g/L；ESR 2mm/h；PCT 3.57ng/ml；铁蛋白 8 793ng/ml；颅脑胸腹盆部 CT（图 1-1）：脾大，余未见明显异常。2017 年 5 月 24 日完善骨髓涂片：组织细胞较易见，偶见嗜血细胞；考虑感染合并噬血细胞综合征可能大，予美罗培南、替考拉宁抗感染，地塞米松治疗噬血细胞综合征，体温达正常。5 周后激素减至停，停用激素后再次发热，体温最高达 39.0℃，再次口服激素泼尼松 25mg qd（即每日 1 次），体温又恢复正常，至 2017 年 11 月再次停用激素后，患者体温最高达 38.0℃，并先后出现左肩关节、左臀部疼痛，活动受限，需坐轮椅，2017 年 2 月 5 日为明确诊治就诊于我院。

自发病以来，神志清，精神可，食欲一般，睡眠如常，二便如常，体重未见明显变化。

既往史：诊断 HBeAg（-）慢性乙型肝炎 10 个月，目前恩替卡

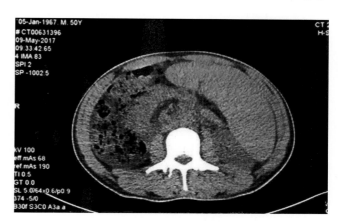

图 1-1　腹部 CT 平扫

起病 2 周，脾脏已明显增大

韦治疗。

个人史：生于山东，2017 年 3 月于甘肃省天水市打工，住地有老鼠、狗，无牛、羊等接触史。无烟、酒嗜好。

【阳性体征】

体温 36.8℃，脉搏 89 次/min，呼吸 18 次/min，血压 133/70mmHg。

1. 脾大，脾三径线为甲乙线 11cm、甲丙线 17cm、丁戊线 +2cm，质硬，表面光滑，无压痛。

2. 骶髂关节、左臀部及左髋关节皮肤无红肿，皮温正常，无压痛，未及包块，叩痛（+），平躺至侧卧位、平躺至坐位活动困难，行走困难。

【病例特点】

1. 中年男性，慢性病程 10 个月。

2. **临床主要表现**　低热、巨脾，左骶髂关节及左髋关节疼痛、活动受限。

3. 白细胞、血小板减少。

【初步诊断】

1. 发热、脾大伴关节痛，原因待查：感染？肿瘤？

2. HBeAg（-）慢性乙型肝炎。

【诊治思路】

寻找长期发热的原因，要从感染和非感染两方面分析。此患者起病前 7 个月除发热，脾大，白细胞、血小板减少外，无其他系统累及症状，且发热在不应用抗生素的情况下可以被中、小剂量激素抑制至正常，总体印象病情相对温和、进展相对缓慢。因此，不能用常见病原体感染解释，要考虑特殊病原体的可能，如结核、非结核分枝杆菌、伤寒、布鲁氏菌、诺卡菌、杜氏利曼原虫、真菌等；非感染类疾病，如淋巴瘤、多发性骨髓瘤、骨肿瘤等。

【鉴别诊断】

1. **结核病**　患者长时间低热，脾大，并逐渐进展出现骨关节疼痛、活动受限，需要考虑结核菌感染的可能。

不支持点：患者以 40℃高热突然起病，不是常见结核的起病特点；应用激素容易造成结核菌的广泛播散，此患者累积应用激素约 5 个月，亦不好用结核病解释。

2. **黑热病**　此病的病原体是杜氏利曼原虫，由白蛉叮咬感染，我国北方大部分地区为黑热病疫区，近些年虽不多见，亦偶有报道。此病可出现长时间发热、巨脾及因脾大、脾功能亢进导致的三系减少，但随后的骨、关节疼痛不能用该病解释，可通过外周血检测杜氏利曼原虫抗体、骨髓涂片寻找杜氏利曼原虫予以明确。

3. 布鲁氏菌病 此病一般为接触患病的牛、羊或其皮毛、肉品造成的感染，临床表现多样，包括波状热、多汗、关节肿痛、睾丸炎等。此患者有发热、关节疼痛，无睾丸炎，出汗亦不明显，且脾大很突出，是否能除外布鲁氏菌感染，可进一步完善虎红平板凝集试验、试管凝集试验检测其抗体，血培养或骨髓培养布鲁氏菌予以明确。

4. 淋巴瘤 此病临床表现多样，发热、淋巴结肿大是其典型表现，亦可累及肝、脾、骨髓，其中累及骨髓时可出现三系减低，亦有单纯累及脾脏的淋巴瘤类型；且某些类型的淋巴瘤对激素很敏感，激素的应用可使患者体温正常、淋巴结缩小。因此，本患者需要进一步做淋巴结超声、骨髓穿刺涂片及流式细胞学检测，甚至脾脏切除寻找病因。

【实验室检查】

1. **血常规** 白细胞（WBC）1.7×10^9/L，中性粒细胞百分比（NEU%）49%，血红蛋白（Hb）115g/L，血小板（PLT）54×10^9/L。

2. **血沉（ESR）** 7mm/h。

3. **降钙素原（PCT）** 0.057ng/ml。

4. **铁蛋白** 53ng/ml。

5. **血培养（需氧 + 厌氧）** 阴性。

6. **抗 HIV** 阴性。

7. **TB-ELISPOT** 阴性。

8. **G 和 GM 试验** 阴性。

9. **血清 CMV、EBV-DNA** 阴性。

10. **HLA-B27** 阴性。

11. **血小板相关免疫球蛋白** 3.1%（< 10%）。

12. **自身抗体谱** ANA（-），抗 dsDNA 抗体双法（-），ENA 谱均（-），ANCA（-），AKA（-），CCP（-）。

IgG 17.00g/L ↑，IgA 2.15g/L，IgM 1.02g/L，C_3 0.735g/L，C_4 0.122g/L。

13. **蛋白电泳及血、尿免疫固定电泳** 阴性。

14. **肝 Fibro-scan** 11.0kPa。

15. **淋巴结 B 超** 双侧颈部、锁骨上、双侧腋窝、腹股沟区淋巴结未见肿大。

16. **UCG** 左室射血分数正常，三尖瓣轻度反流。

17. **腹部超声** 肝脏结节样改变，脾脏增大（脾厚 7.3cm，长 21.7cm）。

18. **骨髓涂片** 骨髓增生明显——极度活跃。粒红比例偏低，巨核细胞多。骨髓活检病理未见异常。

19. 骨髓培养 阴性。

【进一步分析】

已有的检测结果，不支持结核病和淋巴瘤。

分析病情，以"巨脾、骶髂关节及髋关节疼痛"为诊断的突破口，请影像科专家会诊（外院 2017 年 5 月 3 日胸腹部 CT 平扫及 2017 年 11 月 13 日盆腔 MRI 平扫）有以下提示：①脾大。②骨盆骨弥漫 DWI 高信号，性质待定（图 1-2）。③右肺下叶后基底段少许机化性炎症。纵隔及双肺门多发肿大淋巴结，反应性增生？④心包、腹腔少量积液。

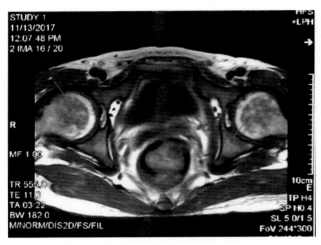

图 1-2 盆腔 MRI 平扫
起病 7 个月，箭头指示股骨头弥漫 DWI 高信号，提示存在骨质损害

"骨盆骨弥漫异常信号"又成为进一步寻找病因的重要线索，进而核素全身骨扫描了解全身骨质情况，结果提示：**左肱骨近端、左侧骶髂关节、左侧髋臼处血运丰富、代谢旺盛灶**，考虑感染性病变可能大。

【进一步检查】

1. **肥达、外斐反应** 阴性。
2. **杜氏利曼原虫 IgG 抗体** 阴性。
3. **莱姆病抗体** 阴性。
4. **虎红平板凝集试验** 阳性。
5. **试管凝集试验（北京市 CDC）** IgM 1 : 400 阳性。

【最终诊断】

1. 布鲁氏菌病。
2. 肝炎肝硬化乙型活动性代偿期。

【诊断依据】

布鲁氏菌病：
1. **虎红平板凝集试验** 阳性。
2. **试管凝集试验** IgM 1∶400 阳性。

【治疗及疗效】

2018 年 2 月 17 日予利福平 600mg qd + 盐酸米诺环素 100mg bid（即每日 2 次）+ 头孢曲松钠 2.0g qd，2 天后体温降至正常，臀部及髋关节疼痛逐渐减轻，2 周后可自行下地活动。

随治疗时间延长，发现利福平和盐酸米诺环素分别都引发患者白细胞减低，故用药做了如下调整（图 1-3，其最上面蓝线为体温情况），共计治疗 6 个月（2018 年 8 月 15 日停药）。

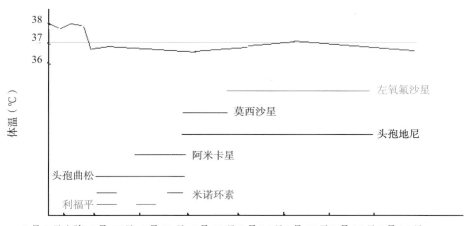

图 1-3　治疗药物及体温情况

患者在用药第 2 日体温即降至正常，此后未再升高。抗生素治疗共 6 个月，期间因出现粒细胞缺乏的不良反应及口服药物替代静脉用药以便于居家治疗，所用药物进行了调整

患者于 2 月 8—28 日因白细胞减低，予骨髓集落刺激因子治疗，白细胞可短时间升高，但不能长期维持，遂后期未再继续应用。

疗效观察及血常规情况（图1-4，图1-5）。

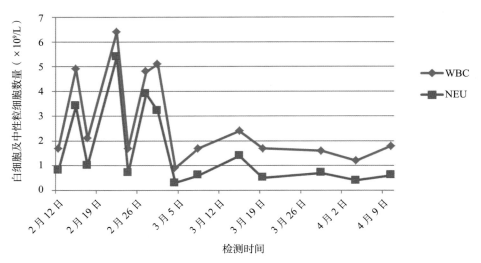

图1-4 治疗期间白细胞及中性粒细胞的变化情况

3月5日之前白细胞及中性粒细胞的升高与应用骨髓集落刺激因子有关，此后未再应用，
两者均处于降低水平，考虑与脾功能亢进及抗生素的骨髓抑制有关

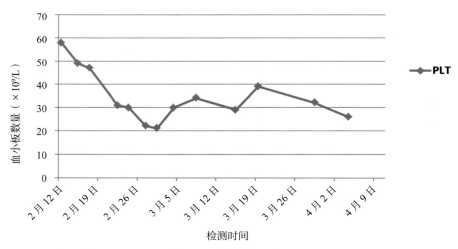

图1-5 治疗期间血小板的变化情况

患者血小板降低与脾功能亢进及抗生素的骨髓抑制有关

【随访】

2018年6月7日（治疗4个月）腹部超声：脾大6.7cm×18.9cm，余未见明显异常。

2018年11月19日（停药3个月）腹部超声：脾大7.7cm×19.9cm。血常规WBC $2.9×10^9$/L，Hb 160g/L，PLT $58×10^9$/L。患者无不适，继续随访中。

【 疾病概要 】

近些年来，临床时常可以看到布鲁氏菌病患者，其临床表现多种多样，与结核菌感染类似，因此对于发热待查的患者，医师应想到此病。

该病的发生多与患病的牛、羊接触有关，故牧区多见，但其他地区也都有散在的病例，其起病可急可慢，发热可高可低，可有多汗也可出汗不明显，可累及骨关节，脾脏常增大，但类似此患者的巨脾情况也不多见，如不予以足疗程的有效抗菌药物治疗，此病可以拖延很长时间，并逐渐进展，因此临床医师应给予重视。

大多布鲁氏菌病的诊断并不困难，发热时做血培养、骨髓培养、脓肿组织培养等，都有可能培养到病原体（因布鲁氏菌有生长较慢的特点，需提醒检验科：延长培养时间至 2 周或选用针对布鲁氏菌的专业培养基）；此外，行血清特异性抗体检测——虎红平板凝集试验或试管凝集试验，其阳性结果也都对诊断有重要意义。

其治疗常用的抗生素为：利福平 + 多西环素，疗程 12～24 周，如有不良反应可以换用其他抗生素，如喹诺酮类、链霉素或阿米卡星、三代头孢。此患者治疗初期静脉加用头孢曲松的原因是：考虑其病程长、累及部位多（巨脾、弥漫骨盆骨质异常信号）。

【 诊疗体会 】

1. 布鲁氏菌感染可以静静地被激素抑制数月，但平静的背后是疾病隐匿的进展——巨脾及骨盆骨质损害。因此，激素的应用需要慎重！

2. 布鲁氏菌病可以并发继发性噬血细胞综合征，但本例患者在我院期间的病情尚不够噬血细胞综合征的诊断标准，故未予以诊断和相应的治疗。针对布鲁氏菌病继发性噬血细胞综合征的情况，回顾我院病案室病历资料，简述如下，仅供参考：

（1）患者男性，14 岁，因"间断发热 2 个月"收住儿科。血常规：WBC 2.96×10^9/L，Hb 82g/L，PLT 72×10^9/L。B 超：脾肋间厚 5.7cm，长 20.8cm。骨髓细胞学检查：全片易见噬血细胞。

（2）患者女性，20 岁，因"发热 28 天，腹胀 10 天"收住血液科。血常规：WBC 1.5×10^9/L，Hb 82g/L，PLT 36×10^9/L。B 超：脾肋间厚 5.6cm。纤维蛋白定量为 1.08g/L。NK 细胞比例为 5%。

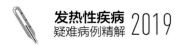

上述 2 例患者最终均诊断为布鲁氏菌病并发噬血细胞综合征，且脾脏均较大，由此可见**布鲁氏菌病出现巨脾的情况亦不少见**。

（霍　娜　侯凤琴　王贵强）

病例 2

间断发热 11 个月，真相何以姗姗来迟

【病史简介】

男性，56 岁，黑龙江省哈尔滨市人。

主诉：间断发热 11 个月余。

现病史：患者于 11 个月余前（2015 年 6 月）无明显诱因出现持续午后及夜间发热，伴夜间盗汗，伴有全身不适，无畏寒、寒战，无咳嗽、咳痰，无鼻塞、流涕、咽痛，无头晕及头痛，未予重视。后反复发热，测体温最高 38℃，就诊于乌兹别克斯坦共和国私人诊所，诊断为"胆囊炎，肺感染"，对症治疗，无好转。

10 个月余前（2015 年 6 月 26 日—7 月 10 日）于新疆维吾尔自治区某三甲医院住院期间检查：① 血常规：WBC $5.70 \times 10^9 \sim 5.77 \times 10^9$/L，MON% 25.6% ～ 26.7%↑，Hb 112 ～ 111g/L↓；②生化系列：LDH 1 755.5 ～ 1 679.1U/L↑（参考值：15 ～ 240U/L）；③ CRP：38.7mg/L↑；④ ESR：67mm/h↑；⑤ PCT：0.22 ～ 0.44ng/ml；⑥尿、便常规：无明显异常；⑦乙肝 + 丙肝：阴性；⑧梅毒 +HIV：阴性；⑨甲状腺系列：正常；⑩呼吸道相关病原体：阴性；⑪结核 T-SPOT.TB：阴性；⑫ TORCH-IgM：阴性；⑬巨细胞病毒 IgG、单纯疱疹病毒 IgG：阳性；⑭ EBV-DNA：阴性；⑮抗核抗体系列、自身抗体系列、抗中性粒细胞抗体：阴性；⑯ ASO：正常；⑰类风湿因子（rheumatoid factor，RF）：阴性；⑱肿瘤标志物（PSA、SCC、CA19-9、CA21-1、AFP、CEA）：阴性；⑲肺 CT：右肺中叶少许条索影；⑳腹部超声：脾大；㉑浅表淋巴结超声：双侧颈部、腋窝、腹股沟多发淋巴结肿大（考虑反应性增生）；㉒骨穿涂片：中性中幼粒细胞比例偏高；㉓骨髓培养：阴性。考虑"肺部感染，肺结核待排"，给予莫西沙星治疗 5 日，体温未下降。

9 个月前（2015 年 7 月 22 日—8 月 6 日）至黑龙江省哈尔滨市某三甲医院住院治疗，期间检查：①血常规：LYM% 45.6% ～ 41.9%↑，Hb 104 ～ 118g/L↓，LDH 241U/L↑；②血清铁蛋白：1 046.6ng/ml↑；③血 β_2 微球蛋白：2.67mg/L↑；④骨穿涂片：增生性骨髓象，其中可见少量幼淋巴细胞及异型淋巴细胞，少部分成熟淋巴细胞可见伪足，少部分

晚幼红细胞可见巨幼样变；⑤尿、便常规：无明显异常；⑥ CRP < 3.28mg/L；⑦肝炎系列：阴性；⑧梅毒 +HIV：阴性；⑨ ASO：85.9U/ml，阴性；⑩免疫球蛋白定量：IgG、IgA 正常，IgM 0.34g/L；⑪抗核抗体系列、补体：正常；⑫ RF：阴性；⑬抗环瓜酸肽抗体：阴性；⑭血、尿免疫蛋白电泳：阴性；⑮尿 β_2 微球蛋白：正常；⑯ Coombs 试验：阴性；⑰胃镜：浅表性胃炎、胃息肉；⑱肠镜：结肠直肠黏膜未见异常。考虑感染性发热可能性大，未予药物治疗，体温自行降至正常。

4 个月前（2016 年 1 月）无明显诱因出现发热，下午至夜间发热为著，体温最高达 39.5℃，伴有肌肉酸痛、全身乏力，偶伴双侧膝关节发凉，无畏寒、寒战，无盗汗、消瘦，无咳嗽、咳痰，无头晕、头痛、恶心、呕吐，无腹痛、腹泻，无胸痛、心悸、胸闷，无关节肿痛及皮疹。口服阿莫西林 10 天，无好转。于乌兹别克斯坦共和国私人诊所诊断为"成人 Still 病，反应性关节炎"，肌注药物（具体不详）2 次，无好转。

2 个月前（2016 年 3 月 4—23 日）北京市某医院风湿免疫科住院治疗，检查：①血常规：WBC 5.08×10^9 ~ 7.80×10^9/L，MON% 26.7% ~ 29.4% ↑，Hb 73 ~ 87g/L ↓，PLT 60×10^9 ~ 153×10^9/L；② CRP：8.99mg/dl ↑；③ ESR：64mm/h ↑；④生化系列：ALB 28g/L ↓，LDH 1 401U/L ↑，铁蛋白 1 722.1ng/ml ↑；⑤ IgE：207U/ml ↑（参考值：0 ~ 150U/ml）；⑥血清 β_2 微球蛋白：5.04mg/L ↑（参考值：0.7 ~ 1.8mg/L）；⑦腹部超声：脾大；⑧尿常规：正常；⑨尿 β_2 微球蛋白正常、尿 α_1 微球蛋白 7.83mg/dl ↑，κ/λ 链均升高，比值正常；⑩凝血项：PTA 66%，DD 220ng/ml（参考值：< 255ng/ml）；⑪ PCT：0.36ng/ml；⑫ G 和 GM 试验：阴性；⑬ ASO：阴性；⑭梅毒 +HIV：阴性；⑮乙肝＋丙肝：阴性。⑯呼吸道病原谱：阴性；⑰ CMV、EBV-DNA：阴性；⑱ T-SPOT.TB：阴性；⑲虎红平板凝集试验阴性，莱姆病抗体、钩端螺旋体抗体以及囊虫、旋毛虫、杜氏利曼原虫 IgG 抗体阴性，弓形虫 IgM 抗体阴性；⑳自身免疫性抗体系列：阴性；㉑血培养：阴性；㉒心脏彩超：左室舒张功能减低；㉓心电图：窦性心动过速；㉔超声心动图检查：左室舒张功能减低；㉕肺 CT：两肺少许索条影；㉖ PET-CT：未发现肿瘤，提示脾脏体积增大，双侧腋窝、双侧腹股沟多发淋巴结，代谢活性均未见明显异常，多系良性。请血液科会诊：考虑淋巴瘤不除外，完善骨穿。骨髓涂片：增生性贫血。骨髓流式：成熟淋巴细胞比例不高，0.07%（占有核细胞）可疑为异常。表型成熟 B 细胞。因比例极低，结果仅供参考。骨髓 IGH、IGK、IGL、TCRB、TCRD、TCRG 克隆性重排均为阴性。

1 个月余前（3 月 12 日）开始出现言语不清，MRI 检查（3 月 14 日）提示颅内多发异常信号灶。脑电图提示中度异常脑电图。患者逐渐出现认知功能障碍和左侧肢体障碍。腰穿检查结果示，脑脊液常规正常；脑脊液生化项目中，葡萄糖 3.4mmol/L，蛋白定量测定 543mg/L ↑（参考值：150 ~ 450mg/L），氯 119mmol/L ↓（参考值：120 ~ 132mmol/L）。抗酸杆菌阴性。脑脊液查隐球菌、革兰阳性球菌、革兰阴性球菌、革兰阳性杆菌、革兰阴性杆菌、真菌孢子、真菌菌丝均为阴性。脑脊液病理可见少量淋巴细胞及单核细胞，未见明确癌细胞。血新型隐球菌抗原阴性，血及脑脊液 NMDA-R 抗体、CASPR2-Ab、AMPA1-R-Ab、AMPA2-R-Ab、GABAB-R-Ab 阴性。脑脊液免疫球蛋白 G 为 73.6mg/L，脑脊液 IgG 寡克隆区带阳性，血清 IgG 寡克隆区带弱阳性；脑脊液 TORCH-IgG 抗体阴性。

3 月 18 日全院会诊，诊断为：感染性发热可能、颅内脱髓鞘疾病可能。给予头孢曲松钠 2g qd（3 月 18—20 日），利奈唑胺注射液 1 200mg qd（3 月 21—22 日）。3 月 21 日复查骨穿，骨髓涂片：增生性贫血。3 月 22 日头部增强磁共振检查示颅内多发异常信号，较前增多，考虑炎性病变可能。患者出现尿潴留，转至神经内科治疗（2016 年 3 月 23 日—4 月 29 日）。复查腰穿，测初压 120mmH₂O，脑脊液清晰透明，脑脊液 Pandy 实验阴性，脑脊液中白细胞 3/mm³，单个核细胞 66.7%，多个核细胞 33.3%，蛋白定量测定 492mg/L ↑（150～450mg/L），Glu 4.8mmol/L ↑，CL 正常；布鲁氏菌、李斯特菌、莱姆疏螺旋体培养为阴性；脑脊液中诺卡菌、放线菌培养阴性，新型隐球菌抗原阴性，结核分枝杆菌、非结核分枝杆菌复合群 DNA 阴性，脑脊液细菌培养阴性；TORCH-IgM、IgG 阴性；疱疹病毒 DNA 阴性。3 月 30 日北京多家医院感染科、风湿免疫科、神经内科会诊诊断为：①发热原因不明，感染性疾病可能；②颅内多发病变性质待查，炎性病变可能，感染性疾病不除外。处置意见：给予抗细菌及病毒治疗，并应用甲泼尼龙 500mg 冲击治疗 4 天后逐渐减量。4 月 1 日应用激素后患者体温逐渐恢复正常；一般状态、意识障碍、肢体障碍及认知功能逐渐好转；复查头部磁共振（2016 年 4 月 26 日）示脑内多发异常信号灶，范围较前明显减少。考虑免疫介导性脑炎可能性大，给予激素逐渐减量至醋酸泼尼松 20mg qd（图 2-1）。停用激素时血常规：Hb 93g/L，PLT 191×10⁹/L。

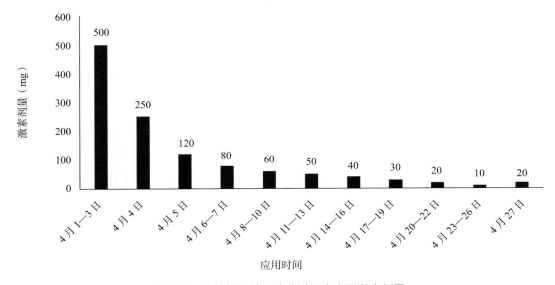

图 2-1 发热第二阶段治疗过程中应用激素剂量

患者于 20 天前（5 月 3 日）开始再次发热，最高体温达 38.3℃，自行应用退热药物对症治疗，体温控制在 37.0～38℃。半个月前出现认知功能下降、言语不清、躁动，于我院神经内科住院治疗（2016 年 5 月 8—22 日）。检查示：血常规示 MON% 11.4%～5.24%；CRP 63.1mg/L↑，ESR 75mm/h↑，LPS 116pg/ml↑；抗 EB 病毒早期抗原 IgG 抗体弱阳性；EBV-DNA ＜ 500copies /ml；可溶性 CD25 2 463U/L；复查腰穿，脑脊液中 TP 570.92mg/L↑（参考值：150～450mg/L），Glu 4.03mmol/L↑（参考值：2.34～3.66mmol/L），CL 118mmol/L↓（参考值：119～129mmol/L）；IgG 73.4mg/L↑（参考值：0～34mg/L），IgA 11.1mg/L↑（参考值：0～5mg/L），寡克隆条带阴性，未查到隐球菌，未分离出念珠菌及其他真菌。诊断为"成人 Still 病可能性大，噬血细胞综合征不除外"。给予激素冲击（500mg 始），体温逐渐降至正常，意识障碍、肢体障碍有所好转。4 天前患者自觉右侧腹股沟淋巴结可触及，近两日明显增大、增多，并伴有咳嗽，咳少量黄痰，于 2016 年 5 月 3 日收入感染科继续治疗。

既往史：20 余年前因"右侧腹股沟疝"行手术治疗，否认高血压、冠心病、糖尿病病史，否认药物过敏史，无传染病病史。

个人史：工作于中华人民共和国驻乌兹别克斯坦共和国大使馆，无疫情、疫水接触史，无牧区、矿山、高氟区、低碘区居住史，无化学性物质、放射性物质、有毒物质接触史。吸烟史 15 年，20 支 / 日，戒烟 16 年。无酗酒史。

【阳性体征】

1. 一般状态尚可，烦躁状态，查体欠合作。贫血外观，睑结膜苍白，皮肤巩膜无黄染，颈部、腹股沟可触及多个肿大淋巴结，以右侧腹股沟为著，最大约 3cm×3cm，边界清，个别淋巴结触痛阳性。

2. 腹软，无压痛，肝肋下未及，脾脏肋下可及，移动性浊音阴性。

3. 神经系统查体示，颈软无抵抗，克尼格氏征（简称克氏征）阴性，布鲁津斯基征（简称布氏征）阴性，巴宾斯基征弱阳性，Chaddock 征弱阳性，左上肢肌力 5 级 -，左下肢肌力 4 级 -。

【病例特点】

1. 中年男性，慢性病程，反复发热 11 个月余（图 2-2）。

2. **临床主要表现**　长程发热，高热为主，系统性淋巴结肿大，脾大，病情持续进展，逐渐进展至中枢神经系统受累，并出现噬血细胞综合征。

3. **辅助检查**　血常规以单核细胞比例增高为主，后期出现血红蛋白及血小板降低。PET-CT 未提示肿瘤。反复骨穿未发现血液系统肿瘤。

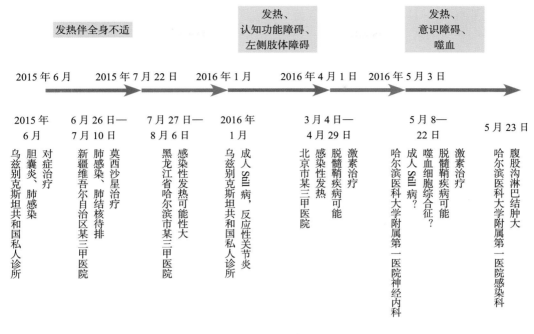

图 2-2 疾病发展过程

【初步诊断】

发热待查：成人 Still 病？噬血细胞综合征？

颅内脱髓鞘疾病可能。

【诊断思路】

患者长程发热，中枢神经系统及血液系统受累，经系统检查包括 PET-CT 及多次骨穿均未能明确诊断，现病情持续进展，该从何处入手进行检查？

我们考虑了如下问题：

（一）原有诊断"成人 Still 病、噬血细胞综合征"是否成立？

1. 成人 Still 病诊断标准

（1）美国 Cush 标准：

1）必备条件：发热 ≥ 39℃；关节炎 / 关节痛；RF < 1∶80；抗核抗体 < 1∶100。

2）另备下列任何 2 项：血白细胞数 ≥ 15×10^9/L；皮疹；胸膜炎或心包炎；肝大、脾大或全身浅表淋巴结肿大。

（2）日本 Yamaguchi 标准：

1）主要标准：①发热 ≥ 39℃并持续 1 周以上；②关节痛持续 2 周以上；③典型皮疹；

④白细胞增高 ≥ 10×10^9/L，包括中性粒细胞 ≥ 0.80。

2）次要标准：①咽痛；②淋巴结和（或）脾肿大；③肝功能异常；④ RF 和抗核抗体阴性。

3）排除：①感染性疾病（尤其是败血症和传染性单核细胞增多症；②恶性肿瘤（尤其是恶性淋巴瘤、白血病）；③风湿病（尤其是多发性动脉炎、有关节外征象的风湿性血管炎）。

具有以上 5 项或 5 项以上标准，其中至少应有 2 项主要标准，并排除上述所列疾病，即可确诊。

2. 噬血细胞综合征诊断标准

（1）发热：持续时间 ≥ 7 天，体温 ≥ 38.5℃。

（2）脾大：肋下 ≥ 3cm。

（3）血细胞减少：三系中，≥ 两系减少。

（4）甘油三酯 ≥ 3.0mmol/L 或纤维蛋白原 < 1.5g/L。

（5）骨髓、脾、淋巴结有噬血现象，且没有恶性肿瘤的证据。

（6）NK 细胞活性降低或完全消失。

（7）铁蛋白 ≥ 500μg/L。

（8）可溶性 CD25（IL-2 受体）≥ 2 400U/L（以上 8 条符合 5 条即可诊断）。

根据以上诊断标准，似乎两个诊断是成立的，但成人 Still 病是排除性诊断，需要排除诸多器质性疾病方可诊断，此患者病情持续进展，先后累及中枢神经系统和血液系统，不能排除器质性疾病，因此不可定诊。噬血细胞综合征可以诊断，但其病因何在？

（二）此患者是感染性发热还是非感染性发热？

如果是感染性发热，多家医院反复检查，未查到明确病原体感染，除了常见的 CMV、EBV、风疹病毒、结核等，一些特殊病原体如布鲁氏菌病、杜氏利曼原虫、旋毛虫、囊虫、钩端螺旋体等检测均为阴性。如果是非感染性发热，排除了 RA、SLE 等风湿免疫病，血液病及肿瘤方面，更是检查了 PET-CT、反复骨穿、腰穿、流式等，结果均未明确提示异常。

此时我们再次仔细询问病史及翻阅以往就诊病历时发现血常规中单核细胞的变化趋势（图 2-3）：发热时显著高于正常，体温正常时可降至正常。这使我们将诊断思路定位在可以引起单核 - 巨噬细胞系统增生的疾病上（表 2-1）。

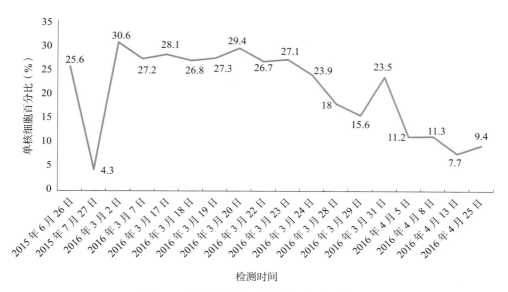

图 2-3 疾病发展过程中单核细胞分属情况

表 2-1 常见引起单核巨噬细胞系统增生的疾病

感染性疾病	非感染性疾病
➢ **胞内细菌感染：**布鲁氏菌病、李斯特菌感染、结核、伤寒	➢ **血液、肿瘤疾病：**单核细胞增多性白血病、多发性骨髓瘤、骨髓增生异常综合征、淋巴瘤
➢ **病毒感染：**EB 病毒感染、巨细胞病毒感染	➢ **自身免疫性疾病：**系统性红斑狼疮、类风湿关节炎
➢ **寄生虫感染：**利什曼病、疟疾	
➢ **良性淋巴增殖性疾病：**坏死性淋巴结炎、Castleman 病	

【鉴别诊断】

1. **感染性疾病** 经过系统检查，多数的细菌和病毒感染性已经排除，但部分疾病结果应该复查。尤其是布鲁氏菌病、EBV 感染等容易引起长程发热、系统性淋巴结肿大、脾大，并可以累及中枢神经系统、诱发噬血综合征的疾病。

2. **非感染性疾病** 尤其是血液系统肿瘤应予以鉴别。患者已经行 PET-CT 检查结果阴性，排除了绝大部分肿瘤，但仍不能完全除外淋巴瘤，应进一步检查。

【实验室检查】

1. **复查 EBV-DNA** 1 430copies/ml（5 月 24 日）。

2. **复查 EBV-DNA** 2 030copies/ml（5 月 31 日）（此前，患者于 2016 年 3 月 7 日、4 月 5 日、4 月 7 日、5 月 13 日反复检查 EBV-DNA 均为阴性）。

3. **EB 病毒抗体** EA-IgG（-），EBNA-IgG（+），CA-IgG（+），CA-IgM（-）（2016 年 5 月 24 日）。

4. 颈部、腋窝、腹股沟区、腹腔淋巴结 双侧颈部多发淋巴结，较大者 1.1cm×0.4cm，皮髓界限清楚；双侧腋窝区淋巴结可见，较大者 1.9cm×0.4cm，皮髓界限清楚；双侧腹股沟区淋巴结可见，其中最大者为右侧 3.7cm×2.6cm，皮髓界限清楚，皮质层增厚，髓质减小；腹腔淋巴结彩超示，腹腔未见肿大淋巴结。

【进一步分析】

当我们将思路定位在单核巨噬细胞系统后，纵观多次淋巴结超声检查结果，发现既往淋巴结虽有轻微肿大，但多为反应性增生，但疾病发展到现在，淋巴结增大明显，并且出现结构的破坏。这一点引起我们高度重视，决定进行淋巴结活检，明确病情。

【进一步检查】

2016 年 5 月 25 日进行淋巴结穿刺活检，1 周后，淋巴结活检结果电话回报：无法明确诊断（标本质量欠佳）。坚持并反复劝说，1 周后家属同意再次切除右侧腹股沟淋巴结进行活检，淋巴结活检病理结果（2016 年 6 月 17 日）见图 2-4。

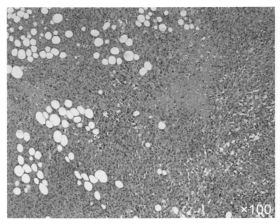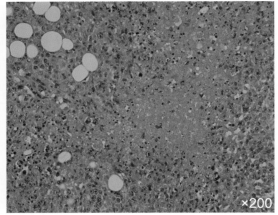

图 2-4　淋巴结活检病理结果

淋巴结活检病理： 淋巴结弥漫性大 B 细胞淋巴瘤（非生发中心免疫表型）。免疫组化结果：CD3（-），CD30（-），CD20（+），ALK（-），CD79a（+），EMA（灶状+），Ki-67（+>50%），CD10（-），bcl-6（+），bcl-2（+），CD23（-），CD5（-），CyclinD1（-），mum-1（+），Pax-5（+），c-myc（+35%）

【最终诊断】

1. 弥漫性大 B 细胞淋巴瘤。
2. EBV 感染。
3. 噬血细胞综合征。
4. 中枢神经系统脱髓鞘疾病可能性大。

【确诊依据】

淋巴结活检病理结果。

【疾病概要】

EB 病毒（Epstein-Barr virus，EBV）感染为人类最常见病毒感染之一，属于疱疹病毒亚科淋巴隐病毒属，是一种独特的疱疹病毒，具有显著的嗜淋巴细胞特性，能以多种潜伏感染方式在淋巴细胞内长期潜伏，几乎感染 90% 以上的人类宿主，可引起多系统损害，与多种疾病的发生密切相关，尤其是与肿瘤的关系越来越受重视。近年研究表明，EBV 感染尚与多种自身免疫性疾病密切相关。与其相关的疾病有传染性单核细胞增多症、噬血细胞综合征、慢性活动性 EB 病毒感染、X 连锁淋巴组织增生性疾病、鼻咽癌及淋巴瘤等。EBV 相关性疾病实际上并非一种独立的疾病，而是涵盖多种疾病类型的疾病谱，是 EBV、宿主免疫功能状况和遗传易感性，以及多种环境因素相互作用的结果。

EB 病毒感染相关神经系统并发症发生率相对低，发病机制目前尚不完全清楚。EBV 感染病毒可直接侵入神经系统，如脑膜、脑和脊髓、外周神经多个部位的神经轴索，也可以通过免疫介导、CD8$^+$ T 淋巴细胞产生毒素直接进入神经系统或抗原 - 抗体复合物沉积导致脑组织的损害。临床上可表现为 EBV 脑炎和 EBV 感染后神经系统并发症。急性 EBV 脑炎包括脑炎、脑膜炎、脑膜脑炎。EBV 脑炎占病毒性脑炎的 5%～18%。EBV 感染后，神经系统并发症包括吉兰 - 巴雷综合征、急性脱髓鞘性脑脊髓疾病、横贯性脊髓炎、多发性神经根脊髓病。临床表现有颈强直、意识改变、肢体感觉减弱或消失和（或）肌无力。

噬血细胞综合征（hemophagocytic syndrome，HPS）分为原发性和继发性两类，继发性 HPS 可由恶性肿瘤、感染、自身免疫性疾病、药物和器官移植等因素引起。其中，感染类型主要包括细菌感染、真菌感染、病毒感染等，尤以 EB 病毒感染常见，由 EB 病毒感染引起的被称为 EB 病毒相关性噬血细胞综合征（Epstein-Barr virus-associated hemophagocytic syndrome，EBV-HPS）。日本报道 EBV-HPS 发病率为 28.74%。EB 病毒感染使 CD8$^+$ T 淋巴细胞异常活化和增生，并激活巨噬细胞，导致炎症性细胞因子大量产生并释放，产生高细胞因子血症（或称为细胞因子风暴），引起组织细胞增生并吞噬自身血细胞。

弥漫性大 B 细胞淋巴瘤是最常见的成人非霍奇金淋巴瘤，其中 10% 左右与 EBV 感染相关，患者多为老年人，与 EBV 阴性的患者相比预后更差。2003 年首次提出"老年人 EBV 阳性弥漫性大 B 细胞淋巴瘤"这一概念，2015 年有研究报道了 46 例年龄 < 45 岁的类似患者，表明 EBV 阳性的弥漫性大 B 细胞淋巴瘤可发生于任何年龄组，其中发生于年轻人的患者形态学常表现为富于 T 细胞 / 组织细胞大 B 细胞淋巴瘤形态，预后好于发生在老年人的患者。在最新的 2016 年 WHO 淋巴造血组织肿瘤分类中，该淋巴瘤被更名为 "EBV 阳性弥漫性大 B 细胞淋巴瘤，非特殊型"。

【诊疗体会】

首先，此例发热待查病例，患者长达 11 个月的病程，辗转多家医院诊治，病程持续进展情况下，最终诊断明确为 "弥漫性大 B 细胞淋巴瘤、EBV 感染、噬血细胞综合征、中枢神经系统脱髓鞘疾病可能性大"。如果从一元论的角度来讲，EBV 感染后出现相关性疾病，可以完美地解释这一病例，但是回头反思，到底是何时发展为淋巴瘤的仍未可知。该疾病是开始即为淋巴瘤累及神经系统并且合并噬血，还是 EBV 感染后介导的免疫相关性中枢神经系统病变并发噬血，最终发展为淋巴瘤，并不能明确。在这个病例中，我们学习到的是面对疑难的发热待查病例，应该以辩证的思维方式去思考和分析。

再者，在发热待查病例的诊治过程中，临床医师不能单纯依赖一次的检查结果做出判断，必要时应反复检查。在分析病情过程中需要注意细节，但不能拘泥于细节，辩证地分析，坚持自己的判断，边检查边治疗，边治疗边思考，不断验证自己的判断，最终明确诊断。

最后一点，也是最重要的一点，就是发热待查的免疫诊断思路。此例病例中，正是注意到血常规中单核细胞的增高，使我们将诊断思路定位在引起单核巨噬细胞系统改变的疾病，不断深入检查才得以明确诊断。

（李用国）

病例 3

本例有陷阱，前行需谨慎

【病史简介】

女性，57岁，家庭主妇，辽宁人。2017年1月10日入院。

主诉：持续发热37天。

现病史：37天前出现寒战、发热，最高体温达39.5℃，骶尾部针扎样疼痛，口服对乙酰氨基酚体温可降至正常。32天前（约2016年12月9日）行骶尾部DR示骶髂关节骨膜炎，口服布洛芬1周，仍发热，骶尾部疼痛消失。14天前出现咳嗽、咳白痰、喘、胸闷气短，可平卧，白细胞计数、中性粒细胞及淋巴细胞百分比正常，肺CT示右肺结节，纵隔内肿大淋巴结，静滴痰热清13天、左氧氟沙星2天，口服莫西沙星抗菌治疗4天，仍持续发热来诊。

既往史：2016年9月曾摔伤，骶尾部着地；脑梗死。

个人史：无烟、酒嗜好。无牛、羊接触史，无蜱虫、蚊虫叮咬史，无鼠类接触史，无结核患者接触史，无经常在外就餐史。

【阳性体征】

体温38.7℃，脉搏100次/min，呼吸28次/min，血压126/63mmHg。

1. 呼吸略促，节律规整。
2. 背部皮肤可见散在分布充血性斑疹。
3. 咽部充血，扁桃体Ⅰ度肿大。
4. 双肺听诊呼吸音粗，可闻及散在干鸣音，未闻及湿啰音。

【病例特点】

1. 中年女性，病程37天。
2. **临床主要表现** 持续高热、咳嗽咳痰、喘、骶尾部疼痛。
3. 白细胞、中性粒细胞及淋巴细胞百分比正常；淋巴结肿大。

【初步诊断】

发热待查：感染？肿瘤？自身免疫性疾病？

【诊治思路】

发热的常见原因要从感染和非感染两方面分析。此患者起病 37 天前出现发热、呼吸道症状、骶尾部疼痛，淋巴结肿大，血常规提示白细胞及中性粒细胞分数、淋巴细胞分数不高，无其他系统累及症状，且应用非甾体抗炎药及抗菌药物效果不佳。因此，感染类疾病不能用常见病原体感染解释，要考虑特殊病原体的可能，如结核、非结核分枝杆菌、伤寒、布鲁氏菌、真菌、EB 病毒等；非感染类疾病如淋巴瘤、多发性骨髓瘤、骨肿瘤、自身免疫性疾病等。

【鉴别诊断】

1. 结核病 患者长时间高热，有呼吸道症状，外院血常规提示白细胞正常，中性粒细胞分数不高，肺 CT 提示右肺结节，需要考虑结核菌感染的可能。

不支持点：患者持续高热，院外曾应用左氧氟沙星、莫西沙星二线抗结核药物治疗，体温无明显下降，效果不佳，不好用结核病解释。

2. EB 病毒感染 此病可持续高热，伴咽痛、皮疹、肝脾大、淋巴结肿大，血常规淋巴细胞比例升高，异常淋巴细胞比例升高。该患者发热时间长，淋巴结肿大，血常规白细胞及中性粒细胞分数不高，且抗菌治疗效果不佳，不能除外，可行 EB 病毒抗体及 DNA 进一步明确。

3. 淋巴瘤 此病以慢性、进行性、无痛性淋巴结肿大为特点，亦可累及肝、脾、骨髓，其中累及骨髓时可出现三系减低，CT、MRI、PET-CT 等可确定淋巴结累及部位及范围，骨髓穿刺涂片明确是否有骨髓受累，部分单纯脾脏受累患者甚至需脾脏切除寻找病因。

4. 自身免疫性疾病 该类疾病为女性多见，临床表现不典型，可为发热、皮疹、关节肿痛、淋巴结肿大、多浆膜腔积液等，可多脏器受累，但此类疾病大多对于非甾体抗炎药物敏感，该患者曾应用 1 周布洛芬，病情无明显改善，可进一步行自身抗体明确病因。

【实验室检查】

1. 血常规 WBC 2.7×10^9/L，NEU% 50.0%，LYM% 31.6%，MON% 13.5%，RBC 4.06×10^{12}/L，Hb 110g/L，PLT 210×10^9/L。

2. ESR 30mm/h。

3. C 反应蛋白（CRP） 11.2mg/L。

4. 铁蛋白 393.6ng/ml。

5. **肝功能** 白蛋白（ALB）29.9g/L，谷丙转氨酶（ALT）30U/L，谷草转氨酶（AST）70U/L，γ-谷氨酰转肽酶（GGT）121U/L，碱性磷酸酶（ALP）232U/L，总胆红素（TBil）8.5μmol/L，乳酸脱氢酶（LDH）472U/L。

6. **凝血五项** D-二聚体 2 042μg/L。

7. **EB 病毒抗体和 DNA** EBNA-IgG（＋），EBVCA-IgG（＋），EBV-IgM（-），EBV-DNA（-）。

8. **军团菌抗体、肺炎支原体抗体、肺炎衣原体抗体、布鲁氏菌抗体** 阴性。

9. **肥达、外斐反应** 阴性。

10. **细菌培养（尿、便、痰、血、骨髓）** 阴性。

11. **真菌涂片及培养（尿、便、痰）** 阴性。

12. **粪寄生虫** 阴性。

13. **痰结核菌涂片及培养** 阴性。

14. **结核抗体及结核菌素试验** 阴性。

15. **结核感染 T 细胞斑点试验** 阳性。

16. **自身抗体谱** ANA（-），抗核抗体系列均阴性，ANCA（-）。

17. **肿瘤标志物** 神经元特异性烯醇化酶（neuron-specific enolase，NSE）35.09ng/ml，CA12-5 42.38U/ml。

18. **$β_2$ 微球蛋白** 血清 $β_2$ 微球蛋白 6.19mg/L，尿 $β_2$ 微球蛋白 9.62mg/L。

19. **血尿免疫固定电泳** 血尿免疫球蛋白轻链（-）。

20. **淋巴细胞绝对计数** 总 T 细胞绝对计数 404，T 抑制毒细胞绝对计数 141，T 辅助细胞绝对计数 240，NK 细胞绝对计数 62，总 B 细胞绝对计数 57。

21. **胸部 CT 平扫** 双侧少量胸腔积液；双肺多发炎症渗出？纵隔间隙淋巴结稍大（图 3-1）。

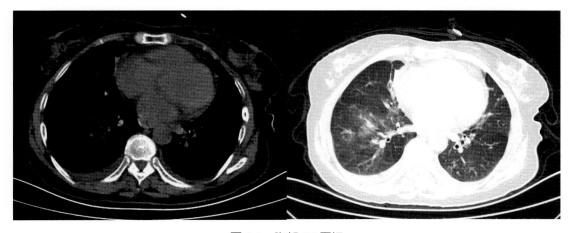

图 3-1 胸部 CT 平扫

22. 腹部 CT 平扫 胆囊壁水肿增厚，注意胆囊炎；脾稍大。盆腔积液；腹腔多发淋巴结稍大（图 3-2）。

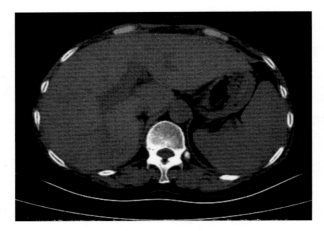

图 3-2 腹部 CT 平扫

23. 心脏彩超 心包积液（少量），左室射血分数正常。

24. 骨髓涂片 增生活跃骨髓象，粒、红比例偏高，巨核系增生低下。

【初步治疗】

见图 3-3。

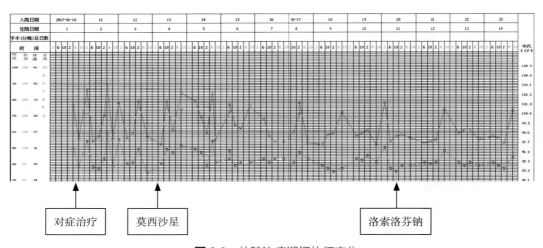

图 3-3 住院治疗期间体征变化

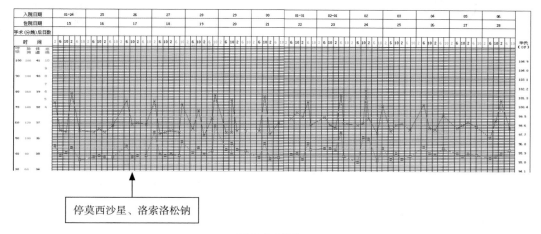

停莫西沙星、洛索洛松钠

图 3-3（续）

【进一步分析】

分析病情，患者目前发热原因不明，只能重新回顾病史，寻找线索，患者主诉病初曾有骶尾部疼痛，那发热跟骶尾部疼痛到底有没有关系，病史中任何蛛丝马迹均不能错过。

【进一步检查】

骶髂关节 CT：所扫骶 3 ～ 骶 4 水平左侧见软组织密度占位，邻近骨质吸收破坏，累及左侧第 3、4 骶前孔及梨状肌。双侧骶髂关节形态，骨质密度未见异常，关节间隙呈细线状，清晰规整。

骶髂关节 CT 提示左侧骶骨占位伴骨质破坏，累及梨状肌，考虑为恶性，骶 3、骶 4 神经根受累可能大（图 3-4）。

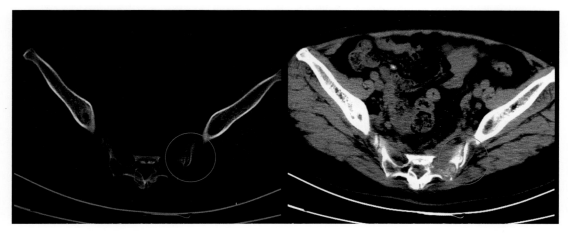

图 3-4　骶髂关节 CT

综合患者长期发热、骨质破坏，为明确全身其他部位是否有肿瘤，进一步行 PET-CT（图 3-5）。

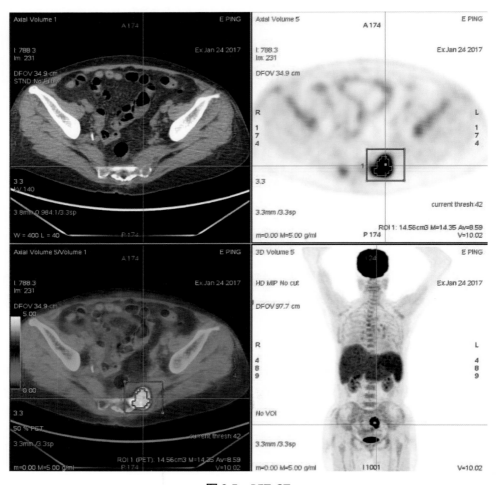

图 3-5 PET-CT

PET-CT 提示左侧髂骨翼骨质破坏，FDG 代谢增高，优先考虑原发恶性骨肿瘤（如淋巴瘤？），但需注意除外感染性病变可能，建议必要时进一步行病理活检。

因该患者结核及其他细菌检查结果均为阴性，因此无论是淋巴瘤、骨髓瘤，还是结核或其他细菌感染，病理检查成为唯一可行的诊断手段。故行左髂骨病灶穿刺病理检查，镜下见散在小淋巴细胞、浆细胞及组织细胞，局灶血管扩张，周边见类上皮样细胞，成片排列，结节不明显。

免疫组化：CK（-），CD3（散在+），CD20（散在+），CD21（-），Ki-67（+约 20%），CD30（散在+），CD68（部分+），CD38（部分+）。

病理结果提示：**炎性改变，不除外结核性肉芽肿**（图 3-6）。

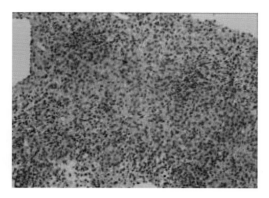

图 3-6　左髂骨病灶穿刺病理检查结果

2017 年 2 月 15 日肺 CT 提示双肺可见粟粒结节影，大小、密度均匀，分布欠均匀（图 3-7）。

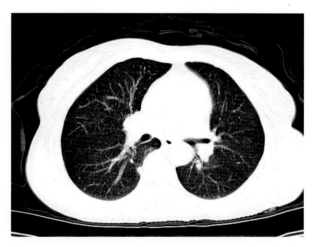

图 3-7　2017 年 2 月 15 日肺 CT

【最终诊断】

骨结核，血行播散型肺结核。

【诊断依据】

骨结核：左髂骨活检病理提示炎性改变，不除外结核性肉芽肿。

血行播散型肺结核：肺 CT 提示双肺可见粟粒结节影，大小、密度均匀，分布欠均匀。

【治疗及疗效】

2017 年 2 月 15 日开始予左氧氟沙星、异烟肼、利福喷丁、乙胺丁醇、吡嗪酰胺、醋酸泼尼松治疗，治疗期间复查肺 CT 提示双肺可见粟粒结节影，大小、密度均匀，分布欠均匀（图 3-7），用药 5 天体温正常，醋酸泼尼松逐渐减量，治疗 1 个月停用醋酸泼尼松，治疗 11 个月停用吡嗪酰胺，骶尾部疼痛逐渐减轻，呼吸道症状改善，每个月复查骶髂关节 CT 及肺 CT，治疗 16 个月复查骶髂关节 CT 病灶基本消失，肺 CT 粟粒样结节影消失（图 3-8），停用其他抗结核药物。

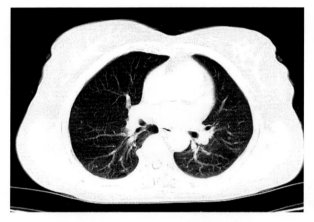

图 3-8 治疗 16 个月复查肺 CT

停药 3 个月复查骶髂关节 CT 病灶消失（图 3-9）。

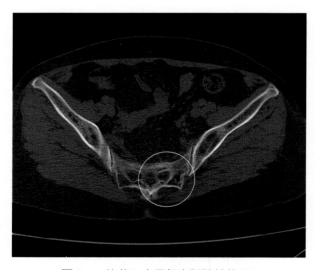

图 3-9 停药 3 个月复查骶髂关节 CT

【 疾病概要 】

结核分枝杆菌复合群包括结核分枝杆菌、牛分枝杆菌、非洲分枝杆菌和田鼠分枝杆菌，引起人类疾病的主要是结核分枝杆菌，其组织病理学表现为渗出性病变、增生性病变、干酪样坏死。近年来，随着 HIV 感染和 AIDS 的流行，结核病亦见增多。因此，对于长期发热患者，要考虑到结核病的可能性。

结核分枝杆菌大多首先感染肺部，在肺部感染后通过血液可以播散至全身，可以导致骨骼系统结核、泌尿系统结核、消化系统结核、神经系统结核等。骨结核大多是由肺结核继发的，部分患者没有肺结核病史，属于结核菌的隐匿性感染。本例先发现骨结核，后表现出血行播散型肺结核，临床医师应给予重视。

结核菌涂片及培养是确诊结核病最特异的方法。

结核病治疗仍以目前常用的抗结核药物，如异烟肼、利福平、乙胺丁醇、吡嗪酰胺和链霉素为主，但耐药率较高，且因机体体质因素等问题，故治疗较困难。治疗原则为联合、长程药物治疗，近年来用于治疗结核病的药物尚包括喹诺酮类、利福霉素类、氨基糖苷类，以及对氨基水杨酸、卷曲霉素、环丝氨酸、乙硫异烟胺、丙硫异烟胺等亦有一定疗效。根据患者不同治疗阶段，以及患者感染的结核分枝杆菌体外药敏和耐药种类，在执行标准化治疗方案时，要注意患者的个体差异，考虑采用不同的联合治疗方案。

【 诊疗体会 】

1. 重视患者的主诉，病史、体检的任何蛛丝马迹不容错过。

2. 病因诊断是关键，强调病原学和病理检查的重要性，感染既要定位，更要定性。病理检查常可为无病原检查阳性结果的感染性发热患者做出诊断。切忌因轻易广泛、全面应用抗病毒药物、抗菌药物、抗结核药物或肾上腺皮质激素等经验性治疗而延误诊断。

（姜晓笛　李智伟）

病例 **4**

发热伴全血细胞减少，经典的误区

【病史简介】

女性，25 岁，教师，居住于四川省理县。

主诉：发热 18 天，发现全血细胞减少 16 天。

现病史：患者 2010 年 8 月 26 日出现发热，体温波动于 37.5℃左右。查血常规提示："WBC 1.6×10^9/L，NEU# 0.9×10^9/L，Hb 90g/L，PLT 66×10^9/L"。给予"抗感染"治疗，测体温恢复正常。9 月 2 日再次出现发热，体温波动于 36.8～39.5℃，偶有咳嗽，咳少量黄痰，复查血常规："WBC 1.7×10^9/L，NEU# 0.9×10^9/L，LYM# 0.7×10^9/L，Hb 96g/L，PLT 85×10^9/L"；PPD 皮试阴性。9 月 3 日仍发热，无关节肿痛、口腔溃疡、皮疹、脱发，无雷诺现象、口干眼干、肌肉疼痛乏力等不适。为进一步诊治，收入我院血液科。

既往史：否认肝炎、结核病史。

个人史：无烟、酒嗜好。

【阳性体征】

体温 39.2℃，脉搏 102 次 /min，呼吸 21 次 /min，血压 106/80mmHg。

1. 轻度贫血貌。

2. 心率 102 次 /min，律齐，各瓣膜区未闻及病理性杂音。

3. 脾肋下 3cm 可扪及。

【病例特点】

1. 青年女性，急性病程 18 天。

2. **临床主要表现** 发热，咳嗽，咳痰。

3. 血常规提示全血细胞减少。

4. 脾大。

【初步诊断】

1. 急性上呼吸道感染。
2. 全血细胞减少，原因待查。

【诊治思路】

患者有发热、咳嗽、咳痰，要考虑急性上呼吸道感染，但全血细胞减少、脾大，不能用急性上呼吸道感染解释，需考虑：①特殊感染，如结核、寄生虫感染等；②风湿免疫性疾病；③肿瘤，尤其是血液系统肿瘤。

【鉴别诊断】

1. **结核**　患者来自结核好发地区，有发热、呼吸道症状、脾大，需警惕，要进一步检查除外。
2. **黑热病**　患者来自黑热病流行地区，有全血细胞减少及脾大，需考虑，可通过外周血检测杜氏利曼原虫抗体、骨髓涂片寻找杜氏利曼原虫予以明确。
3. **结缔组织病**　青年女性，有发热、血液系统损害、发热，需考虑，需进一步完善免疫相关检查。
4. **血液系统肿瘤**　患者有发热、全血细胞减少、脾大，需考虑，需完善骨穿检查及淋巴结检查。

【实验室检查】

1. **血常规**　见表 4-1。

表 4-1　血常规监测指标

日期	WBC（×10⁹/L）	NEU#（×10⁹/L）	LYM#（×10⁹/L）	EOS#（×10⁹/L）	RBC（×10¹²/L）	Hb（g/L）	PLT（×10⁹/L）
9月13日	2.28	1.074	1.037	0.009	3.46	93	118
9月14日	1.61	0.67	0.69	0.00	2.89	79	94
9月15日	1.71	0.80	0.77	0.00	3.04	84	96
9月17日	1.60	0.75	0.67	0.00	2.87	78	95
9月18日	1.90	1.00	0.69	0.00	2.95	80	84
9月20日	2.30	1.05	1.01	0.01	3.24	88	104

网织红细胞：比例为 2.01%，绝对值为 0.062×10^{12}/L。

直接抗人球蛋白试验：阳性。

间接抗人球蛋白试验：阴性。

2. **肾功能** 血尿素氮（BUN）2.82mmol/L，肌酐（CREA）51.2μmol/L。

3. **肝功能** ALT 46U/L，AST 55U/L，ALB 34.4g/L，GLB 46g/L，LDH 839U/L，GGT 274U/L，ALP 535U/L，TBil 17μmol/L。

4. **大、小便常规** 无异常。

5. **ESR** 66mm/h。

6. **CRP** 48.8mg/L。

7. **铁蛋白** 1 556.82ng/ml。

8. **免疫学检查** ANA：1∶320；抗 ds-DNA（++），抗 ds-DNA 定量 16.2U/ml（参考值：< 35U/ml）；抗组蛋白抗体（++）；抗 JO-1 抗体（+）；p-ANCA 阳性（1∶10）；c-ANCA、抗 MPO、抗 -PR3（-）；抗心磷脂抗体（-）；抗 CCP（-）；ASL 70.5U/ml，RF 9.81U/ml。免疫球蛋白：IgG 22g/L ↑，IgA 1.09g/L，IgM 1.57g/L，IgE 246U/ml ↑。补体：C_3 1.070g/L，C_4 0.357g/L。

9. **细菌培养** 血培养（2 次）无细菌生长；骨髓培养无细菌生长；痰涂片未查见抗酸杆菌。

10. **PCT** 0.29ng/ml。

11. **TORCH** 阴性。

12. **输血全套** 均阴性。

13. **甲状腺功能** 无异常。

14. **骨髓涂片** 粒系核左移，提示炎性变；铁染色提示轻度缺铁。

15. **骨髓活检** 骨髓增生低下。

16. **胸片** 未见异常。

17. **心电图** 未见异常。

18. **腹部彩超** 脾大，其他未见异常。

19. **心脏彩超** 形态、结构未见异常。

20. **体温监测** 入院后发热，体温在 38.6 ~ 39.8℃（图 4-1）。

【进一步分析】

已有检查结果不支持结核和淋巴瘤，也没有黑热病的证据。

分析病情，患者青年女性，有发热、血液系统损害，多个自身抗体阳性：① ANA：1∶320；②抗 ds-DNA（++）；③抗组蛋白抗体（++）；④抗 JO-1 抗体（+）；⑤ p-ANCA：阳性（1∶10）；⑥直接抗人球蛋白试验：阳性。

经风湿免疫科会诊，考虑患者诊断：未分化结缔组织病。

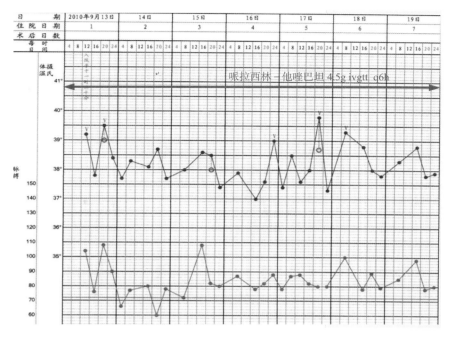

图 4-1 患者入院后体温记录

　　转入风湿免疫科进一步治疗：①甲泼尼龙 40mg ivgtt（即静脉滴注）qd+ 羟氯喹 0.2g bid+ 盐酸左氧氟沙星（左克）0.4g ivgtt qd×3 天。体温高峰降至 38.3～38.7℃。②之后激素加量为甲泼尼龙 40mg ivgtt bid，继续使用羟氯喹和左克。体温高峰在 38.2～38.7℃（图 4-2）。

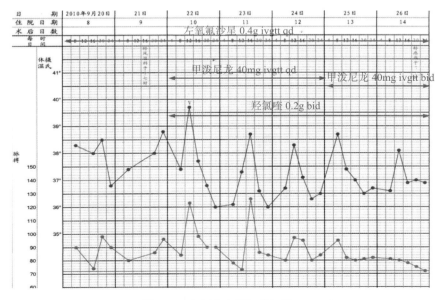

图 4-2 患者治疗期间体温记录

复查血常规（表 4-2）：

表 4-2　血常规监测指标

日期	WBC （×10⁹/L）	NEU# （×10⁹/L）	LYM# （×10⁹/L）	EOS# （×10⁹/L）	RBC （×10¹²/L）	Hb （g/L）	PLT （×10⁹/L）
9 月 21 日	1.70	0.876	0.658	0.017	2.91	76	94
9 月 23 日	1.86	1.34	0.43	0.00	3.09	82	84
9 月 26 日	1.35	0.76	0.48	0.00	3.55	96	87

未分化结缔组织疾病不能解释的疑点有：①给予甲泼尼龙后体温高峰无下降，血细胞仍低；②患者脾脏增大明显，在结缔组织病中较少见。

考虑患者来自阿坝地区，再次请感染科会诊，感染科认为不能除外黑热病，于是再次行骨髓穿刺检查。

第二次骨穿提示：骨髓有核细胞增生活跃，粒红比例降低；粒细胞系统增生活跃，占 ANC 47%，早幼粒细胞以下阶段均可见，各阶段形态比例大致正常；红细胞系统增生活跃，占 ANC 37%，以中、晚幼红细胞增生为主，幼红细胞形态无明显改变，成熟红细胞轻度大小不均，形态染色大致正常；淋巴细胞、单核细胞、浆细胞形态及比例大致正常；全片见巨核细胞 113 个，分类为裸核巨细胞（1/25）、幼稚巨核细胞（2/25）、颗粒巨核细胞（22/25），散在血小板略减少；网状细胞内外均查见利杜体；铁染色提示外铁 1+，内铁 35%（图 4-3）。

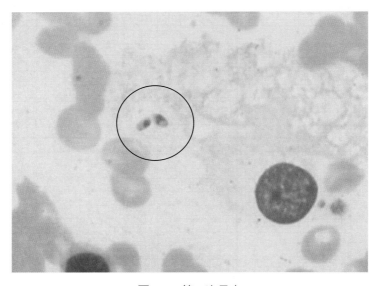

图 4-3　第二次骨穿

结论：符合黑热病原虫感染骨髓象。

送疾病预防控制中心查 Rk39 试纸条：阳性。

【 最终诊断 】

黑热病。

【 诊断依据 】

1. 骨穿查见杜氏利士曼原虫。

2. Rk39 试纸条为阳性。

【 治疗及疗效 】

转感染科进一步治疗。

转入感染科后予葡萄糖酸锑钠 0.6g im（即肌内注射）qd 治疗。

体温第二天就降至正常，后患者体温一直正常（图 4-4）。

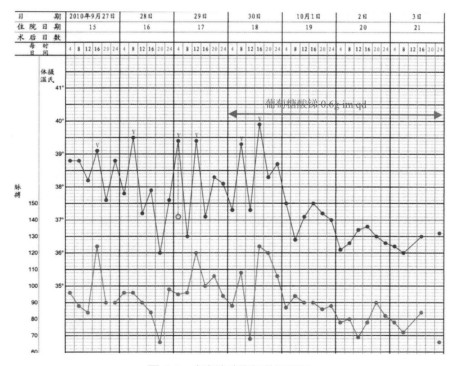

图 4-4　患者治疗期间体温记录

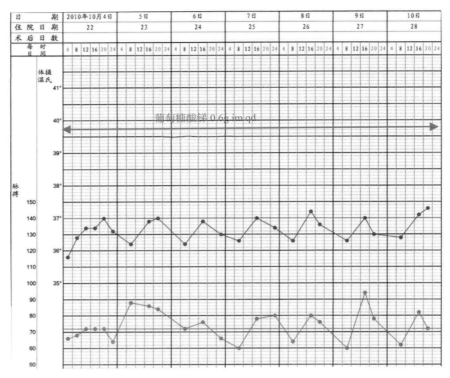

图 4-4（续）

复查血常规（表 4-3）：

表 4-3 血常规监测指标

日期	WBC （×10⁹/L）	NEU# （×10⁹/L）	LYM# （×10⁹/L）	EOS# （×10⁹/L）	RBC （×10¹²/L）	Hb（g/L）	PLT （×10⁹/L）
10 月 1 日	3.19	2.35	0.71	0.00	3.08	84	53
10 月 2 日	1.95	1.209	0.527	0.01	3.18	84	62
10 月 3 日	2.27	1.419	0.629	0.009	3.52	93	80
10 月 5 日	4.60	3.66	0.67	0.01	3.12	85	102
10 月 8 日	7.36	6.28	0.84	0.00	3.19	86	130
10 月 13 日	4.74	3.252	1.218	0.00	3.70	103	180

后患者好转出院。

【随访】

出院后 1 个月门诊复诊体温正常，无皮疹、关节肿痛等不适。

复查血常规示 WBC $3.61×10^9$/L，NEU# $1.48×10^9$/L，LYM# $1.85×10^9$/L，EOS# $0.01×10^9$/L，RBC $4.33×10^{12}$/L，Hb 132g/L，PLT $166×10^9$/L；大、小便常规和肝、肾功

能无异常；ESR 6mm/h；CRP 0.27mg/L；免疫球蛋白无异常；ANA 为 1：320，抗 ds-DNA（-），其他自身抗体（-）。

【疾病概要】

黑热病由利什曼原虫引起，主要是杜氏利什曼原虫，为急性或慢性的系统性疾病。传染源包括患者、病犬、少数野生动物如狼狐等，传播途径为白蛉叮咬传播。主要临床表现为发热、肝脾肿大、全血细胞减少症、高 γ 球蛋白血症，可出现多个自身抗体阳性，免疫学表现可模拟系统性红斑狼疮。其免疫学异常表现为抗利什曼原虫抗体，高 γ 球蛋白血症，自身抗体产生，Ⅱ型冷球蛋白血症，单克隆的丙种球蛋白血症。国外文献报道可出现自身抗体，包括：ANA，抗 -dsDNA，Coombs 试验阳性，抗 CCP，RF-IgM，ANCA，抗核糖体抗体，抗磷脂抗体。其机制与 B 细胞多克隆的活跃及利什曼原虫和人类抗原的交叉反应有关。因黑热病与系统性红斑狼疮都可出现发热、脾肿大、心包积液、全血细胞减少；高丙种球蛋白血症；低 C_3、C_4；自身抗体，包括 ANA、抗 -dsDNA、Coombs 试验、抗磷脂抗体，故黑热病极易误诊为系统性红斑狼疮。同时国外研究也提示，黑热病与系统性红斑狼疮存在一定区别（表 4-4），可用于鉴别诊断。

表 4-4　黑热病和系统性红斑狼疮鉴别

黑热病	系统性红斑狼疮
脾脏增大明显（超过左肋缘下 8cm），质硬	脾脏很难触及，质软
全血细胞减少	全血细胞减少
骨穿查见寄生虫	骨穿未见寄生虫
不会出现蝶形红斑、多关节炎脱发、多浆膜炎、肾小球肾炎等表现	可出现蝶形红斑、多关节炎脱发、多浆膜炎、肾小球肾炎等表现
所有患者 CRP 升高 铁蛋白升高明显	CRP 只有在有关节炎、浆膜炎或伴有感染时出现轻微升高
PT、APTT 延长	APTT 延长出现在有抗磷脂综合征存在时
D2 聚体升高，纤维蛋白原升高	D2 聚体和纤维蛋白原正常
大量高球蛋白血症	高球蛋白血症

【诊疗体会】

　　该患者为青年女性，临床主要表现为发热、脾大，实验室检查提示全血细胞减少、炎症指标高和多个自身抗体阳性，按照常规抗感染治疗无好转，不能用常见感染解释；骨穿等检查亦无血液系统疾病依据，因此当时诊断结缔组织病能够成立。但通过足量激素治疗后患者体温无明显下降，血液系统损害无明显恢复，加上患者脾大及来自少数民族地区，故我们认为不能用结缔组织病解释患者病情，再次进一步搜寻感染依据，再做骨穿，同时向血液病学室医师强调注意有无利杜体，最终在骨髓片上发现利杜体，明确诊断黑热病。通过治疗黑热病，患者体温正常、血液系统损害恢复、炎症指标正常、多个自身抗体转为阴性，进一步证明患者诊断黑热病正确，同时说明患者多个自身抗体出现与黑热病有关。

　　任何风湿免疫病的诊断确立都应该有一个排除其他相关疾病的思维过程，尤其是临床表现和治疗反应不够典型的情况下。通常临床容易表现为"风湿病样"症候群的疾病包括慢性感染（如结核、黑热病、HIV、慢性病毒性肝炎等）以及肿瘤（包括血液系统肿瘤和实体瘤），临床应加以鉴别。自身抗体是我们诊断自身免疫学疾病的重要依据，我们要重视自身抗体的检测；但我们同时也需要认识到除了自身免疫性疾病，还有些疾病亦可出现自身抗体的阳性，如肿瘤、特殊感染及部分健康人群。在鉴别诊断时需要考虑，在治疗效果不好时还需重新考虑，这样才能尽可能避免误诊、漏诊及延误治疗。

（陈栖栖）

病例 5

间断发热伴血小板减少，大咖也会误诊

【病史简介】

男性，60岁，退休职员。2017年5月5日入院。

主诉：间断发热3个月余。

现病史：患者于3个月余前无明显诱因出现发热，体温最高达39.3℃，常于午后发热，体温可自行下降，无畏寒、寒战，无盗汗，无咳嗽、咳痰，无心悸、胸痛，无腹痛、腹泻，先后在多家医院就诊，因血小板减少（3月2日：44.4×10⁹/L）转至我院，住院治疗（3月2—17日）。化验血常规WBC及分类无明显异常，PCT正常，肺炎支原体阴性，结核γ-干扰素释放试验阴性，自身免疫性抗体均阴性，PET-CT检查无肿瘤证据，骨髓穿刺检查考虑为感染性骨髓象，给予左氧氟沙星抗感染治疗，3天后体温恢复正常，血小板恢复正常，病情好转出院。

3月29日再次出现发热，最高体温达39.5℃，无畏寒、寒战，无多汗，无明显骨关节疼痛，再次住院，查EB病毒DNA阳性，诊断为EB病毒感染，给予更昔洛韦抗病毒治疗，病情好转，4月8日出院。

5天前再次出现发热、血小板减少（26.4×10⁹/L），EB病毒核酸阳性，再次收入院。

自发病以来，无体重下降，食欲可，尿便无异常，睡眠可。

流行病学史：否认牛、羊接触史，近期无外出旅行史。

既往史：既往体检，否认糖尿病、高血压、冠心病病史。

【阳性体征】

体温37.8℃，脉搏80次/min，呼吸20次/min，血压117/80mmHg。

神志清楚，急性面容。

无明显阳性体征，浅表淋巴结无肿大，肝、脾不大。

【病例特点】

1. 中老年男性，间断发热 3 个月。

2. 体温最高达 39.3℃，常于午后发热，体温可自行下降至正常。无盗汗、无关节痛，查体无明显阳性体征。

3. 实验室检查血小板减少，低至 $26.4×10^9$/L，PCT 正常，肺炎支原体阴性，结核 γ-干扰素释放试验阴性，自身免疫性抗体均阴性，PET-CT 检查无肿瘤证据，骨髓穿刺检查考虑为感染性骨髓象。血 EB 病毒 DNA 阳性，EBV-IgM、EBV-IgG 均阴性。

4. 左氧氟沙星、更昔洛韦治疗似乎有效。

【初步诊断】

发热、血小板减少，原因待查：EBV 感染？

【诊治思路】

患者间断发热 3 个月余，表现为高热、无明显寒战，无骨关节疼痛，无盗汗，无其他明显伴随症状和阳性体征，无牛、羊接触等流行病学史，化验显示血小板减少为突出特征，PCT 正常范围，无细菌感染证据，无结核、伤寒、自身免疫性疾病、淋巴瘤和血液系统疾病证据，骨髓穿刺检查提示感染性骨髓象。第一次住院左氧氟沙星治疗似乎有效，出院后 12 天体温再次升高，再次住院，给予左氧氟沙星治疗，因 3 次 EBV-DNA 阳性，虽然 EBV-IgM、EBV-IgG 均阴性，仍联合更昔洛韦治疗，体温恢复正常，血小板恢复正常出院。第二次出院后 28 天出现体温升高，血小板再度下降。

【鉴别诊断】

不明原因发热：患者发热 3 个月余，午后发热，体温可自行下降，就诊于我院门诊查血 WBC 正常，PLT 进行性下降，PCT 正常，肺炎支原体阴性，γ-干扰素释放试验阴性，EBV-IgM、CMV-IgM 均阴性，自身免疫性肝病系列均阴性，CEA 稍高，铁蛋白稍高，发热原因不清，考虑为不明原因发热。

考虑病因可能为：

1. **病毒性感染** 发热超过 3 周，虽然第一次化验 EBV-IgM、CMV-IgM 均阴性，不能除外病毒感染可能，而且 PLT 下降，完善 EB 病毒、CMV 等核酸检测以及骨髓检查，是否为病毒感染所致的嗜血综合征。

2. **特殊细菌感染** 长期发热，要考虑结核、伤寒、感染性心内膜炎可能，但目前无结核中毒症状，肝功能无异常，γ-干扰素释放试验阴性，结核可能性不大；但嗜酸性粒细胞为 0，需行肥达、外斐反应明确有无伤寒可能；患者虽然既往无心瓣膜病史，心脏听诊无病理性杂音，行 UCG 评估心脏瓣膜有无赘生物、室壁结构和运动有无异常。

3. 自身免疫性疾病 患者自身免疫性疾病相关抗体均阴性，暂不支持，必要时行 ANCA、动脉活检排除血管炎可能。

4. 淋巴瘤和血液系统疾病 患者血小板呈进行性降低，脾大，血液系统疾病如淋巴瘤不能除外，完善骨髓穿刺活检和淋巴结等检查，必要时行 PET-CT 检查。

经过上述检查，无结核感染、伤寒、淋巴瘤等证据，因骨髓检查提示感染性骨髓象，予左氧氟沙星治疗，有效。

但出院后 12 天体温再次升高，临床过程与第一次住院相似，因 3 次 EBV-DNA 阳性，虽然 IgM、IgG 均阴性，仍按 EBV 治疗，予更昔洛韦抗病毒治疗，联合左氧氟沙星治疗。3 天后体温正常。

【实验室检查】

1. 血常规 白细胞变化见图 5-1。

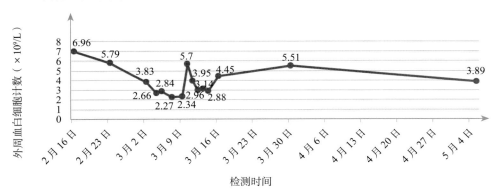

图 5-1 外周血白细胞数量变化

2. 血小板计数 见图 5-2。

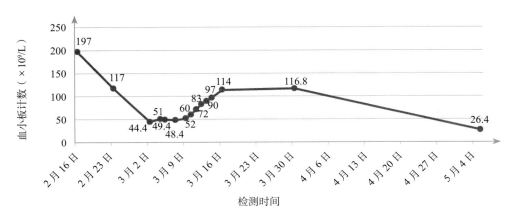

图 5-2 血小板数量变化

3. **CRP** 见图 5-3。

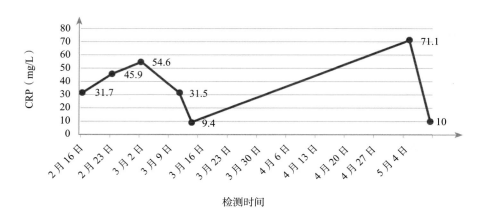

图 5-3 CRP 含量变化

4. **PCT** 见图 5-4。

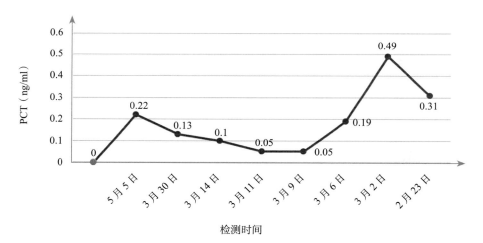

图 5-4 PCT 含量变化

5. **肝、肾功能** ALT、TBil、BUN、CR 均正常范围，血清 ALB 最低 29.5g/L。

6. **免疫球蛋白** 无异常。

7. **ANA、ENA 谱** 均阴性。

8. **淋巴细胞** CD4$^+$T 淋巴细胞 467 个 /μl，CD8$^+$T 淋巴细胞 650 个 /μl。

9. **血清铁蛋白** 见图 5-5。

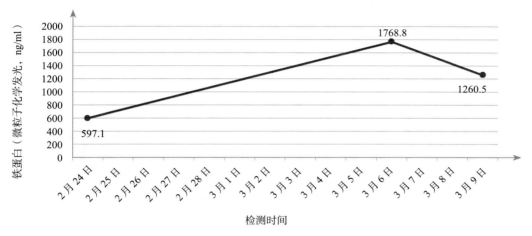

图 5-5 铁蛋白（微粒子化学发光）含量变化

10. 虎红平板凝集试验（第一次） 阴性。

11. EBV-DNA 见表 5-1。

表 5-1　EBV-DNA 含量变化

日期	含量（copies/ml）
3 月 8 日	685
3 月 15 日	3270
4 月 5 日	821

12. EBV-IgM、EBV-IgG 均阴性。

13. 腹部 B 超 肝多发囊肿，胆囊双边，脾大，腹水。

14. 超声心动图检查 室壁、瓣膜未见异常。

15. 胸部 CT 平扫 两肺下叶边缘轻度间质改变。

16. PET-CT 胃壁弥漫性代谢增强，考虑炎性或生理性摄取可能性大；左肾术后？请结合临床；胸部 PET-CT 显像未见明确异常高代谢显像。

【进一步分析】

第二次出院后 28 天体温再次升高，血小板下降，结合前两次住院给予左氧氟沙星治疗有效，以及 EBV 无特异性抗病毒治疗药物，而且 EBV 相关抗体阴性，虽然核酸阳性，但考虑定植可能性大。之前化验检查无常见细菌感染证据，需警惕特殊病原体感染，继续行血培养，必要时复查超声心动图及骨髓穿刺检查。

【进一步检查】

第三次住院，血培养为布鲁氏菌阳性，确定诊断。

追问病史，发病前（春节期间）购买一次牛肉，在家自行加工、烹饪。

【最终诊断】

布鲁氏菌病。

【诊断依据】

血培养为布鲁氏菌阳性，布鲁氏菌凝集试验阳性（1：200）。

【治疗及疗效】

多西环素（0.1g，一日2次）、利福平（每次0.6g，一日1次），治疗1周后体温正常，化验血小板恢复正常，维持治疗共8周。

【随访】

随访6个月，体温正常，血常规化验正常，肝功能、肾功能均正常。

【疾病概要】

布鲁氏菌病（brucelosis）又称布鲁杆菌病、马尔他热（Molta fever）或波浪热（undulant fever），是布鲁氏菌引起的急性或慢性传染病，是一种人兽共患病。以长期发热、多汗、关节痛、脾肿大，易反复发作转为慢性为临床特征。《中华人民共和国传染病防治法》中按乙类传染病进行报告和管理。

布鲁氏菌分为6个种：已知可导致人类疾病有羊种布鲁氏菌（B.melitensis；小型反刍动物）、牛种布鲁氏菌（B.abortus；牛）、猪种布鲁氏菌（B.suis；猪）和犬种布鲁氏菌（B.canis；狗）4种，而沙林鼠种布鲁氏菌（B.neotomae；沙漠木鼠）和绵羊种布鲁氏菌（B.ovis；绵羊）对人类不致病。

布鲁氏菌病流行于世界各地，据调查全世界160个国家中有123个国家有布鲁氏菌病报道。我国近年来，布鲁氏菌病发病呈逐年升高态势，每年新报道病例数以30%的速度快速增长。

布鲁氏菌病的首次误诊率可高达54.5%。误诊原因一方面是布鲁氏菌临床表现多样化，如发热、乏力、盗汗、食欲缺乏、骨关节疼痛等，虽然波状热为其相对特征性热型，但仅有30%病例出现，其他临床表现也缺乏特异性，而且布鲁氏菌的并发症可涉及任何器官，如骨关节、呼吸系统、生殖系统、肝胆系统、胃肠道、泌尿系统、心血管系统及神经系统等，其中以骨关节炎最为常见；另一方面是临床医师对布鲁氏菌病的认识不足，对流行病学史询问不够详细，即便关注牛、羊等职业人群，但对日常生活购买或加工牛、羊肉的接触史不够重视。此外，布鲁氏菌血清学检测的灵敏度有限，如虎红平板凝集试验（rose bengal plate agglutination test，RBT）的灵敏度不高（可低至 37.4%），试管凝集试验（serum agglutination test，SAT）的灵敏度也不高（48.1%），而且临床上不常规开展。同时，布鲁氏菌的分离培养生物安全要求高且费时，培养时间往往需要 5 天以上，而且阳性率低，文献报道不足 20%。值得注意的是，犬种布鲁氏菌感染不会产生与标准布鲁氏菌抗原有交叉反应的抗体。若怀疑为犬种布鲁氏菌感染，应专门开展犬种布鲁氏菌的血清学检查。

结合流行病学史、临床表现和实验室检测结果，可对布鲁氏菌病做出诊断。其中，实验室检测分为初筛试验，如虎红平板凝集试验（RBT）、胶体金免疫层析试验（GICA）、酶联免疫吸附试验（IgG-ELISA 或 IgM-ELISA）、布鲁氏菌培养物涂片革兰染色，以及确诊试验，如血液、骨髓、其他体液及排泄物等任一种病理材料培养阳性，试管凝集试验（SAT）滴度为 1∶100++ 及以上，或者慢性布鲁氏菌病患者滴度为 1∶50++ 及以上，补体结合试验（CFT）滴度为 1∶10++ 及以上，抗人免疫球蛋白试验（Coombs）滴度为 1∶400++ 及以上。

布鲁氏菌病的诊断分为疑似病例、临床诊断病例、实验室确诊病例及隐性感染。

1. 疑似病例 　流行病学史 + 临床表现。

2. 临床诊断病例 　疑似病例 + 初筛试验任一阳性。

3. 确诊病例 　流行病学史 + 临床表现 + 确诊试验任一阳性。

4. 隐性感染 　流行病学史 + 确诊试验任一阳性，且无临床表现者。

布鲁氏菌病的治疗原则为早期、联合、足量、足疗程用药；必要时延长疗程，以防止复发及慢性化。

对于无并发症患者，首选二联治疗方案，多西环素 + 利福平或者多西环素 + 磺胺甲噁唑；替换方案可选包含喹诺酮类的二联方案。早期、足量、足疗程治疗，有效率达 90% 以上。

有并发症如脊柱炎、神经型布鲁氏菌病、心内膜炎或局部化脓性病变以及难治性、复杂性布鲁氏菌病，建议三联治疗方案，如在前面二联基础上 + 复方磺胺甲噁唑（trimethoprim-sulfamethoxazole，TMP-SMX）/ 头孢曲松 / 喹诺酮类三药联合，疗程适当延长，必要时 3 ~ 6 个月。

【诊疗体会】

该患者没有明确的牛、羊接触史，临床表现没有布鲁氏菌病常见的发热、多汗、骨关节疼痛，而且第一次虎红平板凝集试验阴性，故没有考虑布鲁氏菌病。实际上，第一次、第二次住院用左氧氟沙星治疗有效，提示可能为细菌感染，由于 PCT 升高不明显，也没有明确感染灶，不支持常见细菌感染，应想到特殊细菌感可能。但是 3 次 EBV-DNA 阳性，虽然 EBV 抗体阴性，外周血异常淋巴细胞计数不高，但由于 EBV 感染除常见的传染性单核细胞增多症外，尚可引起血液系统损害，严重时导致嗜血细胞综合征，给临床诊断造成误导，在病因不清的情况下，不能除外 EBV 感染。

该患者发热伴有血小板明显降低，需与原发性免疫性血小板减少（primary immune thrombocytopenia，ITP）和药物诱发的免疫性血小板减少（drug-induced immune thrombocytopenia，DITP）相鉴别，但临床没有相应证据支持。临床转归更符合特殊细菌感染。

导致血小板减少的感染原因中，病毒感染性疾病中，EBV、CMV（巨细胞病毒）、HIV、汉坦病毒、新型布尼亚病毒、登革热等出血热病毒常见，但该患者除 EBV-DNA 阳性外，无其他病毒感染证据。

严重细菌感染所致的脓毒症、DIC 可引起血小板减少，但该患者无 DIC 相应证据。

少见细菌感染中的布鲁氏菌、志贺菌也可引起血小板减少，但布鲁氏菌、志贺菌在临床上培养阳性率较低，尤其是使用抗菌药物之后。

结合诊疗过程，左氧氟沙星治疗一度有效，反复进行血培养，最终依靠血培养结果确诊为布鲁氏菌病。

复习文献发现，布鲁氏菌感染除发热、出汗、骨关节疼痛、乏力等常见症状外，也可引起急性血液系统损害，以血小板下降多见，可达 10% ~ 15%。此外，可引起全血细胞减少，严重时引起嗜血细胞综合征。

因此，为做到对布鲁氏菌病的早期诊断，要对易发生暴露的职业人群（如屠宰工人、养殖户、皮毛加工人员、兽医、实验室人员等）重点关注，对临床上表现为发热、血小板减少的患者，除了对常见引起血小板下降的病因进行鉴别诊断外，要警惕布鲁氏菌感染的可能。

（蒋荣猛）

复杂尿路感染致病菌真假难辨

【病史简介】

女性，67 岁，身高 160cm，体重 85kg，BMI 33.2kg/m²。2018 年 4 月 11 日入院。

主诉：发热伴尿频、尿急 1 周。

现病史：患者于入院前 1 周受凉后出现发热，体温最高达 40℃，伴畏寒、寒战，伴四肢关节酸痛，伴头痛，伴尿频、尿急，无尿痛及肉眼血尿，无头晕，无咳嗽、咳痰，有呕吐，为胃内容物，无腹痛、腹泻等。患者就诊于天津市某三级医院，查胸部 CR 示双肺纹理增多，主动脉迂曲，心脏轻度增大，胸椎骨质增生；血常规示 WBC 6.38×10⁹/L，NEU% 77%，LYM% 1.08%，MON% 16.9%，Hb 152g/L，PLT 58×10⁹/L；尿常规示尿比重 1.030，尿 pH 6.0，尿蛋白 2+，尿潜血 2+，尿酮体 +，尿白细胞计数 0 个 /μl，NIT（-），RBC 100 个 /μl。予"头孢呋辛酯片"抗感染、止吐、补液、退热治疗 3 天，晨起后仍有发热，现为进一步诊治入院。

自发病以来，患者精神状态欠佳，饮食差，嗜睡，小便量少，便秘，近期体重未见明显减轻。

既往史：既往膝关节炎多年，近 2 年曾频繁膝关节腔注射"玻璃酸钠"等药物镇痛治疗，每 2 个月 1 次，具体药物成分及剂量不详。3 年前曾服用"减肥茶"，后出现间断四肢水肿。否认发热患者接触史及聚集发病，否认高血压、冠心病、糖尿病、脑血管病病史，否认肝炎、结核等传染病史。

【阳性体征】

体温 38.4℃，脉搏 89 次 /min，呼吸 26 次 /min，血压 119/79mmHg。

1. 神清，精神尚可，满月脸，皮肤菲薄，双上肢取血部位可见瘀斑。

2. 双肺叩诊清音，双肺呼吸音粗，未闻及明显干湿啰音。

3. 甲状腺 Ⅰ 度肿大，无触痛。

4. 双侧输尿管上中压痛点压痛，肾区叩痛阳性。

5. 双下肢凹陷性水肿，双侧巴宾斯基征阴性。

【病例特点】

1. 绝经期女性，急性起病。

2. **临床主要表现** 发热、寒战、尿频、尿急、肾区叩痛阳性。

3. 体形肥胖，皮肤菲薄，有皮下瘀斑，可疑激素面容。

4. 甲状腺Ⅰ度肿大。

5. 外周血白细胞不高，血小板减少，CRP 明显增高，尿常规白细胞计数 0。

【初步诊断】

1. 急性肾盂肾炎？

2. 肾炎综合征？

3. 饥饿性酮症。

4. 血小板减少。

【诊治思路】

发热性疾病的诊治思路：首先，对感染性发热和非感染性发热进行初步的判断。患者急性起病，发热 1 周伴有尿路刺激症状和体征，感染性发热的可能性较大。但患者外周血白细胞不高，尿常规未见脓尿、菌尿，尿蛋白阳性，又与常见的急性肾盂肾炎的实验室检查不符。患者体形肥胖，激素面容，皮肤菲薄，反复追问但否认糖皮质激素用药史，但有关节腔频繁注射药物史。因此，患者泌尿系感染的诊断需进一步明确，同时需排除非感染性疾病的可能。

【鉴别诊断】

1. **病毒性肺炎** 主要表现为发热、畏寒、头痛、乏力、全身酸痛等，同时可伴有鼻塞、流涕、咽痛、干咳等症状。体检发现双肺呼吸音低，可有哮鸣音，但无实变体征，外周血白细胞计数低下，中性粒细胞计数减少，淋巴细胞计数增多，CRP 正常或轻度增高。胸部 CT 可见双侧、多段、外带肺部磨玻璃密度影改变为主，X 线检查双肺呈散在性絮状阴影，抗菌药物治疗无效。患者有发热、畏寒、头痛、关节酸痛等表现，外周血白细胞计数不高，需要考虑病毒感染的可能。

不支持点：患者无呼吸道感染的相应症状，肺部查体及胸部 CR 不支持病毒性肺炎诊断。

2. **亚急性甲状腺炎** 多见于中年女性，可有发热、畏寒、乏力，查体可有甲状腺肿大、疼痛及压痛，吞咽时疼痛可加重。外周血白细胞计数正常或轻度增高，ESR 明显增高，CRP 亦明显增高，血甲状腺激素浓度升高，T_4 与 T_3 比值 < 20，TSH 降低或检测不到。该患者有甲状腺 Ⅰ 度肿大，虽无压痛及吞咽疼痛，但仍需进一步排除本病。

3. 结节性动脉炎 可有发热、疲劳不适，皮肤可出现血管性紫癜、结节红斑，累及关节可有关节疼痛、肌痛和间歇性跛行，神经系统受累可出现外周神经炎的症状，患者还可出现肾损害，如氮质血症、蛋白尿、血尿等。实验室检查可有轻度贫血、血小板减少、CRP 增高、ANCA 阴性等，血管造影可有肾、肝、肠系膜及其他内脏器官的中、小动脉有微小动脉瘤形成和节段性狭窄，病理活检有助于明确诊断。该患者有发热、关节疼痛、尿常规有尿蛋白和潜血阳性，CRP 增高，应进一步排除本病的可能。

4. 库欣综合征 患者可表现为向心性肥胖、满月脸、皮肤薄，可见瘀点、瘀斑，患者可出现血压和血糖增高表现，对感染抵抗力减弱，出现感染后炎症反应往往不显著，化验可有尿游离皮质醇增高。该患者体形及皮肤表现不除外本病，但患者否认高血压、糖尿病等疾病，需进一步完善血、尿皮质醇检查。

【实验室检查】

1. **血常规** WBC 11.2×10^9/L，NEU% 67.5%，PLT 106.0×10^9/L。

2. **生化** K^+ 2.44mmol/L，Na^+ 136.7mmol/L，Cl^- 93mmol/L，ALB 25.70g/L，ALT 157.80U/L，AST 134.30 U/L，CREA 53.77μmol/L，UA 427.70μmol/L，TC 3.67 mmol/L，TRIG 2.65 mmol/L，Glu 4.22 mmol/L。

3. **CRP** 123.580mg/L。

4. **PCT** 0.19ng/ml。

5. **凝血功能** PT 13.2s，INR 1.17，凝血酶原百分活度73%，D- 二聚体 7 190.18μg/L。

6. **NT-proBNP** 311.5pg/ml。

7. **甲状腺功能** 游离 T_3 2.25pmol/L，余正常。

8. **肿瘤标志物** NSE 26.62ng/ml，CA19-9 56.18U/ml，CA15-3 33.52U/ml。

9. **糖化血红蛋白** 6.1%。

10. **铁蛋白** 3 658ng/ml。

11. **免疫全项** 阴性，详见表 6-1。

表 6-1 免疫学相关化验结果

抗核抗体谱	检测结果
抗核糖核蛋白抗体	阴性
抗 Smith 抗原抗体	阴性
抗干燥综合征 A 抗体	阴性

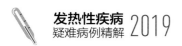

续表

抗核抗体谱	检测结果
抗干燥综合征 B 抗体	阴性
抗硬皮病抗原 70 抗体	阴性
抗 JO-1 抗体	阴性
抗着丝点抗体	阴性
抗双链 DNA 抗体	阴性
抗核小体抗体	阴性
抗组蛋白抗体	阴性
抗核糖体 P 蛋白抗体	阴性

12. 梅毒螺旋抗体、梅毒血清反应 阴性。

13. HIV 抗体初筛 阴性。

14. 肝炎抗原抗体检测 全阴性。

15. 抗中性粒细胞胞质抗体、抗肾小球基底膜抗体 阴性。

16. 血培养 阴性。

17. 尿常规 LEU（-），NIT（-），KET（-），BACT 1 061.40 个 /μl。

18. 尿爱迪计数 比重 1.010，pH 7.0，1hRBC 40 万 /1h，1hWBC 120 万 /1h，管型 0。

19. 24 小时尿蛋白定量 0.19g/24h，24 小时尿量 800ml。

20. 尿皮质醇 160.598μg/dl。

21. 24 小时尿钾 32.67mmol/L。

22. 尿培养结果 见表 6-2 和表 6-3。

表 6-2　4 月 15 日尿培养结果回报

自动细菌鉴定,普通细菌培养（住院）	光滑念珠菌
5- 氟胞嘧啶	4 敏感
两性霉素 B	0.5 敏感
氟康唑	16 中介
伊曲康唑	0.5 中介
伏立康唑	0.125 敏感
评语	尿培养计数 1 万 ~ 5 万 CFU/ml

表 6-3　4 月 16 日尿培养结果回报

自动细菌鉴定,普通细菌培养（住院）	屎肠球菌
青霉素	≥ 64 耐药
氨苄西林	≥ 32 耐药
高水平庆大霉素协同	S 敏感
左氧氟沙星	≥ 8 耐药
莫西沙星	≥ 8 耐药
红霉素	≥ 8 耐药
克林霉素	≥ 4 耐药
利奈唑胺	2 敏感
替考拉宁	≤ 0.5 敏感
万古霉素	≤ 0.5 敏感
替加环素	≤ 0.12 敏感
磺胺甲噁唑	≤ 10 耐药
评语	尿培养计数 1 万 ~ 5 万 CFU/ml

23. **心电图**　正常。

24. **甲状腺超声**　阴性。

25. **心脏彩超**　未见瓣膜赘生物。

26. **泌尿系统超声**　未见异常。

检查所见：左肾大小 10.2cm × 4.1cm × 4.0cm。右肾大小 10.6cm × 4.6cm × 4.4cm。双肾位置、形态及大小正常，皮髓质界限清晰，集合系统未见分离，CDFI 双肾血流信号分布正常。双侧肾上腺区扫查未见明显异常声像。双侧输尿管未见扩张。膀胱充盈欠佳，现膀胱尿量 80ml，患者放弃继续憋尿。

检查建议：双肾未见明显异常。

27. **胸部 CT**　双肺下叶炎症，右肺上叶钙化灶，主动脉硬化，胆囊结石，脂肪肝（图 6-1）。

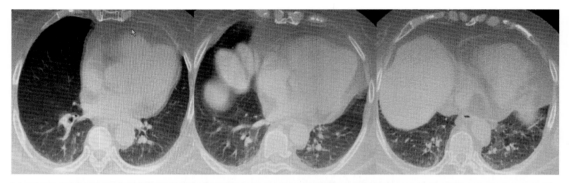

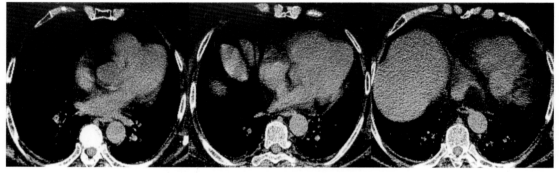

图 6-1　胸部 CT

28. 腹盆 CT　脂肪肝，胆囊多发结石，右肾囊肿，膀胱少量积气，腹主动脉及左侧髂内动脉硬化。

【进一步分析】

已有的检测结果，可除外亚急性甲状腺炎、库欣综合征、结节性动脉炎、ANCA 相关性血管炎、肾上腺疾病等。

分析病情，胸部 CT 报告双肺炎症，请影像科专家会诊，影像学仅提示双肺下叶后基底段胸膜下间质改变，并不支持肺部感染诊断，结合患者有发热、寒战、尿路刺激症状和体征，尿培养阳性，因此，泌尿系统感染的诊断可以成立。

血清铁蛋白是反映炎症的指标之一，升高可见于感染、自身免疫性疾病、肿瘤性疾病、肝脏疾病以及嗜血细胞综合征等。有研究提示，铁蛋白在非感染性疾病中的表达水平明显高于感染性疾病，且铁蛋白在肿瘤性疾病的表达水平明显高于胶原血管疾病和感染性疾病。患者铁蛋白明显增高（＞2 000ng/ml），应进一步排除肿瘤相关疾病的可能。

【进一步检查】

1. PET-CT 报告

（1）中轴骨代谢敏感性增高，反应性改变，必要时骨穿，肝、脾密度减低，代谢弥漫性增高。

（2）右肺上叶点状钙化灶，右肺上叶及双肺下叶多发局限性部长，双侧胸膜增厚。

（3）甲状腺双叶密度不均匀，代谢未见明显异常。

（4）胆囊结石，脾大，右肾囊肿，痔疮。

（5）右侧第 3～5 前肋局部形态不规则，代谢增高，考虑骨折。

（6）脊椎退行性病变。

（7）冠状动脉、主动脉、双侧髂总动脉及其分支硬化。

（8）双侧基底节腔隙性梗死灶，脑白质稀疏。

2. 骨髓穿刺　骨髓粒系增生，红系、巨核系减低。白血病免疫分型提示未见明显单克隆浆细胞和 B 细胞，T 细胞表型未见明显异常，原始细胞表型未见明显异常。

【最终诊断】

1. 急性肾盂肾炎。

2. 低蛋白血症。

3. 血小板减少症。

4. 电解质紊乱，低钾、钠、氯综合征。

5. 肝损害。

6. 骨质疏松。

7. 胆囊结石。

【诊断依据】

急性肾盂肾炎：

1. 临床症状　发热、尿频、尿急。

2. 体征　双侧输尿管上中压痛点压痛，肾区叩痛阳性。

3. 实验室检查

（1）外周血象：血白细胞增高。

（2）尿常规：尿细菌计数明显增高。

（3）尿培养：清洁中段尿培养，光滑念珠菌的菌落计数 1 万～5 万 CFU/ml，尿肠球菌的菌落计数 1 万～5 万 CFU/ml。

（4）感染相关指标：CRP 明显增高。

【治疗及疗效】

（一）第 1 阶段

患者于 2018 年 4 月 11 日入院后，针对病情，予以补液纠酮、利尿减轻水肿、纠正电解质紊乱等对症支持治疗。针对急性肾盂肾炎，最常见致病菌为大肠埃希菌，经验性给予哌拉西林 - 他唑巴坦 4.5g q8h（即每 8 小时 1 次）抗感染治疗。2 天后患者仍有发热，4 月 13 日将抗菌药物升级为亚胺培南 - 西司他丁 0.5g（以亚胺培南计）q6h（即每 6 小时 1 次）抗感染 2 天，但患者仍每日出现发热，体温最高达 39℃，伴寒战，尿路刺激症状无明显改善，泌尿系查仍有体阳性体征。4 月 16 日两份尿培养结果回报分别为：①光滑念珠菌（表 6-2），氟康唑中介（2012 年后 CLSI 指南更新，念珠菌对氟康唑的 MIC < 32μg/ml 为剂量依赖型敏感，即 SDD）；②氨苄西林耐药的屎肠球菌（表 6-3），氨苄西林耐药。

目前，治疗方案调整的难点在于：①是否应停用抗阴性菌感染的药物？②是否同时启动抗念珠菌和抗肠球菌治疗？③如何用药（药物选择和给药剂量）？

1. 结合患者的病情，前期抗阴性菌治疗效果欠佳，追问病史可知患者并无明显的多重耐药革兰阴性菌感染的危险因素，无碳青霉烯类药物的使用指征，因此可将亚胺培南 - 西司他丁降阶梯为哌拉西林 - 他唑巴坦 4.5g q8h 覆盖尿路感染最常见的革兰阴性菌。

2. 在抗耐药阴性菌治疗效果不佳时，结合尿培养结果，应分析是否有光滑念珠菌和（或）肠球菌感染的可能。念珠菌是尿路感染第 3 位的常见分离菌，念珠菌尿路感染的诱发因素包括糖尿病，导尿管、支架或其他引流装置，解剖异常，广谱抗菌药使用，女性，免疫抑制，肾病，医院或 ICU 入院和高龄等；肠球菌虽仅次于大肠埃希菌，名列尿标本分离菌的第 2 位，但多与泌尿道器械操作、留置导尿、尿路结构异常有关。念珠菌和肠球菌均可为尿路定植菌，致病意义均须个体化评估。与肠球菌比较，念珠菌尿路感染更容易引起继发的血流感染，且肠球菌的毒力相对更低。综上所述，如同时启动针对这两种菌的抗感染治疗，并不利于后续对病原学的准确评估，因此考虑到患者病情尚稳定，可暂不予针对屎肠球菌治疗，而先启动念珠菌感染治疗，密切监测疗效。

3. 根据 IDSA 2016 年更新的《念珠菌病管理临床实践指南》，对于念珠菌尿路感染应首选氟康唑治疗。对氟康唑敏感的念珠菌引起的急性肾盂肾炎，推荐 200 ~ 400mg/d 的给药剂量，但光滑念珠菌对氟康唑仅有剂量依赖型敏感（SDD）和耐药（MIC > 32μg/ml）。因此，由光滑念珠菌引起的感染，如氟康唑药敏提示 SDD，推荐更大的剂量 12mg/kg（常规 800mg/d）。因此，给予患者氟康唑注射液 800mg qd 的给药剂量。

2 天后（4 月 18 日）患者体温基本降至正常，考虑目前抗感染治疗有效，与此同时，患者出现周身皮疹，为红色斑丘疹，双下肢及腰部明显，伴瘙痒，不除外哌拉西林 - 他唑巴坦引起的药疹，因此停用哌拉西林 - 他唑巴坦，继续单药氟康唑 800mg qd 抗真菌治疗。

（二）第 2 阶段

4 月 21 日起，患者再次出现发热，体温升高至 38.3℃，无明显寒战，期间尿培养仍然先后回报光滑念珠菌和屎肠球菌（药敏同前）。分析患者再次出现发热的原因：①是否为未覆盖肠球菌感染所致？②是否为停用哌拉西林 - 他唑巴坦导致对革兰阴性菌覆盖不足引起？

患者第 1 阶段予氟康唑联合哌拉西林 - 他唑巴坦抗感染，并未针对屎肠球菌给予治疗，体温降至正常，一方面提示抗真菌感染治疗有效，同时也提示肠球菌并不是引起患者发热的原因。由于未获得革兰阴性菌感染依据，且患者出现皮疹，因此停用哌拉西林 - 他唑巴坦，第 1 阶段抗革兰阴性菌感染的疗程 5 天。在停用抗阴性菌药物后，患者体温再次升高，因此不除外抗阴性菌感染疗程不足导致感染复发。

同时，再次回顾患者的用药、尿标本送检以及培养结果回报的时间顺序（图 6-2），发现培养回报光滑念珠菌的为入院第 2 天采集的标本，回报肠球菌的为抗菌药物（哌拉西林 - 他唑巴坦）治疗 2 天后的标本，即所有尿标本均为应用广谱抗菌药物后采集，屎肠球菌为应用抗菌药物后筛选或定植菌，而位列尿路感染致病菌第 1 位的肠杆菌科细菌，很可能由于抗菌药物的使用而培养阴性。综上分析，不除外患者为肠杆菌科细菌（如大肠埃希菌）与光滑念珠菌引起的混合感染。4 月 23 日经验性加用厄他培南 1g qd，继续联合氟康唑抗真菌治疗。随后患者体温再次降至正常（图 6-3），期间 4 月 24 日尿培养回报肺炎克雷伯菌，ESBL 阳性（表 6-4），证实了前面的分析。

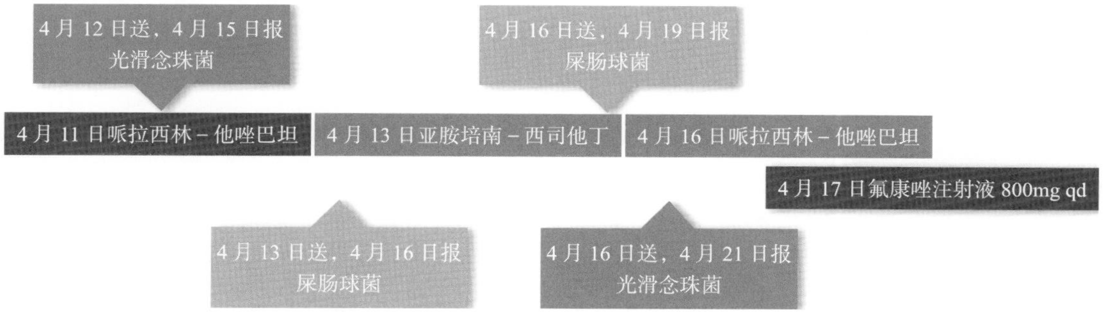

图 6-2 尿培养与抗菌药使用的时间关系

初次尿培养为抗菌药物使用后送检；念珠菌为初始尿培养结果；屎肠球菌为广谱抗菌药物使用 3 天之后出现

表 6-4 4 月 24 日尿培养结果回报

自动细菌鉴定,普通细菌培养（住院）	大肠埃希菌
ESBL 检测	Pos 阳性
阿莫西林 - 克拉维酸	8 敏感
哌拉西林 - 他唑巴坦	≤ 4 敏感
头孢呋辛	≥ 64 耐药
头孢呋辛酯	≥ 64 耐药
头孢西丁	≤ 4 敏感

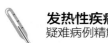

续表

自动细菌鉴定,普通细菌培养(住院)	大肠埃希菌
头孢他啶	0.5 敏感
头孢曲松	≥ 64 耐药
头孢哌酮 - 舒巴坦	≤ 8 敏感
头孢吡肟	2 敏感
厄他培南	≤ 0.12 敏感
亚胺培南	≤ 0.25 敏感
阿米卡星	≤ 2 敏感
左氧氟沙星	1 敏感
替加环素	≤ 0.5 敏感
磺胺甲噁唑	≥ 320 耐药
美罗培南	S 敏感
评语	尿培养计数 1 万 ~ 5 万 CFU/ml

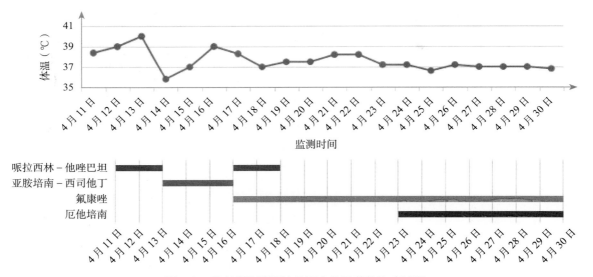

图 6-3 患者住院期间的体温变化及药物治疗过程

4 月 17 日曾出现体温高峰,给予 1 剂吲哚美辛栓剂后体温一度下降至正常。4 月 16 日加用氟康唑,4 月 17 日停用哌拉西林 - 他唑巴坦,4 月 18 日体温基本降至正常,4 月 21 日再次出现发热,后加用厄他培南后体温降至正常,4 月 21 日后复查 2 次尿培养阴性,4 月 29 日复查 CRP 降至 7.3mg/L,患者顺利出院,出院继续口服左氧氟沙星 0.5g qd×1 周

【随访】

患者出院后未于门诊随诊。

3 个月后进行电话随访，患者出院后继续服用出院带药的抗菌药物治疗 1 周后停药，未再出现泌尿系统感染的临床症状。患者仍诉关节疼痛，拟择期行膝关节置换术。

【疾病概要】

尿路感染是最常见的感染性疾病之一，是社区感染的第 2～3 位原因，最常见于年轻人，性活跃期以及绝经期后妇女尤为多见。根据病程、部位、有无并发症，可将尿路感染分为急性非复杂性下尿路感染（膀胱炎、尿道炎）、急性非复杂性上尿路感染（肾盂肾炎）、复杂性尿路感染（包括男性尿路感染）、反复发作性尿路感染以及无症状菌尿症。非复杂性尿路感染在解剖和功能上皆正常，对抗感染治疗反应良好；复杂性尿路感染患者可有尿路解剖异常或伴有基础疾患；反复发作性尿路感染者一般病程较长，对常用药物治疗反应差；而菌尿症患者主要表现为实验室检查异常，通常无明显临床症状。

症状典型的尿路感染诊断甚易确立，急性膀胱炎的症状以尿频、尿急、尿痛最为常见，若同时伴有发热者需考虑急性肾盂肾炎。

95% 以上的尿路感染由一种病原菌所引起，大肠埃希菌是最常见的病原菌。在急性非复杂性肾盂肾炎的病原菌中，约 80% 以上为大肠埃希菌，其次为其他肠杆菌科细菌；复杂性尿路感染的病原菌中，大肠埃希菌的比例下降，而较耐药的肠球菌属、变形杆菌属、假单胞菌属、肠杆菌属所引起者增多，在有尿路结构异常的患者中，可有两种病原菌的混合感染。

尿路感染的药物治疗，根据患者的感染部位（上尿路还是下尿路）、发病情况、发病场所（医院感染还是社区感染）、既往抗菌药物用药史及其治疗反应等推测可能的病原体，并结合当地细菌耐药性监测数据，先给予抗菌药物经验性治疗。待获知病原学检测及药敏试验结果后，结合先前的治疗反应调整用药方案；对培养结果阴性的患者，应根据经验治疗的效果和患者情况采取进一步诊疗措施（表 6-5）。同时，还应根据不同药物的药代动力学特点并结合患者感染部位选择抗菌药物。对于下尿路感染，应选择尿中药物能达到有效浓度的抗菌药物，否则即使体外药敏试验显示为敏感，但尿中药物浓度不足，也不能有效清除尿中病原菌。例如卡泊芬净、米卡芬净和伏立康唑，尿标本分离的真菌通常对这些药物有很高的敏感性，但因这些药物尿中浓度低，不能用于治疗真菌所致尿路感染（表

6-6）。对于上尿路感染患者，因不能除外血流感染，故所选择抗菌药物不仅需要在尿中有高浓度，血液中也需要保证较高浓度。呋喃妥因和磷霉素氨丁三醇等药物可在尿液中具有很高的浓度，但其血药浓度较低，故仅用于治疗下尿路感染，而不能用于治疗上尿路感染。左氧氟沙星和 β- 内酰胺类抗菌药物的血药浓度和尿药浓度均高，既可用于治疗下尿路感染，又可用于治疗上尿路感染。

表 6-5　常用抗真菌药物的对念珠菌的抗菌谱

抗菌谱	抗真菌药物						
	氟康唑	伊曲康唑	伏立康唑	泊沙康唑	卡泊芬净	米卡芬净	两性霉素 B
白念珠菌	＋＋	＋	＋	＋	＋＋	＋＋	＋
都柏林念珠菌	＋＋	＋	＋	＋	＋＋	＋＋	＋＋
光滑念珠菌	±	±	±	±	＋＋	＋	＋＋
季也蒙念珠菌	＋＋	＋＋	＋＋	＋＋	＋	＋	＋＋
克柔念珠菌	0	0	＋	＋	＋＋	＋	＋＋
葡萄牙念珠菌	＋＋	＋	＋	＋	＋＋	＋＋	0
近平滑念珠菌	＋＋	＋	＋	＋	＋	＋	＋＋
热带念珠菌	＋＋	＋	＋	＋	＋＋	＋＋	＋＋

注：＋＋：推荐，一线治疗药物；＋：敏感，二线治疗药物；±：不确定，抗菌活性不确定，临床疗效尚不确切；0：不推荐，不推荐使用

表 6-6　常用抗真菌药的肾排泄率

	两性霉素 B 脱氧胆酸盐	氟胞嘧啶	氟康唑	伊曲康唑	伏立康唑	卡泊芬净	米卡芬净
肾排泄(%)	在肾脏缓慢排泄(2 周至 4 个月)	＞ 90	＞ 80	35(无活性)	＜ 2	＜ 2	＜ 2

表 6-7　IDSA 2016 年念珠菌感染诊疗指南中关于念珠菌尿路感染的用药推荐

感染诊断	首选药物	可选药物	说明
膀胱炎	氟康唑	氟康唑耐药，可选**两性霉素 B 脱氧胆酸盐**或氟胞嘧啶	
肾盂肾炎	氟康唑	**两性霉素 B 脱氧胆酸盐＋氟胞嘧啶**	对于氟康唑耐药光滑念珠菌，也可单药氟胞嘧啶

对于下尿路感染的患者，应予口服治疗，选取口服吸收良好的抗菌药物品种，不必采用静脉或肌内注射给药。对于上尿路感染，初始治疗多选用静脉用

药，病情稳定后可酌情改为口服药物。抗菌药物的局部应用如前列腺注射和膀胱灌注抗菌药物宜尽量避免。目前有循证医学证据表明，膀胱灌注给药只有对氟康唑耐药念珠菌导致的膀胱炎，可膀胱灌注两性霉素 B（仅限非含脂制剂，表 6-7）。

抗菌药物疗程因感染不同而异，对于急性单纯性下尿路感染，疗程基本少于 7 天，但上尿路感染如急性肾盂肾炎疗程一般为 2 周。对于反复发作尿路感染，可根据情况进行长期抑菌治疗。

【 诊疗体会 】

本例患者是 1 例社区获得性非复杂尿路感染，最终确诊为光滑念珠菌和产 ESBLs 的大肠埃希菌混合感染引起的急性肾盂肾炎。患者的临床症状、体征、实验室检查与经典的尿路感染相比，均有很多不典型性，结合本例患者的诊治过程，有几点体会：

1. **以临床症状为主线的综合评判** 虽有很多不典型之处，但是结合患者发热、寒战、尿频、尿急、泌尿系查体的阳性体征，第一时间启动抗感染治疗，并不断完善相关化验检查，48 ~ 72 小时进行充分评估。

2. **发热待查的诊疗思维始终贯穿患者的诊治全过程** 治疗期间排除了结缔组织病、内分泌疾病、血液肿瘤、自身免疫疾病等非感染性疾病，并与细菌、真菌和病毒感染等感染性疾病进行鉴别和评估。

3. **重视多学科合作** 在患者住院治疗期间，先后多次邀请内分泌科、免疫科、血液科、肾内科、影像科会诊，不断完善相关检查，感染临床药师全程参与患者的药物治疗方案选择，根据抗菌药物的 PK/PD 特点及细菌耐药情况制订正确的给药剂量和频次，并对不良反应进行监护，保证了患者的用药安全、有效。

4. **重视病原学评估和微生物报告的解读** 结合我院尿路感染的分离菌数据，结合患者的病情进行综合分析，对微生物报告进行正确的解读和分析，努力做到不被微生物报告牵着鼻子走。

本患者的治疗仍存在一定的不足之处，如：①由于沟通不充分及工作失误，导致未在使用抗菌药物前及时送检标本，导致尿常规、尿培养结果可能出现假阴性可能，从而影响了患者后续抗感染治疗方案的评估，导致治疗过程可能出现偏差；②入院初始经验性哌拉西林 - 他唑巴坦抗感染治疗无效时，未结合患者的发病场所、用药史等危险因素对病原学进行充分评估，盲目升级为碳青霉烯类药物的指征不足。

（任海霞 杨文杰 周倩宜 刘 军）

脾切除术后长期发热——脾切福兮祸兮

【病史简介】

男性，30岁，无业，河北人。

主诉：间断发热伴背痛8个月余。

现病史：患者8个月余前无明显诱因出现发热，体温最高达39℃，伴背痛，无咳嗽、咳痰、腹痛、腹泻、尿频、尿急等不适，于河北省石家庄市某医院静脉滴注"头孢曲松、左氧氟沙星"抗感染治疗1个月，体温降至正常，背痛减轻。

3个月前无明显诱因再次发热，背部及左下肢出现脓肿，行脓肿切开引流，并给予"头孢曲松"抗感染治疗1个月。随后出现右髋关节痛，髋关节MRI（图7-1）示右侧部分髋臼-坐骨结节-部分耻骨下支信号异常。进一步查胸部CT平扫（图7-2），提示左肺下叶节段性不张；背部脓肿分泌物培养示耐甲氧西林金黄色葡萄球菌（MRSA），给予"去甲万古霉素、头孢曲松"抗感染治疗1个月，无明显好转。复查胸部CT平扫（图7-3）考虑存在肺脓肿，左侧第10后肋、第10胸椎及左侧横突多发骨质破坏。随后于河北省某医院查γ-干扰素释放试验阴性；胸部CT平扫（图7-4）示，胸8、胸9左侧椎体、附件及局部肋骨骨质破坏及局部软组织增厚、密度不均，给予"替考拉宁、万古霉素、阿米卡星"等治疗无效，仍发热，最高体温波动于38.5℃左右。为进一步诊治，于2017年1月26日入我院。

自发病以来，精神稍差，食欲差，睡眠可，大、小便无异常，体重无明显变化。

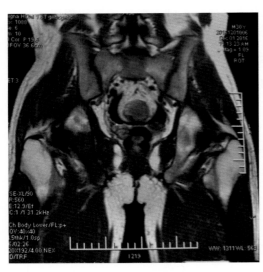

图7-1 髋关节MRI（2016年12月1日）坐骨骨质破坏

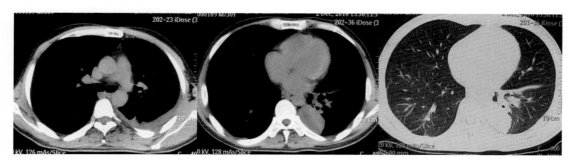

图 7-2 胸部 CT 平扫（2016 年 12 月 2 日）

左侧胸膜积液，左肺下叶后基底段类圆形实变

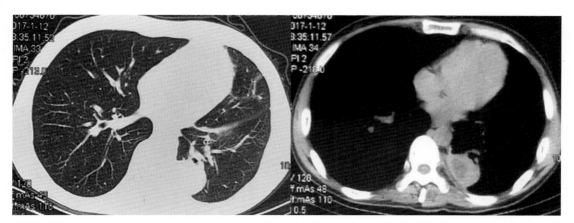

图 7-3 胸部 CT 平扫（2017 年 1 月 12 日）

左肺脓肿、肋骨骨质破坏

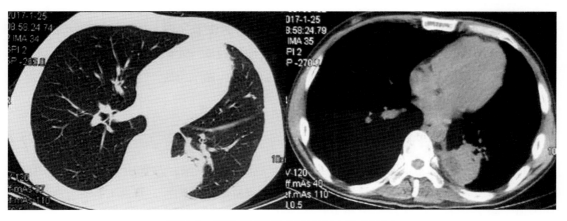

图 7-4 胸部 CT 平扫（2017 年 1 月 25 日）

左肺脓肿、肋骨骨质破坏

既往史：慢性乙型肝炎 11 年，乙肝肝硬化 3 年，口服恩替卡韦抗病毒治疗。10 个月前因"脾大、脾功能亢进"行"脾切除 + 贲门周围血管离断术"。否认外伤及输血史。

个人史：否认烟、酒嗜好。

【阳性体征】

体温 36.4℃，脉搏 72 次 /min，呼吸 18 次 /min，血压 104/65mmHg。

1. 右肩胛下切口未愈合，形成窦道，无分泌物。
2. 左下肺呼吸音低，未闻及干、湿性啰音。

【病例特点】

1. 青年男性，慢性起病。
2. 发热伴多部位脓肿（右肩胛、左下肢、肺）及骨质破坏（胸椎、肋骨、右髋关节）。
3. 既往有肝硬化基础，此次发病前曾行脾切除术。
4. **查体**　右肩胛切口未愈，形成窦道，无分泌物，左肺呼吸音低，无啰音。
5. **实验室检查**　右肩胛部脓肿引流物培养示 MRSA。

【初步诊断】

1. 血流感染（MRSA）。
2. 病毒性肝炎（乙型），肝炎肝硬化（活动性，失代偿期）。
3. 脾切除 + 贲门血管离断术后。

【诊治思路】

患者慢性病程，以发热伴多部位脓肿、骨质破坏为主要表现，初始抗感染治疗有效，再次发热并明确 MRSA 感染后抗感染治疗效果不佳。若从一元论角度，需考虑以下疾病：感染性疾病（如结核病、隐球菌病、诺卡菌病、布鲁氏菌病等）、非感染性疾病（如淋巴瘤等）。

【鉴别诊断】

1. **结核病**　患者长期发热，存在肺脓肿、皮肤软组织脓肿及骨质破坏，需考虑结核病可能；但患者查 γ- 干扰素释放试验均阴性，脓液抗酸染色阴性，胸部 CT 缺乏典型肺结核表现，暂不考虑，可复查 γ- 干扰素释放试验、T-SPOT.TB 等。

2. **隐球菌病**　该病可累及中枢神经系统、肺、皮肤、骨骼等部位。患者无神经系统感染表现，曾行背部脓液培养未发现隐球菌。可进一步行腰穿术、脓肿穿刺引流，查墨汁染色、隐球菌荚膜抗原、培养等检查。

3. **诺卡菌病** 该病亦可多部位受累，影像学缺乏特异性，建议行二代测序、病理检查。

4. **布鲁氏菌病** 患者无牛、羊接触史，发病初期曾查布鲁氏菌凝集实验阴性，暂不考虑；必要时可复查布鲁氏菌凝集实验，延长血培养时间。

5. **淋巴瘤** 患者长期发热，无明显淋巴结肿大，行脾切除术时无脾脏受累表现，建议行骨髓检查、流式细胞学检测，监测淋巴结变化，必要时行淋巴结活检。

【实验室检查】

1. **血常规** WBC 8.48×10^9/L，NEU% 63.90%，Hb 114.40g/L，PLT 859.00×10^9/L。

2. **PCT** 0.01ng/ml。

3. **ESR** 75mm/h。

4. **CRP** 68.4mg/L。

5. **血凝分析** 未见明显异常。

6. **生化指标** ALB 21g/L，余未见明显异常。

7. **HBV-DNA** < 20U/ml。

8. **肝、胆肿瘤组合** 未见明显异常。

9. **抗 -HIV** 阴性。

10. **γ- 干扰素释放试验** 阴性。

11. **G 试验** 阴性。

12. **T 细胞亚群** $CD3^+$ 86.04%，$CD4^+$ 29.55%，$CD8^+$ 48.41%，$CD4^+$/ $CD8^+$ ratio 0.61。

13. **免疫球蛋白及补体** IgA、IgG、IgM、C_3 正常，C_4 0.443g/L。

14. **血培养** 阴性。

15. **骨髓象** 感染性骨髓象；骨髓病理未见明显异常。

16. **骨髓培养** 阴性。

【进一步分析】

患者右肩胛部切口虽未愈合，但无分泌物，查体未发现其他部位脓肿，未能送检查找病原学证据。依据上述结果，暂除外结核病及淋巴瘤，仍考虑 MRSA 血流感染。

分析病情：患者发热伴多部位脓肿，脓液培养提示 MRSA，应用万古霉素、替考拉宁效果不佳，故入院当天给予替加环素 50mg qd+ 依替米星 0.3g qd，治疗第 2 天体温降至正常，治疗 3 周停药。停药后体温复升，最高体温波动于 38.2～39℃，再次给予"替加环素"治疗 5 天无效。

2017 年 2 月 22 日查血常规示 WBC 13.59×10^9/L，NEU% 70.80%；PCT 0.01ng/ml；ESR 50mm/h；CRP 123.6mg/L；G 试验（-）；胸部 CT 平扫（图 7-5）示，左下肺叶占位

性病变，考虑肺脓肿可能性大，部分胸椎椎体及附件、左侧部分肋骨骨质破坏，考虑炎性病变；右肩关节平扫（图 7-6）示，右肩胛骨局部骨质不规则；髋关节 CT 平扫（图 7-7）示，右坐骨支骨质破坏，考虑炎性病变。换用"利奈唑胺 0.6g q12h+ 阿米卡星 0.4g q12h"继续抗 MRSA 治疗 7 天，无效。

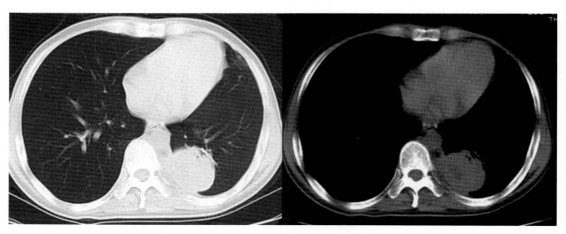

图 7-5 胸部 CT 平扫（2017 年 2 月 24 日）

应用替加环素联合依替米星治疗 4 周，肺部病变无好转

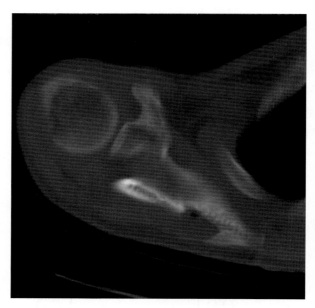

图 7-6 右肩关节 CT 平扫（2017 年 2 月 24 日）

右肩胛骨局部骨质破坏

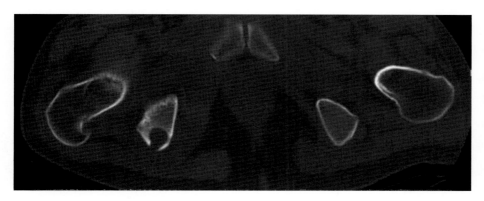

图 7-7 髋关节 CT 平扫（2017 年 2 月 24 日）
右髋关节骨质破坏

2017 年 3 月 2 日查血常规示 WBC 12.31×10^9/L，NEU% 74.20%；PCT 0.01ng/ml；ESR 82mm/h；CRP 143.50mg/L。依据外院药敏结果，选用"万古霉素 1.0g q2h+ 克林霉素 0.6g q8h"抗感染治疗，体温逐渐降至正常，右肩胛部切口逐渐愈合缩小，病情好转，治疗 5 周停药。

停药后体温逐渐升高，2017 年 4 月 17 日查血常规示 WBC 14.91×10^9/L，NEU% 72.00%；ESR 75mm/h；CRP 119.7mg/L。给予"达托霉素 0.5g qd"治疗 2 天，无效。复查胸部 CT 平扫（图 7-8）示，肺部病变较前进展。

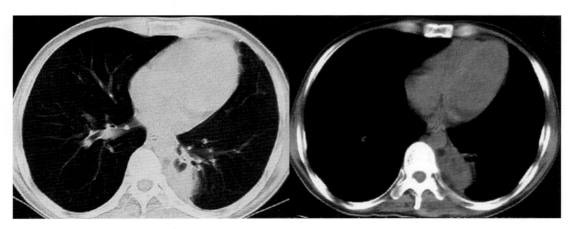

图 7-8 胸部 CT 平扫（2017 年 4 月 20 日）
抗 MRSA 抗感染治疗升级至达托霉素仍无效

【进一步检查】

患者诉背部、右臀部疼痛，右肩胛部切口增大，伴脓性分泌物，局部彩超可见液性暗区，考虑脓肿形成，于 2017 年 4 月 18 日分别在上述部位行脓肿穿刺引流术，引流液分别送检下列检查：

1. **涂片**　可见真菌孢子。

2. **抗酸染色**　阴性。

3. **墨汁染色**　新型隐球菌。

4. **培养**　新型隐球菌。

5. **TB-DNA 及 NTM-DNA**　均阴性。

进一步于 2017 年 4 月 20 日行颅脑 CT、腰穿术等检查，结果如下：①颅脑 CT 平扫未见明显异常；②脑脊液隐球菌荚膜多糖抗原阴性；③血隐球菌荚膜多糖抗原阳性。

【最终诊断】

1. 播散性隐球菌病。

2. 病毒性肝炎（乙型），肝炎肝硬化（活动性，失代偿期）。

3. 脾切除 + 贲门血管离断术后。

【诊断依据】

播散性隐球菌病：

1. **血隐球菌荚膜多糖抗原**　阳性。

2. **脓肿引流液墨汁染色**　阳性。

3. **脓肿引流液培养**　新型隐球菌。

【治疗及疗效】

2017 年 4 月 20 日给予氟康唑 0.4g qd+ 两性霉素 B 抗感染治疗，两性霉素 B 首剂 0.1mg/（kg·d），之后每日增加 5mg，维持量 0.5mg/（kg·d）（约为 25mg），累计量 1.5g。经过上述治疗，患者体温降至正常，右肩胛部切口逐渐愈合，背部脓肿消失，右臀部脓肿缩小。

2017 年 6 月 16 日复查胸部 CT 平扫（图 7-9）：左下肺叶占位性病变，考虑肺脓肿可能性大，部分胸椎椎体及附件、左侧部分肋骨骨质破坏，考虑炎性病变。右肩关节平扫（图 7-10）：右肩胛骨局部骨质不规则。髋关节 CT 平扫（图 7-11）：右坐骨支骨质破坏，考虑炎性病变。

2017 年 6 月 17 日复查血常规示 WBC 3.38×10^9/L，NEU% 29.60%；ESR 36mm/h；CRP 7.3mg/L。

2017 年 6 月 21 日出院，继续口服氟康唑 0.4g qd。

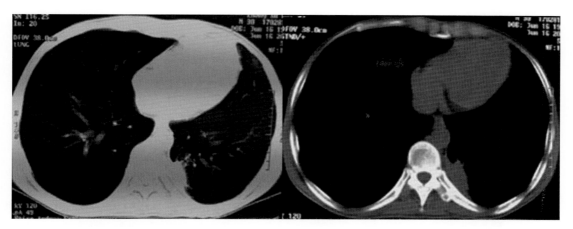

图 7-9　胸部 CT 平扫（2017 年 6 月 16 日）

应用两性霉素 B 联合氟康唑治疗 8 周，肺部病变明显缩小

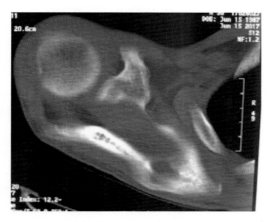

图 7-10　右肩关节 CT 平扫（2017 年 6 月 16 日）

右肩胛骨局部骨质破坏较前减小，周围软组织肿胀减轻

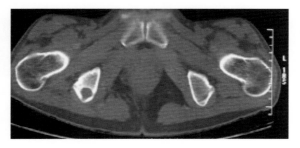

图 7-11　髋关节 CT 平扫（2017 年 6 月 16 日）

右髋关节骨质破坏

【随访】

2017 年 9 月 22 日（治疗 5 个月）胸部 CT 平扫（图 7-12）：肺部病变较前缩小。

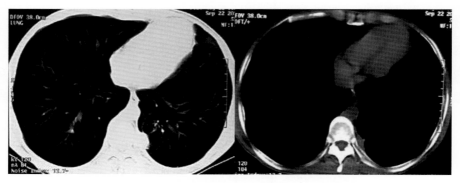

图 7-12 胸部 CT 平扫（2017 年 9 月 22 日）

应用氟康唑治疗 5 个月，肺部病变明显缩小

2017 年 12 月 6 日（治疗 8 个月）血常规示 WBC 6.22×10^9/L，NEU% 59.60%；ESR 35mm/h；胸部 CT 平扫（图 7-13）示，肺部病变明显减小。停用氟康唑，病情平稳。继续随访中。

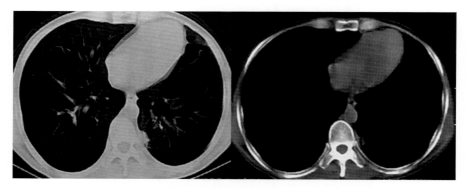

图 7-13 胸部 CT 平扫（2017 年 12 月 6 日）

应用氟康唑治疗 8 个月，肺部病变进一步缩小

【疾病概要】

隐球菌病是由隐球菌感染所致的全身感染性疾病，其主要致病菌种为新型隐球菌和格特隐球菌。最常受累部位是中枢神经系统，其次为肺部和皮肤。

播散性隐球菌病是至少累及两个非连续性部位或根据隐球菌抗原滴度 ≥1∶512 证实存在高真菌负荷。该病发病率较高，免疫抑制患者中 5%～10%，艾滋病患者可达 30%，免疫功能正常者约为 1/10 万。

治疗药物：氟胞嘧啶、多烯类（两性霉素 B、两性霉素 B 脂质体、两性霉素 B 脂质体复合物）、三唑类（氟康唑、伊曲康唑、伏立康唑、泊沙康唑）。

【诊疗体会】

1. 确定病原体在感染性疾病诊治中至关重要。该患者发病初期背部脓肿曾培养 MRSA，针对 MRSA 抗感染治疗一度有效。但后期效果不佳，并出现其他部位脓肿，再次脓肿穿刺引流后鉴定为新型隐球菌，抗真菌治疗后病情好转。

2. 该患者既往有肝硬化基础，脾切除后出现长期发热。有报道脾切后出现暴发性感染，起病隐匿，但进展迅速，死亡率高。亦有报道脾切除术后可显著改善肝硬化患者免疫功能。因此，该患者感染与脾切除术的关系仍需进一步思考。

（王　玮　赵彩彦　张泽坤　张丽杰）

病例 8

发热伴巨块型肝肿物

【病史简介】

女性，44 岁，江西人。

主诉：反复发热 1 个月。

现病史：患者 1 个月前出现发热，最高温度达 39.0℃，多于夜间出现，伴畏寒、寒战，偶有咳嗽、咳白色黏液痰，至外院就诊，查上腹部 MR+增强提示：①肝左外叶团块影，考虑恶性肿瘤病变可能性大；腹主动脉旁及腹膜后多发肿大淋巴结影，考虑转移可能性；所示胸腰椎多发信号，考虑转移瘤可能性大。②肝右叶前上段小结节。③肝大，少量腹水，脾大。经抗感染、退热等对症治疗后效果欠佳，仍有反复发热，遂来我院就诊，收入我科。

自起病以来，患者精神、睡眠欠佳，大小便正常，体重无变化。

既往史：无特殊。

【阳性体征】

1. 双侧颈部及锁骨上可触及数个肿大淋巴结（其中最大者直径约 1.5cm），质中，活动度一般，无压痛，余全身浅表淋巴结未触及。

2. 腹平软，中上腹有压痛，无反跳痛。

【病例特点】

1. 中年女性，急性病程。

2. 以发热为主要表现。

3. 查体双侧颈部及锁骨上可触及数个肿大淋巴结。

4. 影像学检查提示肝内占位、多发肿大淋巴结、胸腰椎异常、肝大、脾大。

【初步诊断】

发热、肝占位，原因待查：原发性肝癌并全身多发转移？

【诊治思路】

寻找发热的原因要从感染和非感染两方面分析。此患者除发热外，无其他不适症状，一般情况尚可，MR 提示肝内占位、多发肿大淋巴结、胸腰椎异常，且发热已有 1 个多月之久，总体病情相对温和、进展相对缓慢，诊断倾向于恶性肿瘤或自身免疫性疾病，但不能排除特殊病原体感染的可能，如结核、布鲁氏菌、真菌等。

【鉴别诊断】

1. **原发性肝癌**　此病一般多在慢性肝病的基础上出现，可有腹痛、腹胀、黄疸等临床表现，AFP 升高，有典型的影像学表现。此患者 MR 提示左肝巨块肿物、多发肿大淋巴结及胸腰椎多发异常信号，需要考虑原发性肝癌并转移可能。

不支持点：患者无乙肝、长期嗜酒等慢性肝炎及肝硬化病史。影像学检查未见肿瘤侵犯门脉及下腔静脉，不符合肝癌的行为学表现。

2. **肝脓肿**　临床表示为发热、肝区疼痛，白细胞等感染指标升高，影像学可有肝脓肿表现。此患者以发热、肝占位为主要表现，需除外肝脓肿，可进一步完善血常规、肝胆彩超等以明确。

3. **IgG4 相关性疾病**　可表现为一个或多个器官或组织肿胀增大，血清 IgG4 水平升高。此患者有发热，MR 提示多发占位性病变，可进一步完善免疫学指标以明确。

4. **淋巴瘤**　此病临床表现复杂多样：发热、淋巴结肿大是典型表现，亦可累及肝、脾、骨髓，因此本患者需要进一步做骨髓穿刺涂片检测，必要时可行淋巴结活检进一步明确。

5. **肝转移瘤**　由其他部位的恶性肿瘤转移所致，多以腹痛或原发肿瘤所引起的症状为主要表现。典型的影像学表现为肝脏多发结节呈牛眼征改变。此患者 MR 提示多发占位性病变，必要时可完善 PET-CT 检查以明确。

【实验室检查】

1. **血常规**　NEU% 86.3%，RBC 3.60×10^{12}/L，Hb 82.0g/L。

2. **肝功能**　ALB 28.5g/L，A/G 0.77，ALP 176U/L，GGT 48U/L，TBA 64.4μmol/L。

3. **CRP**　82.47mg/L。

4. **ESR**　85mm/h。

5. **PCT**　0.18ng/ml。

6. **地中海贫血 α、β 基因分型**　4.2 杂合缺失的 α 地中海贫血。

7. **尿本 - 周蛋白定性检查、血清免疫固定蛋白电泳**　无异常。

8. **IgG4 定量测定、自身免疫肝炎四项、自身抗体谱**　阴性。

9. **补体**　C_3 2.21g/L，C_4 0.43g/L。

10. **乙肝两对半定量、甲肝抗体、丙肝抗体、戊肝抗体、HBV 核酸定量检测**　无异常。

11. **EBV 核酸检测**　9 120U/ml。

12. **痰培养、血培养**　均未见致病菌生长。

13. **肿瘤标志物**　AFP、CEA、CA19-9 无异常，CA12-5 58.04U/ml。

14. **腹部彩超**　左肝巨大实性肿物（大小约 107mm×76mm×101mm）及肝内多发结节，考虑肝癌并肝内多发转移。腹主动脉旁多发实性结节，考虑 LN-M。脾内多发实性结节，考虑转移瘤。

15. **骨髓涂片**　骨髓增生活跃，成熟粒细胞为主，红系增生减低，余未见明显异常。骨髓活检病理未见异常。

16. **上腹 MR 平扫 + 增强 +MRCP**　肝左外叶肿物影（大小约 8.8cm×4.9cm），考虑原发性肝细胞性肝癌并肝内多发转移；脾脏多发异常强化灶，多考虑转移瘤；肝门区、腹膜后、胰周间隙多发肿大淋巴结，部分融合，考虑转移；所扫及胸腰椎椎体多发异常强化灶，考虑转移。

17. **PET-CT**　①肝左外叶高代谢肿块，考虑原发性肝癌并肝内多发转移；②双侧颈部、双侧锁骨区、纵隔、右侧肺门、胸骨左旁、膈上、肝门区、腹膜后区、胰周间隙、双侧髂血管旁多发肿大淋巴结，伴代谢增高，考虑转移；③脾实质内多发高代谢结节，考虑脾内多发转移；④右肺上叶后段、右下肺 2 个结节，部分代谢增高，考虑转移；⑤多发骨转移；⑥双侧胸腔少量积液；盆腔积液；⑦余全身其他部位未见明显异常（图 8-1）。

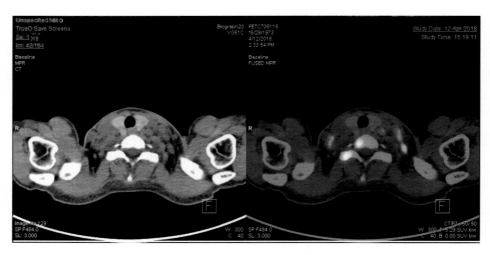

图 8-1　PET-CT

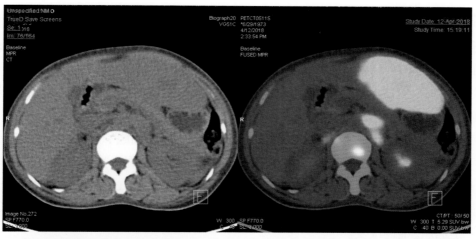

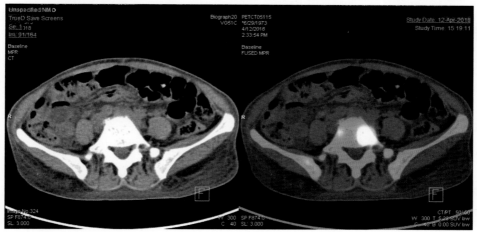

图 8-1（续）

18. 肝肿物穿刺病理检查　免疫组化结果：SMA（-），ALK（-），Hepatocy（-），MAC387（+）。特殊染色结果：PAS、Masson、D-PAS、网染（-）。结合 HE 形态、特殊染色及免疫组化结果，（肝）病变考虑为炎症性结节，待免疫组化协助诊断。

【进一步分析】

已有的检测结果，不支持肝脓肿、原发性肝癌、肝转移瘤的诊断。分析病情，患者全身多发占位，入院后经哌拉西林 - 舒巴坦、莫西沙星、更昔洛韦等治疗后仍有发热，考虑倾向于恶性肿瘤及肿瘤热可能，患者 EBV-DNA 阳性，且全身多发肿大淋巴结，未除淋巴瘤可能。

【进一步检查】

1. 行左颈部淋巴结病理活检，结果提示病变考虑为经典型霍奇金淋巴瘤的改变；免疫组化示癌细胞 CD15（部分＋），CD30（＋），CD20 部分＋），CD45（-；注：效果欠佳），LMP-1（＋），Pax-5（＋）。结合免疫组化结果及 HE 片，诊断（左颈部淋巴结）病变符合经典型混合细胞型霍奇金淋巴瘤。

2. 肝肿物免疫组化，结果提示 CD2（T 细胞＋），CD3（T 细胞＋），CD5（T 细胞＋），CD7（T 细胞＋），CD56（-），CD38（-），CK（-），CD20（散在＋），PAX-5（散在＋），CD30（＋），CD15（少量肿瘤细胞＋），CD45（效果欠佳），LMP-1（＋），Ki-67（约 15%＋）。结合免疫组化结果、HE 形态及病理号 B0466189 颈部淋巴结活检结果，（肝）病变符合霍奇金淋巴瘤的改变。

【最终诊断】

1. 经典型混合细胞型霍奇金淋巴瘤 IVEB 期。
2. α 型地中海贫血。

【诊断依据】

淋巴瘤：左颈部淋巴结及左肝肿物病理结果均提示淋巴瘤。

【治疗及疗效】

明确诊断后，患者转入化疗科继续治疗，转入后开始予 VP（VDS 4mg d1，DXM 10mg d1～d7）方案诱导化疗，经诱导化疗治疗后第二天患者未再出现发热，后选用 "ABVD（EPI 50mg、BLM 15mg、VDS 4mg、DTIC 400mg）" 方案化疗 15 次，4 次化疗后复查评价疗效 PR，8 个疗程化疗后复查评估 goodPR，12 个疗程化疗后评价 CR。

【随访】

1. 4 个疗程化疗结束后复查 CT 示，肝左叶肿块影较前明显缩小，截面大小约 2.5cm×1.2cm（原 10.6cm×5.7cm），符合淋巴瘤治疗后改变（图 8-2）。

2. 12 个疗程化疗结束后复查 PET-CT 示 "霍奇金淋巴瘤多程化疗后"，原颈部、肝脏、脾脏、双肺及骨骼病灶已基本消失。

患者目前仍在治疗中。

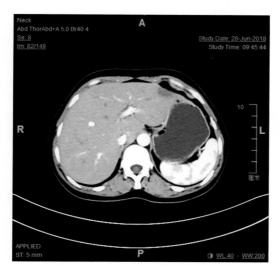

图 8-2 4 个疗程化疗结束后复查 CT

【疾病概要】

　　淋巴瘤是起源于淋巴造血系统的恶性肿瘤，主要表现为无痛性淋巴结肿大，肝、脾肿大，全身各组织器官均可受累，伴发热、盗汗、消瘦、瘙痒等全身症状。由于淋巴系统的分布特点，使得淋巴瘤属于全身性疾病，几乎可以侵犯到全身任何组织和器官，故淋巴瘤的临床表现也是复杂多样的。

【诊疗体会】

　　1. 对于发热待查的病历，首先应该明确发热的大致病因（感染性、肿瘤性、非感染性炎症性或其他）。

　　2. 重视体格检查及阳性的辅助检查结果。

　　3. 疾病的诊断需满足疾病所需的诊断条件，如有不符合常见情况时，需多持怀疑态度，完善其他检查（有创或无创）进一步明确。

　　4. 病理诊断时，若能提供越多病理组织，病理科医师能更好地给予我们更准确的结果，尤其对于怀疑诊断淋巴瘤者，最好行淋巴结活检以明确。

（卓　越）

反复脓肿 30 年背后的原因

【病史简介】

男性，61 岁，北京市大兴区人，务农。2013 年 9 月 24 日入院。

主诉：反复发作脓肿伴发热 30 余年，加重 1 个月。

现病史：患者 30 余年前无诱因出现右侧腹股沟红肿伴发热，体温最高达 39℃，余无其他症状，自服退热药降至 38℃，后于大兴区人民医院就诊，行脓肿切开引流术后体温正常，具体不详。此后患者多于天气转凉时出现腹股沟脓肿伴发热，性质同前，每年发作 1 次，多于脓肿引流后好转。先后于北京大学第一医院、北京大学人民医院、北京协和医院就诊，诊断为嗜酸性粒细胞增多症，间断服用泼尼松 4～6 片/天治疗，具体不详。

7 年前出现肝内占位伴压痛，行剖腹探查术 + 肿物切除术诊断"肝脓肿"，具体不详。

3 年前再次剑突下疼痛，伴腹股沟肿物进行性增大及持续高热，行腹股沟脓肿引流术后仍发热，后为进一步诊治转至我科住院，诊断为肝脓肿、腹股沟脓肿，予以抗感染并反复肝脓肿穿刺引流后，好转出院。

此次入院前 1 个月患者再次出现腹股沟肿物，局部压痛，伴持续发热，体温最高达 40℃，平时波动在 38.5～40℃，伴畏寒，间断剑突下烧灼样疼痛，于当地就诊，行腹股沟脓肿引流术后仍持续高热，腹部 CT 提示：肝右叶脓肿。穿刺液培养：金黄色葡萄球菌。遂收入当地医院，予左氧氟沙星联合万古霉素治疗效果欠佳，换左氧氟沙星联合美罗培南治疗，仍高热，再调整为氟康唑联合万古霉素抗感染治疗。复查腹部 B 超：肝右叶 75mm×65mm 囊实性包块。期间患者仍间断高热，体温最高达 39℃，为进一步诊治收入我科。

自发病以来，患者体重减轻 2kg。

既往史：嗜酸性粒细胞增多症 30 余年，曾口服激素治疗，后自行停药。吸烟 40 余年，20～30 支/天，有青霉素类药物过敏史。

此前骨髓活检病理（图 9-1）：大体正常，嗜酸性粒细胞略增多。腹部 CT（图 9-2）：

肝脏多发混杂密度灶，符合肝脓肿伴肝周积脓表现。胸部 CT（图 9-3）：右肺底少许索条，左肺可见一肺大疱。

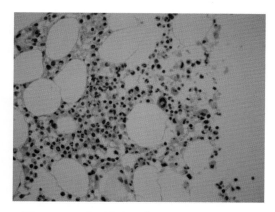

图 9-1 骨髓活检病理（2010 年 3 月 22 日）

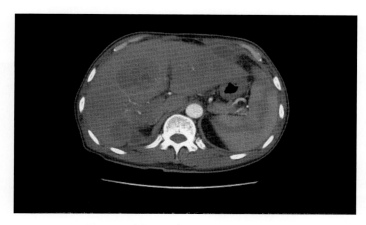

图 9-2 腹部 CT（2010 年 3 月 11 日）

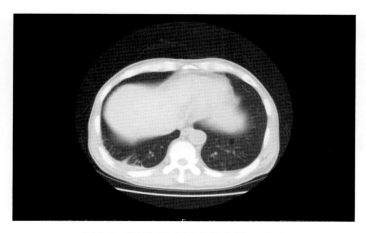

图 9-3 胸部 CT（2010 年 3 月 11 日）

【阳性体征】

体温 37.1℃，脉搏 86 次 /min，呼吸 20 次 /min，血压 110/70mmHg。

剑突下及右侧肋缘下压痛，肝肋下 3cm，剑突下 8cm，肝区叩击痛阳性，双侧腹股沟区可见大量的切开引流后的瘢痕（图 9-4）；双下肢皮肤可见大面积搔刮痕迹，状若盔甲。

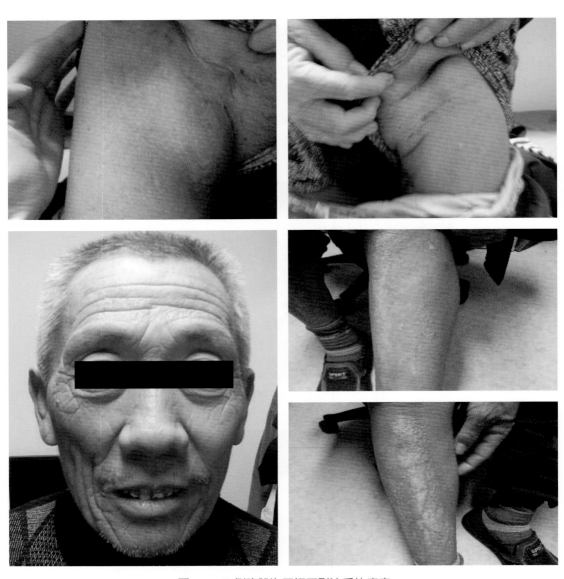

图 9-4 双侧腹股沟区切开引流后的瘢痕

余查体阴性。

【病例特点】

1. 老年男性，迁延病程，反复发作。
2. 反复发作葡萄球菌肝脓肿、腹股沟皮肤脓肿。湿疹样皮炎，嗜酸性粒细胞增多。
3. 多次病理提示中性粒细胞浸润，1 次腹股沟淋巴结病理提示嗜酸性粒细胞肉芽肿。
4. 肺部有肺大疱，肺炎的表现。

【初步诊断】

1. 细菌性肝脓肿（金黄色葡萄球菌，MSSA）。
2. 嗜酸性粒细胞增多，原因待查。
3. 腹股沟脓肿引流术后。

【诊治思路】

该患者以反复发作脓肿伴发热 30 余年，加重 1 个月来诊，表面看诊断脏器脓肿、腹股沟脓肿、金黄色葡萄球菌感染均明确，但这些并不能完全解释该患者为何总是反复发作；况且患者虽曾口服一段时间激素，但服用激素前后，并未改变该患者疾病的发生频率；否认糖尿病，脓肿部位也非耐药菌，即便是生活环境稍差也不至于总反复发作腹股沟脓肿、肝脓肿；此外，皮疹及患者的嗜酸性粒细胞增多又有何联系，这些都是未解开的谜题。

如以"一元论"考虑，似乎是脓肿，但无论是腹股沟脓肿还是肝脓肿，均不能完全解释患者这么久的病程，该患者一定存在免疫状态的缺陷，但何种免疫系统疾病可以导致皮疹及嗜酸性粒细胞增多？这又会不会是血液系统疾病？还是说"一元论"牵强附会？

患者谈及每年均要开刀，就会伤心落泪，追问平日其生活方式并无特殊，只是每次发病前很长一段时间全身必定奇痒难耐，须爱人全身搔刮一遍方可入睡。面对这种奇怪的现象，儿子决心打破砂锅问到底，患者虽不符合发热待查的诊断，我们亦按照发热待查诊治，而我们入手点就选择了"嗜酸性粒细胞增多伴脏器脓肿"。

【鉴别诊断】

1. **肝吸虫**　肝吸虫属于寄生虫，自然可以引发肝脏脓肿及嗜酸性粒细胞的增多，同时肝吸虫的抗体及肝脏病例有助于诊断，因此此次住院拟再次肝穿刺明确。

2. **嗜酸性粒细胞增多症，肝脏受累？**　嗜酸性粒细胞增多症属于血液系统疾病，患者既往嗜酸性粒细胞增多，同时时间也较长，可以考虑诊断为嗜酸性粒细胞增多症，但此前外院肝穿或肝脏占位剖腹探查所得的肿物病理均为中性粒细胞浸润，似乎又难以解释。此次入院拟行嗜酸性粒细胞增多的基因分析，并再次行骨髓及肝脏病理。

3. **其他** 需排查可引起发热的常见疾病如感染、风湿免疫系统疾病、血液系统疾病等，需待初步检查结果回示后进一步分析。

【实验室检查】

1. **血常规** WBC 11.6×10^9/L，GR 77%，EOS% 10.9%，Hb 107g/L，PLT 372×10^9/L，CRP > 160mg/L。

2. **生化肝肾功能** ALB 26.5g/L，Glu7.96mmol/L，余正常。

3. **血分片** 中性杆状核17%，嗜酸性粒细胞11%，淋巴细胞10%。镜下血涂片可见红细胞形态好，白细胞总量、嗜酸性粒细胞数量高，未见血液内寄生虫。

4. **DIC** PT 14.7s，APTT 51s，抗凝血酶Ⅲ 67%，FBG 7.98g/L，D-二聚体 1.7μg/ml。

5. **PCT** 0.38ng/ml。

6. **中性粒细胞碱性磷酸酶** 阳性率4%，积分6。

7. **内毒素** 0.57EU/ml。

8. **贫血系列** 铁蛋白951.4ng/ml，余正常。

9. **肿瘤标志物** 正常。

10. **免疫球蛋白及补体** IgM、IgG、IgA、C_3正常，C_4 37.6mg/dl。

11. **自身抗体-免疫印迹法** 抗SSA抗体52kDa阳性，余正常。

12. **抗核抗体-斑点法** 阴性。

13. **抗结核、流行性出血热、莱姆病、军团菌、肺炎支原体、肺炎衣原体抗体，虎红平板凝集试验，肥达、外斐反应，EBV-DNA，CMV-DNA，结核感染T细胞检测** 阴性。

14. **便找寄生虫卵** 未见虫卵。

15. **尿找霉菌** 未见霉菌。

16. **尿找结核菌** 未找到结核分枝杆菌。

17. **G试验** 阴性。

18. **肝脓肿穿刺液涂片革兰阳性球菌、细菌培养** 金黄色葡萄球菌。

19. **腹股沟穿刺** 纤维结缔组织内可见大量中性粒细胞、淋巴细胞、浆细胞及少量嗜酸性粒细胞浸润，局部可见血管闭塞、炎性细胞浸润，并见小脓肿形成，符合慢性化脓性炎（图9-5）。

20. **骨髓穿刺** 粒红细胞比2:1，巨核细胞1~3个/HPF，嗜酸性粒细胞略增多，活检骨髓增生明显活跃，各阶段嗜酸性粒细胞比例增高。余正常。

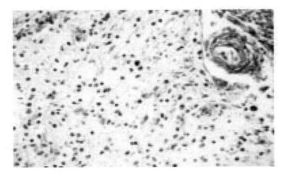

图9-5 腹股沟穿刺病理结果

【进一步分析】

通过入院后的各项检查结果，初步考虑诊断肝脓肿明确，金黄色葡萄球菌感染明确，培养再次提示为敏感菌株。但这些似乎均不能完全解释患者如此迁延的病程，同一菌株的反复感染也是一个非常重要的线索。这种长程疾病似乎已经不能用感染来解释，感染只是这个疾病的一个表现。

多次骨髓未见明确的病理提示，本次复查骨穿仍无阳性发现，同时我们也对患者进行了融合基因等检查，结果均未见异常。因此，考虑血液系统疾病似乎诊断困难，嗜酸性粒细胞增多也不是原发的情况，肯定存在某种疾病使嗜酸性粒细胞继发增加。

病理及寄生虫的检查也否定了寄生虫的感染，我们多次追问疫水等接触史，均被否定。诊断似乎陷入了僵局，莫非患者确实是简单的反复发作？但 30 年的病史、每年 1 次的切开引流实属不正常，我科多次组织科内及院内疑难病例讨论，突破点可能就在反复的金黄色葡萄球菌感染、嗜酸性粒细胞增多、皮疹上。患者迁延的病程不是感染，不是肿瘤，因此我们再次把目光放在免疫身上，考虑患者极可能存在免疫紊乱。

那究竟是什么免疫紊乱，仅感染金黄色葡萄球菌？带着疑问，我们翻阅大量文献，做了一个非常大胆的假设，这个全球发病总数仅千例的罕见疾病——高 IgE 综合征（hyperimmunoglobulin E syndrome，HIES）。

患者有湿疹样皮炎，反复发生皮肤和肝脏葡萄球菌性脓肿，外周血嗜酸性粒细胞增高，腹股沟淋巴结病理提示嗜酸性粒细胞肉芽肿，大致符本病的临床特点。那是否是这个病呢？我们随后进行了检查。

【进一步检查】

1. IgE 总量测不出，显示 High。

2. 由图 9-6 我们可以观察到，该患者的 Th17 细胞明显减少（正常人为 1.10%，患者为 0.463%）。

3. 我们再次对该患者进行基因分析比对，发现该患者在 STAT3 基因有 3 个位点发生突变。

【最终诊断】

1. 高 IgE 综合征。

2. 肝脓肿等。

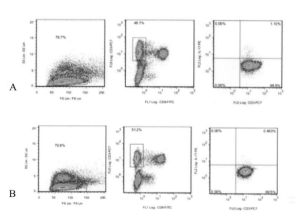

图 9-6 流式细胞计数

A. 健康志愿者；B. 患者

【诊断依据】

患者根据美国 NIH 评分 > 30 分；Th17 细胞有明显减少；同时加之 *STAT3* 基因突变，即可确诊。

【治疗及疗效】

患者给予抗金黄色葡萄球菌治疗后再次好转出院，出院后口服一段时间磺胺类药物，因本病为基因缺陷，暂无除骨髓移植以外的其他方法，仅靠调整生活方式及口服磺胺类药物预防金黄色葡萄球菌再次感染。因此，对患者及家属进行耐心讲解及宣教后，患者此后 4 年未再发病，而 2017 年再次因腹股沟疼痛伴发热入住我科。予脓腔穿刺抽液培养后再次回报为金黄色葡萄球菌，同样为敏感菌株，并再次应用利奈唑胺后体温控住，好转出院（图 9-7，图 9-8）。

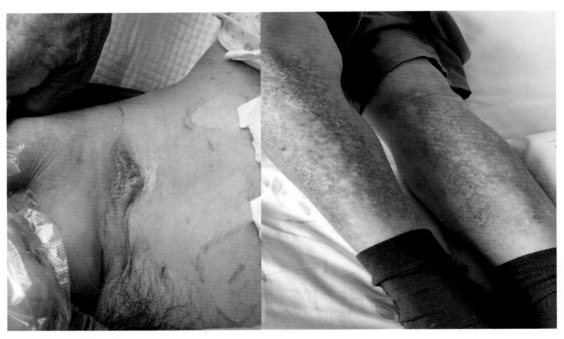

图 9-7　患者右侧腹股沟淋巴结脓肿穿刺前图片　　图 9-8　患者双下肢"盔甲样"皮肤表现

现在该患者仍在我科门诊定期随诊，无明显不适症状。

虽然我们不能去除患者的原发疾病，但在健康宣教后患者发病频率有明显的改善。

【疾病概要】

高 IgE 综合征是一种罕见的免疫缺陷疾病，最初由 Davis Schaller 和 Wedguood 于 1966 年报道，以慢性皮炎、反复发生葡萄球菌性脓肿和肺炎为特征，当时称为 Job 综合征。1972 年，Buckley 等报道 2 例有相似症状，并且有外周血嗜酸性粒细胞增加和血清 IgE 水平升高的病例，命名为 Buckley 综合征。后对上述两者统称为高 IgE 综合征。

发病机制主要为：信号转导与转录激活因子（signal trans-ducer and activator of transcription 3，STAT3）是 Th17 细胞发育重要的转录因子，其突变使 STAT3 蛋白功能大大降低，阻碍了 Th17 发育，无法分泌抗炎因子 IL-17，从而使患者对金黄色葡萄球菌易感。

文献报道，临床主要表现为湿疹样皮炎、反复皮肤感染及反复葡萄球菌性脓肿现象，实验室表现为高 IgE、高嗜酸性粒细胞（EOS）。凡具有典型临床表现的患者，均应考虑 HIES 的可能，血清多克隆 IgE 增高和嗜酸性粒细胞增多为高 IgE 综合征，除基因检测外，最有力的是实验室依据，但 IgE 在成人患者中起伏较大，常可正常，因此成人患者 IgE 水平正常不能除外。有综述报道，93% 患者嗜酸性粒细胞高于正常值 2SD，嗜酸性粒细胞计数和血清 IgE 水平无关（$r=0127$，$P > 0.05$）。血清 IgE 增高也见于异位性皮炎，高 IgE 综合征与异位性皮炎的鉴别为前者有严重复发性葡萄球菌性脓肿。随着科技的发展，目前 Th17 细胞计数和 STAT3 基因均可检测，已成为诊断的最终有力证据。

表 9-1　HIES 临床诊断的 NIH 评分系统

临床表现	分值 *									
	0	1	2	3	4	5	6	7	8	10
血清 IgE 最高值 / $\times 10^3$U/L $^\triangle$	< 200	200 ~ 500			501 ~ 1000				1001 ~ 2000	> 2000
皮肤脓肿	无		1 ~ 2		3 ~ 4				> 4	
肺炎(整个生命过程中发作次数)	无		1		2		3		> 3	
肺实质异常	无						支气管扩张		肺膨出	
乳牙脱落延迟	无	1	2	3					> 3	

续表

临床表现	分值 *									
	0	1	2	3	4	5	6	7	8	10
脊柱侧弯，最大弯曲度	< 10°		10°~14°		15°~20°				> 20°	
轻微创伤造成的骨折	无				1 ~ 2				> 2	
EOS 计数最高值 / × 10⁶/L°	< 700			700~800			> 800			
特征性面容	无		轻微			有				
中线异常#	无					有				
新生儿皮疹	无				有					
湿疹	无	轻	中等		严重					
每年呼吸系统感染	1 ~ 2	3	4 ~ 6		> 6					
真菌	无	口腔	指甲		全身					
其他严重感染	无				严重					
致命的感染	无				有					
关节伸展过度	无				有					
淋巴瘤	无				有					
鼻翼增宽▲	< 1SD	1 ~ 2SD		> 2SD						
高腭弓	无		有							
年龄校正	≥ 5 岁			2 ~ 5 岁		1 ~ 2 岁		≤ 1 岁		

* 最右边一栏为每一表现的最高得分；△正常值 < 1.3×10^5U/L；°700×10^3/L = 1s，800×10^3/L = 2s，超过正常个体平均值；# 如腭裂、舌裂、半椎体和其他脊椎的异常；▲与同龄同性别的对照组比较

表 9-1 为 1999 年，美国国立卫生研究院（NIH）基于 19 个临床和实验室指标建立了 HIES 的诊断评分系统，并提出得分 > 40 分即可确诊为 HIES，< 20 分为疑似病例，< 10 分即可排除 HIES 的诊断。随着目前 Th17 细胞计数和 *STAT3* 基因的检测，2010 年美国又推出了 HIES 新的诊断标准：

1. 有可能为 HIES 评分 > 30 分。

2. 很可能为 HIES 评分 > 30 分；Th17 细胞的减少或缺如；或有明确的家

族史。

3. 确诊为 HIES　上述特点加 STAT3 基因的显性负效应杂合突变。

患者反复出现皮肤湿疹、高水平的嗜酸性粒细胞，容易被误诊为过敏或者其他疾病，实际上高 IgE 综合征的嗜酸性粒细胞增多与患者免疫状态紊乱、细胞因子释放紊乱相关，是继发的结果。Th1 细胞分泌 IFN-γ，而 Th1 细胞在抗感染中发挥重要作用；Th2 细胞分泌 IL-10，而 Th2 细胞在过敏反应中发挥重要作用，由于基因的缺陷导致除了 IL-17 生成困难以外，在 HIES 患者中，在感染的刺激下，出现 Th1 和 Th2 细胞比例的失衡可能与嗜酸性粒细胞增高有一定关系，虽然目前并无具体的定论，但我们临床观察到的结果为 IgE 和 EOS 明显增多（图 9-9）。

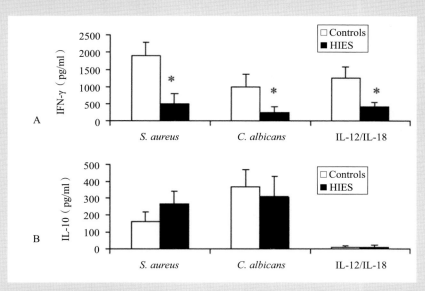

图 9-9　7 位健康志愿者（□）和 7 位高 IgE 综合征患者（■）被金黄色葡萄球菌、白念珠菌或 IL-12+IL-18 刺激后全血中 IFN-γ（A）和 IL-10（B）水平，*P < 0.05

概括来说，患者缺乏对金黄色葡萄球菌特异的防御素，金黄色葡萄球菌感染又进一步刺激了 Th2 的活化，导致 EOS 和 IgE 的大量释放，从而让患者感觉全身瘙痒，搔刮后皮肤破溃，又进一步加重金黄色葡萄球菌感染，同时患者无法抵御金黄色葡萄球菌，从而无限循环下去。

目前该疾病无十分见效的治疗办法，且多数患者在儿童时期就死于十分隐匿的重要部位脓肿如脑脓肿等。据有限的临床资料来看，骨髓移植或许有望成为该病的根治方法，但开展困难、风险大，治疗的效果无大规模的数据支持，这可能与本病发生的概率较小有关。

【诊疗体会】

通过这个病例，我们可以体会到，有时候我们可能被某一种疾病或者某一种症状所迷惑，沉迷于单次的治疗，没有将人作为一个整体，没有将多次疾病相联系起来。HIES 就是一个例子，如果不深究的话，每次都会按照肝脓肿、腹股沟脓肿治疗，效果也可以，但是忽略了疾病的本身；而嗜酸性粒细胞增多症，如果继续口服激素，也许患者的皮疹可以好转，瘙痒感减轻，血中 EOS 可以下降，但是相反又会加重或者增加再感染金黄色葡萄球菌的风险。因此，不明确诊断，盲目的治疗并不明智。

高 IgE 综合征虽是一种罕见病，但在临床工作中并非看不到，一旦发现患者表现为湿疹样皮炎，反复皮肤感染及反复葡萄球菌性脓肿现象，高 IgE、高 EOS 的时候，我们一定要高度警惕该病。

本病多见于儿童，该患者年龄较大，可能与其 Th17 细胞减少而非缺如有关，同时目前科学发展水平及抗生素治疗水平提高，使这类患者较以前有较好的预后。

同时还要告知患者或他人，皮肤原本是防御器官，对于外界的细菌入侵有着重要意义，当这个屏障功能受损时就会诱发感染等各种疾病。因此，皮肤受损的患者在我们没有进一步证据支持的情况下，通常加用经验性抗球菌治疗也是可以的。

（王　鹤）

病例 10

发热伴大腿疼痛——症状局限，病变不受限

【病史简介】

男性，48岁，北京市昌平区人，家具厂工人。

主诉：间断发热1个月余，腹胀伴下肢水肿1周。

现病史：1个月余前（2017年1月2日）患者无明显诱因出现发热，体温最高达39℃，伴咳嗽、咳黄白色黏痰，服用金莲花等药物后咳嗽、咳痰减轻，但体温仍间断升高至38℃左右，未诊治。

1周前患者出现明显腹胀，腹围增大，伴双下肢水肿，自觉左侧大腿肿痛明显，体温仍在38℃左右。

5天前（2017年1月30日）于外院住院治疗，查WBC 20.76×10⁹/L，NEU% 85.4%，PLT 38×10⁹/L，凝血酶原活动度39.8%；生化示ALT 8U/L，AST 35U/L，TBil 96.7μmol/L，DBil 82.8μmol/L，Scr 74mmol/L，BUN 18.2mmol/L，Alb 19g/L；腹部彩超示肝大回声不均匀，门脉高压，脾大，脾静脉迂曲扩张，腹水；胸部CT示左上肺和右下肺陈旧病灶。给予头孢呋辛抗感染及补充白蛋白利尿治疗体温下降，其他症状无缓解，且出现双眼视物模糊。为求进一步诊治于2017年2月4日收住我科，急查PCT 25.1ng/ml，TBil 261μmol/L，Scr 159μmol/L，BUN 33mmol/L。

自发病以来，精神尚可，食欲欠佳，小便深黄，近1周尿频，无尿痛，每日尿量500ml左右。大便正常。

既往史：十二指肠溃疡20年，酒精性肝硬化10年，左下肢纤维瘤切除术后10年，锁骨骨折术后10年，左侧髌骨骨折固定术后1年。

个人史：吸烟30年，20支/日；饮酒30余年，208g/d，10年前戒酒，8年前再次饮酒，62g/d，近1个月未饮酒。

【 阳性体征 】

体温 36.6℃，脉搏 84 次 /min，呼吸 17 次 /min，血压 117/61mmHg。

神志清楚，全身皮肤及巩膜重度黄染，可见肝掌，颈、胸部可见数枚蜘蛛痣。双肺呼吸音粗，可闻及呼气相哮鸣音。心脏（-），腹膨隆，腹肌紧张，无压痛、反跳痛。肝脏肋下未触及，脾脏肋下 10cm。移动性浊音阳性。左侧大腿肿胀较右腿明显，皮肤无发红，皮温正常，按压疼痛。

【 病例特点 】

1. 中年男性，亚急性病程。

2. 临床主要表现

（1）肝脏：肝硬化失代偿期，Child-pugh 评分 12 分，MELD 评分 23 分，出现了慢加急性肝衰竭表现。

（2）感染：脓毒症诊断成立，SOFA 评分 12 分，出现肝、肾功能不全，血小板明显减低，考虑可能的感染灶有腹腔、泌尿系、呼吸道。其他如视力模糊、左下肢肿痛需要进一步明确。

【 初步诊断 】

1. 慢加急性肝衰竭，酒精性肝硬化（肝功能失代偿期，Child-pugh C 级），门脉高压，腹水，自发性腹膜炎？脾大，脾功能亢进。

2. 发热待查：脓毒症，腹膜炎？泌尿系感染？呼吸道感染？

3. 左下肢肿痛待查。

4. 视力模糊待查。

【 诊治思路 】

该患者既往有未控制的肝硬化，属免疫缺陷人群，此次出现肝功能恶化，以及肾功能、血液系统等多器官功能衰竭表现。诱发原因为脓毒症，诊治要点集中在感染部位的查找以及病原体的确定。终末期肝硬化合并感染的常见感染部位包括腹腔、呼吸道、泌尿系、肠道等，致病菌以革兰阴性菌为主。该患者以呼吸道感染起病，但影像学不支持呼吸道感染加重，腹膜炎以及泌尿系感染是目前发现的可能感染灶。有无其他感染灶，还需进一步明确。PCT 明显升高，考虑细菌感染可能性大，感染虽重，但社区起病，耐药菌感染相对少见。抗感染治疗同时应积极查找病原明确。此外，还有左下肢肿痛及视力模糊等混杂因素也需继续观察。

【实验室检查】

1. **血常规** WBC $20.81 \times 10^9/L$，NEU% 94%，Hb 93g/L，PLT $16 \times 10^9/L$。

2. **PCT** 25.1ng/ml。

3. **生化** ALT 13U/L，TBil 261μmol/L，Scr 159μmol/L，BUN 33mmol/L，Alb 21g/L。

4. **凝血功能** PT 19.6s，PTA 41%，FDP 55.9μg/ml，D- 二聚体 6 570μg/L。

5. **尿常规** 白细胞 3+，尿 WBC 223 个 /μl（参考值：0～30 个 /μl）。

6. **尿培养** 阴性。

7. **血液培养两套** 未见细菌生长。

8. **腹水检查（因消化道出血推迟 3 天）** 黄色混浊，比重 1.019，白细胞数 910 个 /μl，多核细胞 32%，单个核细胞 68%，ADA 7U/L，LDH 67U/L，Alb 10.8g/L，Glu 13.3mmol/L，Cl⁻ 97mmol/L。涂片及培养阴性。

9. **痰培养** 阴性。

10. **T-SPOT.TB** 阴性。

11. **G 和 GM 试验** 阴性。

12. **抗 HIV、HBsAg、抗 HCV** 阴性。

13. **肺 CT** 左肺下叶胸膜下淡片状阴影，考虑少许肺炎。

14. **UCG** 射血分数正常，二、三尖瓣轻度反流。

15. **左下肢超声** 左大腿中下段股动静脉外侧肌肉与骨皮质间可见不均质回声包块，范围较广，约 17cm×2.5cm×4.4cm。结论：左大腿中下段肌层深方包块——结合病史考虑血肿可能。

16. **腹部超声** 肝实质弥漫性病变——肝硬化，脾大，脾静脉增宽，腹腔积液，左肾包膜下低回声区——血肿？请结合其他影像学检查，胆囊结石。

17. **腹部增强 CT** 肝硬化，脾大，门脉高压，多发侧支形成；肠系膜上静脉及门静脉血栓；大量腹水，胆囊结石，胆囊炎；双肾多发囊肿，右肾后部病变，恶性待除外；左肾后部病灶，左肾来源？肾后间隙来源？（图 10-1）前列腺病变，建议追查（图 10-2）。

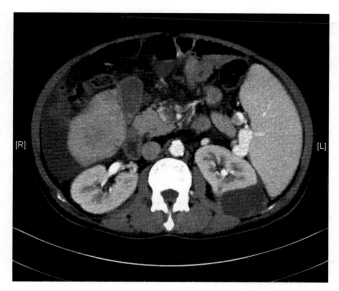

图 10-1 腹部 CT（左肾后间隙病变）

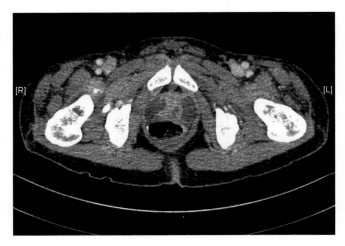

图 10-2　前列腺病变

18. 大腿增强 MR　弥漫骨质及软组织异常信号，左大腿为著（图 10-3）。考虑感染性病变可能性大，脓肿可能，肿瘤待除外。

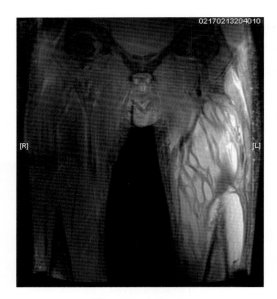

图 10-3　大腿 MR

【鉴别诊断】

左大腿包块是诊治的焦点，鉴别诊断如下：

1. 肌肉血肿

（1）支持点：患者血小板极低，凝血功能很差，1 年前曾有下肢骨折病史，入院后出现鼻腔出血及上消化道出血，超声检查及骨科会诊均考虑血肿可能。

（2）不支持点：吸收慢，没有瘀青。

2. 肿瘤性病变 分类非常复杂，包括各种良、恶性病变，如各种肉瘤、骨来源肿瘤、脂肪瘤、囊肿等，影像学表现大多是局限的，边界比较清晰，呈现为团块状或结节状，实性成分位于中部或边缘。与此患者的影像表现不符合。另外，该患者病程相对短。

3. 结核

（1）支持点：采用多种抗感染药物效果不佳，病程相对普通细菌感染更长。

（2）不支持点：累及骨骼肌肉系统者仅占 1%～3%，多数合并肺或其他部位结核，发生在四肢的病例多累及长骨骨骺、干骺端、关节滑膜，继发引起软组织结核，较少累及骨干。极少见单独累及肌肉。

4. 肌肉脓肿

（1）支持点：炎症指标高，患者有疼痛表现，影像学为弥漫性病变，边缘模糊，环状强化。股四头肌、髂腰肌、臀大肌为最常见的肌肉感染部位。

（2）不支持点：范围如此大的肌肉脓肿少见，强力抗生素治疗效果不明显。

【进一步分析】

给予保肝退黄、补液、补充白蛋白和血小板、利尿、亚胺培南-西司他丁（2月4—13日）抗感染等治疗，当晚出现黑便，鼻腔出血，考虑消化道出血、鼻出血，给予抑酸止血及输血小板治疗 3 天后出血停止。双眼视物模糊，经眼科会诊为双眼星状玻璃体病变，1 周后自行好转。入院当日体温正常，但入院第 5 日体温再次升高至 38.2℃，腹水逐渐减少，下肢水肿减轻。左大腿肿痛无明显变化。复查炎症指标 WBC 以及 PCT 较前下降，继续观察 2 日，体温仍高，38.3℃左右，加用万古霉素（2月10—20日），炎症指标继续下降，但体温仍高。亚胺培南-西司他丁使用 10 日后降级为哌拉西林-他唑巴坦（2月13—28日）治疗，一般情况有所改善，但入院第 18 天体温进一步升高至 39℃。

最初判断大腿包块为肌肉血肿，但经多日观察患者症状及反复的影像学检查，考虑肌肉脓肿可能性大。因此，最直接的方法是穿刺抽脓，不仅可明确病原，对治疗也非常关键。待 PTA 上升至 50%，PLT 上升至 $51×10^9$/L 后，与患者及家属积极沟通，于 2 月 24 日行超声引导下左大腿穿刺。抽出脓性液体 25ml。从"一元论"角度出发，肾后间隙及前列腺病变也应为脓肿，需进一步穿刺引流。

【进一步检查】

1. 大腿包块穿刺液涂片 阴性。

2. 大腿包块穿刺液培养 肺炎克雷伯菌，对氨苄西林耐药、米诺环素中介外，对其他药物均敏感。

3. **肾后间隙穿刺液涂片**　革兰阴性杆菌 3+。

4. **肾后间隙穿刺液培养**　肺炎克雷伯菌，药敏同上。

【最终诊断】

1. 慢加急性肝衰竭，酒精性肝硬化（失代偿期），门脉高压，腹水，自发性腹膜炎，肠系膜上静脉及门静脉血栓，脾大，脾功能亢进，低白蛋白血症，上消化道出血。

2. 脓毒症，肺炎克雷伯菌感染，肾后间隙脓肿，左股四头肌脓肿，前列腺脓肿，肺部感染，自发性腹膜炎，骨髓炎，血流感染？

【治疗及疗效】

2 月 24 日抽出左大腿脓液 25ml，但体温仍高，至 2 月 28 日患者突然寒战，体温 40℃，WBC 再次上升至 12.4×10^9/L，PCT 反弹至 16.43ng/ml，抗生素升级为美罗培南，并延长输注时间增强疗效。此时，大腿穿刺液培养回报为肺炎克雷伯菌。结合患者症状，鉴定为高毒力型肺炎克雷伯菌（hypervirulent *Klebsiella pneumoniae*，hvKP）。前列腺病变经影像科重新阅片考虑为脓肿，未进一步处理。复查超声显示左肾后间隙病变有扩大趋势，于 3 月 2 日行左肾后间隙病变穿刺，抽出脓液 140ml。自 3 月 3 日起，患者体温逐步恢复正常，后经超声引导下 3 次左肾后间隙穿刺抽脓及 3 次左大腿穿刺抽脓，总计抽脓量达 580ml，脓腔基本闭合。抗生素降级为头孢曲松联合异帕米星，患者于 3 月 21 日出院，共住院 45 天。治疗第 55 天改为口服头孢地尼，服用 2 周。

【随访】

1. **腹部超声（4 月 12 日，治疗 2 个月）**　双肾形态大小正常，肾后病变未显示。

2. **左大腿超声（4 月 12 日，治疗 2 个月）**　股四头肌结构紊乱，考虑既往脓肿治疗后改变。深方股骨骨皮质结构不规则，表面可见不规则低回声及片状强回声，范围约 6.0cm。

3. **左大腿（6 月 14 日，治疗 4 个月）**　左大腿肌层深方股骨表面骨质破坏伴骨膜反应，未见低回声病变。

【疾病概要】

20 世纪 80 年代，中国台湾地区首次报道了一种肺炎克雷伯菌引起的肝脓肿侵袭综合征，随后南亚地区、北美、欧洲等也相继报道，表现为肝脓肿及伴随的肝外播散性感染，如眼内炎、心内膜炎、中枢神经系统感染、肌肉软组织感染、前列腺脓肿、坏死性筋膜炎等。这些引起肝脓肿侵袭综合征的肺炎克雷伯菌被定义为高毒力肺炎克雷伯菌（hypervirulent *Klebsiella pneumonia*，hvKP）。该患者虽无肝脓肿，但存在肾后间隙、股四头肌、前列腺等多部位的脓肿。

与传统的肺炎克雷伯菌相比，hvKP 不仅在免疫缺陷人群（如糖尿病、肝硬化等），还可在免疫正常人群中引起社区获得性感染，并因此发生可危及生命的严重感染而引起广泛关注。

抗菌药物的选择基于体外药敏试验和对治疗的临床反应。肝脓肿常选用三代头孢 ± 氨基糖苷类；脑膜炎选用三代头孢（易透过血 - 脑屏障，头孢噻肟或头孢曲松）；眼内炎通常需要静脉给药如头孢他啶 + 阿米卡星，以及玻璃体内给药如头孢菌素 + 氨基糖苷类。形成脓肿需要充分引流或切除感染灶。

幸运的是，目前 hvKP 对大多数药物敏感，但是形势不容乐观，已出现了产碳青霉烯酶（*Klebsiella pneumonia* carbapenemase，KPC）的肺炎克雷伯菌，耐药肺炎克雷伯菌被WHO列为需紧急处理的严重耐药菌之一，应尽早研究对策。

【诊疗体会】

1. 病原体的确定对明确诊断至关重要，感染科医师应逐步培养临床微生物思维，由菌到病，对于高毒力肺炎克雷伯菌感染，一定要全面评估感染部位。该患者仅穿刺肌肉脓肿，最初改善不明显，直至将肾后间隙脓肿引流后，才出现病情稳定。

2. 对于局部脓肿，充分引流是治疗成功的关键。

（李　璐）

病例 11

真正嗜血的幕后黑手，出乎意料

【病史简介】

男性，37岁，山西人。

主诉：间断发热半个月，意识障碍、面部抽搐4天。

现病史：患者起病急，2016年10月17日无明显诱因出现发热，体温最高达38.5℃，伴有畏寒，多汗，无头痛、恶心、腹痛、腹泻等症状，自服感冒药退热，10月18日体温仍高，最高达38.9℃，因曾在非洲（乌干达）工作，10天前回国，遂患者就诊于我院门诊，血涂片2次均未找到疟原虫并且化验疟原虫抗原阴性，嘱其留院观察，患者拒绝。

随后就诊于小诊所按"感冒"治疗，输液治疗6天效果差，体温仍间断升高，最高达40℃，伴寒战，同时出现下腹部疼痛，排尿时加重症状。

10月24日就诊于××医院，化验尿分析"潜血2+，白细胞2+"，收入泌尿科治疗。入院后给予抗炎治疗，体温未下降，化验血红蛋白呈进行性下降，请血液科会诊，考虑不能除外血液系统疾病，转入血液科进一步诊治。骨髓穿刺结果提示"骨髓增生活跃，未见嗜血细胞及寄生虫，成红细胞大小不一，可见畸形"，治疗效果差，体温未降，化验红细胞、血红蛋白、血小板进行性下降，化验铁蛋白1 814μg/L，升高明显，EBV-DNA 2.94×10³copies/ml，彩超提示肝大、脾大，无明确出血，精神食欲差，并出现面部不自觉抽搐症状，诊断为"EBV感染引起的嗜血综合征"，下病危通知，并给予"依托泊苷"化疗3天，患者病情加重，出现恶心、呕吐、血压下降，神志不清，昏迷等病情恶化表现，体温仍高，请××医院感染科专家会诊后考虑仍不能除外疟疾可能，抽血送我院查疟原虫抗原阳性，遂于11月3日凌晨急诊转入我院。

既往史：患者有疟疾疫区居住史及蚊虫叮咬史，无血制品使用史。2016年4月4日赴非洲乌干达工作，2016年10月14日回国，2016年4月30日曾间断发热，在非洲给予抗"疟疾"治疗，每日注射"青蒿琥酯120mg"，连用8天，体温恢复正常。

【阳性体征】

神志恍惚，反应迟钝，面部肌肉间断不自觉抽搐，睑结膜及甲床苍白，双下肺呼吸音减弱，肝脏肋下可触及 1cm，脾肋下可触及约 3cm，质软，边缘钝，移动性浊音阳性，双下肢轻度可凹性水肿。

【病例特点】

1. 中年男性，间断发热半个月，意识障碍、面部抽搐 4 天。

2. **阳性体征** 发热、面部抽搐、睑结膜及甲床苍白，肝大、脾大、双下肺呼吸音减弱，移动性浊音阳性。

3. **实验室检查** 疟原虫抗原（除外恶性疟）阳性，恶性疟抗原阳性。

【初步诊断】

重型疟疾（脑型疟）。

EBV 感染。

嗜血综合征？

【诊疗思路】

患者半个月前发病，发病前有非洲居住史（4—10 月为疟疾流行季节），10 月 24 日就诊于我院查疟原虫抗原阴性，血涂片未发现疟原虫，建议留院观察，患者拒绝；随后就诊于综合医院血液科诊断为"EBV 导致的嗜血综合征"，给予"依托泊苷"化疗，效果差，病情恶化，出现意识障碍、面部抽搐，血红蛋白持续下降；再次送我院查疟原虫抗原（除外恶性疟）阳性，恶性疟抗原阳性，转入我院，综合患者流行病学史、临床症状、实验室检查，考虑重型疟疾诊断成立，嗜血综合征诊断待定。纵观病史，考虑为疟疾导致的嗜血现象可能性大，而非 EBV 引起的嗜血综合征，故目前治疗的重点为抗疟治疗而非化疗。

【鉴别诊断】

1. **败血症** 患者可有胆道、泌尿道、呼吸道等原发感染灶，寒战明显，可有瘀点、瘀斑，该患者有寒战、高热，进一步完善相关检查除外此病。

2. **间日疟、三日疟、卵形疟** 患者入院前门诊急查疟原虫抗原（除外恶性疟）阳性，恶性疟抗原阳性；不能除外疟原虫混合感染可能，进一步完善相关检查，明确诊断。

3. **嗜血综合征** 嗜血综合征又称为嗜血细胞性淋巴组织细胞增多症，是一类由原发或继发免疫异常引起的过度炎症反应综合征，此患者曾诊断为"EBV 引起的嗜血综合征"，但化疗效果差，骨髓穿刺未见嗜血细胞，嗜血综合征的诊断有待进一步明确。

【实验室检查】

1. **血分析** WBC 2.6×10^9/L，RBC 1.32×10^{12}/L，Hb 40g/L，PLT 35×10^9/L，LYM# 0.49×10^9/L，LYM% 18.8%，GRA# 2.08×10^9/L，GRA% 79.9%。

2. **血涂片** 找到恶性疟原虫的环状体及配子体（图 11-1），恶性疟原虫抗原阳性（图 11-2，图 11-3）。

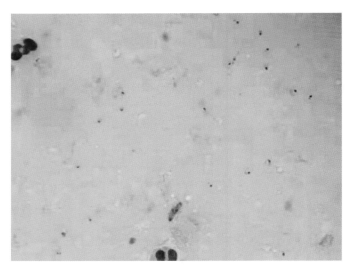

图 11-1　血涂片

可见恶性疟原虫的配子体及环状体

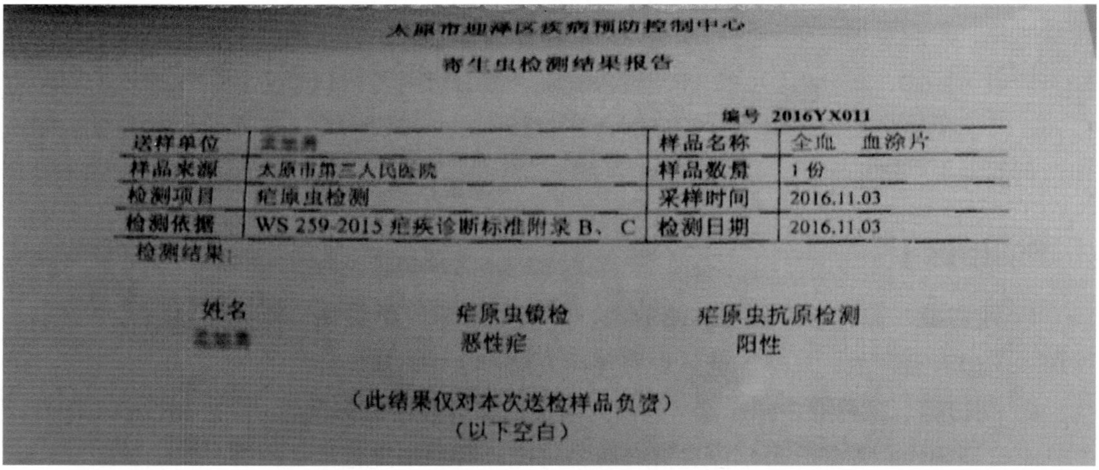

太原市迎泽区疾病预防控制中心
寄生虫检测结果报告

编号 **2016YX011**

送样单位	孟宪勇		样品名称	全血　血涂片
样品来源	太原市第三人民医院		样品数量	1 份
检测项目	疟原虫检测		采样时间	2016.11.03
检测依据	WS 259-2015 疟疾诊断标准附录 B、C		检测日期	2016.11.03

检测结果：

姓名	疟原虫镜检	疟原虫抗原检测
孟宪勇	恶性疟	阳性

（此结果仅对本次送检样品负责）

（以下空白）

图 11-2　疟原虫抗原检测（区疾控）

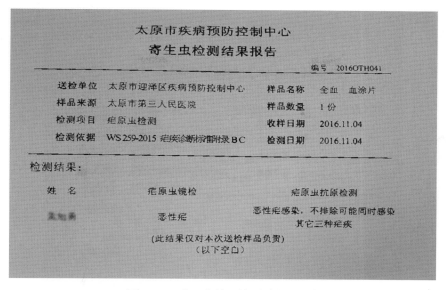

图 11-3 疟原虫抗原检测（市疾控）

3. 恶性疟原虫核酸检测 阳性。

4. 肝功能 ALB 29g/L，TBil 35μmol/L，DBil 11.4μmol/L，LDH 398mmol/L，CRP 25.52mg/L。

5. 肾功能 UREA 10.81mmol/L，肌酐 54μmmol/L。

6. 生化 纤维蛋白原 1.78g/L，甘油三酯 1.58mmol/L。

7. EBV-DNA 3.29×10^3CP/ml。

8. 铁蛋白 1 910μg/L。

9. 腹部彩超 肝大（图 11-4），脾大（图 11-5），腹腔积液、胸腔积液、心包积液。

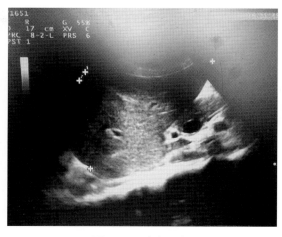

图 11-4 腹部彩超

发病半个月，肝脏明显增大

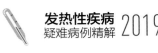

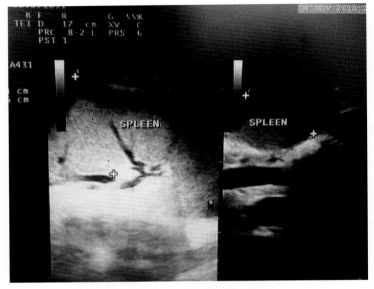

图 11-5　腹部彩超

发病半个月，可见脾脏明显增大

【进一步分析】

结合患者流行病学史、临床症状及入院后的辅助检查，考虑重型疟疾诊断明确，恶性疟抗原阳性，核酸检测阳性，明确为恶性疟原虫引起的重型疟疾。嗜血综合征的诊断标准为以下 8 条指标中符合 5 条即可诊断：①发热体温 > 38.5℃，持续 > 8 天；②脾大；③血细胞减少非骨髓造血功能减低所致；④高甘油三酯血症，低纤维蛋白原血症；⑤骨髓、肝脏或淋巴细胞里找到嗜血细胞；⑥血清铁蛋白增高；⑦ NK 细胞活性降低或缺如；⑧ sCD25 升高。该患者目前 8 条中只符合 4 条（①②③⑥条符合，④⑤条不符合，⑦⑧条我院未开展），且入院前按"嗜血综合征"治疗效果差，诊断为嗜血综合征的依据不足，考虑为疟疾引起的嗜血现象更合理。

【最后诊断】

重型疟疾（恶性疟，脑型疟）。

低蛋白血症。

腹腔积液。

胸腔积液。

心包积液。

粒细胞缺乏症。

EBV 感染。

【治疗及疗效】

病情危重，发病危通知，给予青蒿琥酯抗疟治疗及补血、补液抢救治疗，入院第二天患者体温最高达 38℃，最高体温较前下降，但出现血红蛋白进行性下降，最低降至 35g/L，并且出现肉眼血尿，全院专家会诊后考虑目前虽未出现肌酐的明显升高，但考虑疟原虫造成大量红细胞崩解，大量碎片有可能造成肾脏的进一步损害，目前已存在肉眼血尿，不能除外尿毒溶血综合征，立即给予持续床旁血液滤过治疗 2 天，继续给予青蒿琥酯抗疟治疗，继续补液、输血及白蛋白等积极对症治疗。治疗 5 天后，患者体温恢复正常，神志转清，面部不自觉抽搐消失，肉眼血尿消失；血涂片疟原虫找不到；复查 EBV-DNA 低于检测下限；复查血分析 WBC $2.3×10^9$/L，RBC $2.44×10^{12}$/L，Hb 72g/L，PLT $58×10^9$/L，LYM# $0.49×10^9$/L，LYM% 18.8%，NEU# $0.85×10^9$/L，NEU% 36.9%；肝功能示 ALT 114U/L，AST 88U/L，ALB 32.2g/L，TBil 23.83μmol/L。患者病情好转，青蒿琥酯减量抗疟治疗直至停药，11 月 12 日葡萄糖 6-磷酸酶活性回报正常，给予加用伯胺喹口服 4 天杀灭配子体。

11 月 13 日患者出现大量脱发现象，脱发症状持续加重，体温正常 4 天后患者再次出现体温升高，最高达 38℃，复查血分析 WBC $2.3×10^9$/L，RBC $2.59×10^{12}$/L，Hb 85g/L，PLT $58×10^9$/L，MON# $0.49×10^9$/L，LYM% 19.8%，NEU# $0.95×10^9$/L，NEU% 39.9%，CRP 正常，血涂片未找到恶性疟，不考虑疟疾引起发热。患者无腹泻、咽痛、咳嗽、咳痰症状，无明确感染灶，不提示细菌感染，故未使用抗生素。之后每日均会出现体温上升及脱发现象，纵观病史，患者入院前曾在血液科行依托泊苷治疗 3 天，查文献发现依托泊苷的不良反应为发热、脱发、骨髓抑制、白细胞血小板下降（多发生在用药后 7~14 日），考虑患者目前的脱发、发热、白细胞、血小板低均与依托泊苷用药史有关。11 月 22 日患者体温基本恢复正常，仍有脱发，好转出院。

【随访】

出院 1 周后脱发减少，体温恢复正常，复查血分析 WBC $3.6×10^9$/L，RBC $3.5×10^{12}$/L，Hb 90g/L，PLT $78×10^9$/L，LYM# $0.49×10^9$/L，LYM% 19.8%，NEU# $1.59×10^9$/L，NEU% 65%，EBV 检测仍低于检测下限，铁蛋白 860μg/L。

出院后 2 个月复查各项恢复均正常，体温正常，发量恢复。

【疾病概要】

疟疾是由疟原虫引起的寄生虫病，通过传播媒介雌性按蚊叮咬传播给人类。人类疟原虫分为 5 种，其中恶性疟原虫和间日疟原虫威胁最大，恶性疟原虫在非洲大陆最普遍，而且全球疟疾死亡最多的是恶性疟。疟疾是一种急性发热性疾病，对无免疫力的个体感染蚊虫叮咬后 7 天或更长（通常 10～15 天）时间出现轻度或重度寒战和呕吐，如果发生症状 24 小时内不治疗，恶性疟可出现严重疾患，常常威胁生命或造成死亡。

疟疾的早期诊断和治疗，可以减少疟疾危险性和预防死亡，还可减少疟疾传播。疟疾的最佳药物治疗，特别是对恶性疟，是青蒿琥酯联合疗法，WHO 建议疟疾疑似病例在开始治疗前应进行疟原虫确诊检测（显微镜或快诊），30 分钟内获得结果，当无法进行疟原虫检测时可根据症状进行治疗。

【诊疗体会】

1. 首次就诊时查疟原虫抗原 2 次阴性，血涂片未检测到疟原虫，但患者有明确的流行病学史，若留院观察，体温升高时多次血涂片找疟原虫，甚至给予青蒿琥酯的诊断性治疗，可能就避免了重型疟疾的发生。

2. 患者就诊于综合医院血液科，发热持续多日，化验血红蛋白进行性下降，铁蛋白增高显著，化验 EBV-DNA 阳性，脾大，似乎多项证据均指向为 EBV 引起的嗜血综合征，但忽视了流行病学史的重要性，简单地认为 EBV 引起嗜血综合征，就给予依托泊苷化疗，但此患者为疟原虫感染引起的嗜血现象，抗疟治疗为本病的关键，并非化疗。提醒临床医师嗜血综合征诊断需慎重，不能把嗜血现象等同于嗜血综合征，及时找到引起嗜血现象的根本原因，对因治疗更为重要。

3. 患者入院时查 EBV-DNA 阳性，治疗过程中并未使用抗 EBV 病毒的药物，在青蒿琥酯抗疟治疗 5 天后复查 EBV-DNA 检测不到。由此给我带来的思考为，是否青蒿琥酯在抗疟的作用下还存在抗 EBV 的作用，如果真有此作用，那是否意味着对于那些真正因 EBV 感染所导致的嗜血综合征患者有了更好的治疗方向。

（张　悦）

病例 12

狼疮患者发热一定源于狼疮吗

【病史简介】

女性，36岁，餐饮人员，东北人。

主诉：多关节痛、贫血、血小板减少1年，发热1个月。

现病史：患者1年前无明显诱因出现多关节痛，累及双手腕关节、双肘关节、双踝关节，伴有雷诺现象、光过敏及乏力，不伴有晨僵、关节肿、皮下结节、关节活动受限，关节痛呈游走性，可以自行缓解，未予处理。约1年前就诊于中国医学科学院血液病医院，查血常规提示 WBC 4.52×10^9/L，Hb 52～63g/L，PLT 48×10^9～60×10^9/L，网织红细胞比例10.29%～11.61%，白细胞数量正常。生化提示总胆红素46.7μmol/L，非结合胆红素36.3μmol/L，肝、肾功能及电解质正常，Coombs试验及冷凝集试验均阳性，ANA谱提示 ANA 1:3200颗粒型，抗ds-DNA弱阳性，抗Sm阴性，抗SSA阳性，抗SSB阴性，抗核小体抗体阳性，抗组蛋白抗体弱阳性，2014年1月26日骨穿提示造血细胞增生极度活跃，红系增生为主，其他化验结果不详。中国医学科学院血液病医院诊断为Evans综合征，给予泼尼松30mg qd，后激素规律减量，治疗4周后复查血常规 WBC 6.27×10^9/L，Hb 115g/L，PLT 165×10^9/L，入院2个月前口服泼尼松5mg qd，1个月前出现发热，最高体温达39.5℃，伴有畏寒、干咳、轻度脱发，每天体温可自行降至正常，曾静脉输注头孢曲松钠2g qd×5天效果不佳，当地查血常规提示 WBC 4.49×10^9/L，Hb 109g/L，PLT 88×10^9/L，为进一步诊治入院。

发病以来体重恒定，大、小便如常，睡眠如常，出汗不多，无紫癜、网状青斑、寒战、咳嗽、咳痰、咯血、尿频、尿急、尿痛、头痛、癫痫、精神异常、胸闷、胸痛、气短、呕吐、脱发、腹痛、腹泻、肌痛、面部及四肢躯干皮疹，无口腔溃疡、外阴溃疡、盗汗。

既往史：15年前妊娠，妊娠过程顺利，行剖宫产术产下健康女婴。无不良妊娠史。否认肝炎、结核、疟疾等病史，否认高血压、心脑血管事件，否认药物过敏史。舅舅被确诊SLE。

【阳性体征】

体温 39.5℃，脉搏 120 次 /min，呼吸 20 次 /min，血压 140/80mmHg。

双踝关节轻度肿胀，轻压痛，余无异常。

【病例特点】

1. 青年女性，亚急性病程。

2. 临床表现为多关节痛、溶血性贫血、血小板减少及发热。

3. ANA 1：3200 颗粒型，抗 SSA 阳性，抗核小体抗体阳性，抗组蛋白抗体弱阳性。

【初步诊断】

系统性红斑狼疮。

继发性 Evans 综合征。

剖宫产术后。

【诊治思路】

通常关于发热的病因甄别，临床医师会从感染、风湿免疫疾病、血液病＋实体瘤，以及其他病因如甲亢、药物热、癫痫持续、间脑综合征、热射病、痛风、创伤、手术、内脏梗死等考虑。此例患者起病亚急性，临床表现比较丰富，有关节痛、光过敏、雷诺现象、ANA 高低度阳性、抗 SSA 阳性、抗核小体抗体阳性，抗组蛋白抗体弱阳性，溶血性贫血及血小板减少，外院当时未查补体，尿常规结果不详，无论按 2017 年 EULAR/ACR SLE 分类标准 16 分，还是按 1997 年 ACR 的 SLE 分类标准，此患者 SLE 诊断明确。患者激素治疗有效，血红蛋白及血小板升至正常范围。但是在激素治疗有效而且血常规化验较好的前提下，患者发热，首先警惕狼疮病情活动，其次警惕感染特别是特异性感染，最后警惕少见的发热病因。

【鉴别诊断】

1. **感染**　感染包括非特异性感染和特异性感染，此患者曾使用头孢曲松钠效果不佳，而且患者有使用激素治疗基础疾病的前提，须警惕真菌、结核分枝杆菌、非结核分枝杆菌的感染。此患者入院后查 PCT、G 试验、GM 试验、T-SPOT.TB、CRP 均正常，临床及影像学未支持存在感染灶。

2. **肿瘤**　某些实体肿瘤可以出现癌性发热，常见的肝癌、肾癌等，入院后患者的影像学检查已经除外。

3. **血液系统疾病**　如淋巴瘤在内的淋巴增殖性疾病需要警惕，特别是有些淋巴瘤的起病以溶血性贫血为首发表现。此患者入院后血 LDH 稍高（344～370U/L），当然溶血性贫血本身也可有血 LDH 升高，但入院后此患者的全面检查化验为发现淋巴瘤存在的证据；此患者有明确的自身免疫性溶血性贫血及血小板减少，外院最初诊断为 EVANS 综合征，但此患者 SLE 诊断明确，故 EVANS 综合征考虑继发于 SLE。

4. **类风湿关节炎** 此例患者有双手腕关节、双肘关节、双踝关节疼痛，双踝关节压疼阳性，但不伴有晨僵、关节肿、皮下结节、关节活动受限，手足的小关节未受累，入院后 RF、AKA、CCP 阴性，虽然 ESR、CRP 稍高，综合临床表现及实验室检查，不考虑类风湿关节炎。

5. **其他结缔组织病** 例如干燥综合征、特发性炎症性肌病、药物性狼疮等需要鉴别，患者抗 SSA 阳性、IgG 2 230mg/dl，但 RF 阴性，无口干、眼干主诉，不支持干燥综合征诊断。患者无肌痛、肌无力，血生化 CK 不高，不支持特发性炎症性肌病诊断。患者未使用异烟肼、普鲁卡因、氯丙嗪、卡马西平等容易引起药物狼疮的药物，不支持药物性狼疮诊断。

【实验室检查】

1. **血常规** WBC 2.39×10^9/L ↓，NEU% 91% ↑，RBC 3.31×10^{12}/L ↓，Hb 86g/L ↓，PLT 55×10^9/L ↓。

2. **尿常规** 尿潜血 50～60/HP ↑，蛋白质阴性。

3. **便潜血** 阴性。

4. **便常规** 正常。

5. **ESR** 42mm/h ↑。

6. **CRP** 2.26 mg/dl ↑。

7. **PCT** ＜0.05ng/ml。

8. **铁蛋白** 86ng/ml。

9. **凝血相** APTT 58.4s ↑，D-二聚体定量 687μg/L ↑，余正常。

10. **24 小时尿蛋白** 1.42g ↑。

11. **生化** ALB 32g/L，Glu 5.5mmol/L，ALT 8U/L，AST 28U/L，Cr 48μmol/L，BUN 4.49mmol/L，CK 17U/L，LDH 370U/L，TG 2.36mmol/L ↑，K^+ 3.6mmol/L。

12. **补体** C_3 44mg/dl ↓，C_4 9mg/dl ↓。

13. **免疫球蛋白** IgA 315mg/dl，IgG 2230mg/dl ↑，IgM 259mg/dl。

14. **RF** ＜20.0U/ml。

15. **Coombs 试验** 阳性。

16. **G 和 GM 试验** G 试验＜10pg/ml，GM 试验 0.26。

17. **自身抗体谱** ANA 1：1280 均质型，抗 ds-DNA 1：10（＋），抗 SSA（＋），抗核

小体抗体（+），抗组蛋白抗体弱（+），抗 Sm（-），AKA（-），CCP（-），p-ANCA 1：20↑，MPO 35.4RU/ml↑。

18. **血培养（需氧＋厌氧）** 阴性。

19. **感染三项（艾滋病、梅毒、丙肝抗体）** 阴性。

20. **T-SPOT.TB** 阴性。

21. **入院后骨穿结果** 骨髓增生活跃，M：E=4.4：1，粒红比值增高，粒系中幼粒细胞增多占 14.5%，中性杆状细胞增多，其他各阶段细胞比值大致正常，嗜酸性粒细胞、嗜碱性粒细胞可见；红系各阶段细胞比值大致正常，成熟红细胞形态轻度大小不等，可见部分嗜多色红细胞，巨核细胞可见，血小板不少；浆细胞、吞噬细胞可见。

22. **胸 CT** 脾大，脾内多发低密度灶，较前增多，考虑脾梗死。

23. **UCG** 主动脉瓣右冠瓣轻度增厚，回声轻度增强，未见明确赘生物。

【进一步分析】

入院后分析病情，认为患者 SLE 诊断明确，EVANS 综合征继发于狼疮，SLEDAI 评分 13 分，属于中度活动，认为患者发热、溶血性贫血、血小板减少都是 SLE 病情活动所致，故治疗思路是加强狼疮的治疗，降低狼疮活动。给予患者甲泼尼龙 200mg 输注 3 天后体温降至正常，但是甲泼尼龙减量为 40mg 输注时仍发热，后加大激素剂量为甲泼尼龙 1 000mg 及丙种球蛋白 10g 3 天后发热消退，但随之激素减量为甲泼尼龙 80mg 输注时发热再次出现。病情发展到此阶段，进退两难，稍感棘手，因为大剂量激素治疗后可能会出现机会感染，导致发热不缓解，但又没有找到机会感染的依据。再次仔细梳理病情，腹 CT 平扫（图 12-1）提示脾脏增大，低密度灶较 3 周前胸 CT 所见增多（胸 CT 平扫时已经见到脾脏有低密度灶），考虑脾梗死。

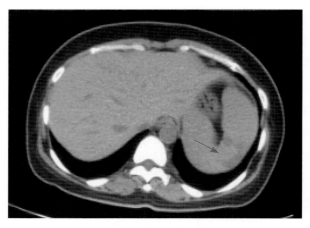

图 12-1 腹 CT 平扫
脾脏体积增大，低密度灶（箭头所指方向）较 3 周前胸 CT 所见增多，考虑脾梗死

　　脾梗死属于内脏梗死的一种，可以解释发热，因此，脾梗死成为重大线索，成为发热的突破口。针对 SLE 患者出现脾梗死，进一步化验抗心磷脂抗体 > 120RU/ml、β_2-GP1 > 200RU/m、狼疮抗凝物升高 1.66、APTT 延长。考虑 SLE 继发抗磷脂综合征导致高凝状态、脾梗死，很可能脾梗死导致患者发热不缓解，需要针对脾梗死进一步治疗。

【进一步检查】

1. **抗心磷脂抗体（ACL）**　> 120RU/ml。

2. **β_2-GP1 抗体**　> 200RU/ml。

3. **狼疮抗凝物**　1.66（参考值：≤ 1.20）。

4. **增强腹 CT**　脾大、脾内多发低密度影，考虑脾梗死（图 12-2）。

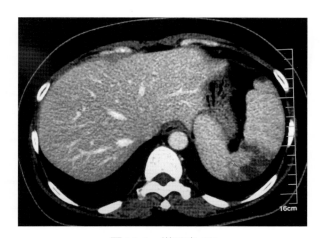

图 12-2　增强腹 CT

可见脾脏体积较三周前增大，多个低密度影考虑脾梗死灶（箭头所指方向）

【最终诊断】

　　系统性红斑狼疮。

　　继发性抗磷脂综合征。

　　脾梗死。

　　继发性 EVANS 综合征。

　　剖宫产术后。

【诊断依据】

　　继发性抗磷脂综合征 - 脾梗死：

1. 抗心磷脂抗体 > 120RU/ml、β_2-GP1 > 200RU/ml、狼疮抗凝物 1.66（正常 ≤ 1.20）。

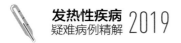

2. 增强腹 CT 脾大、脾内多发低密度影，考虑脾梗死。

【治疗及疗效】

给予患者甲泼尼龙 200mg 输注 3 天后体温降至正常，但是甲泼尼龙减量为 40mg 输注时仍发热，后加大激素剂量为甲泼尼龙 1 000mg 及丙种球蛋白（IVIG）10g 3 天后发热消退，但随之激素减量为甲泼尼龙 80mg 输注时发热再次出现。考虑发热的主要原因是 SLE 继发性 APS 导致的"脾梗死"，后加用阿司匹林口服 100mg qd，1 周后患者体温转为正常，激素逐步规律减量同时，体温变化见图 12-3。

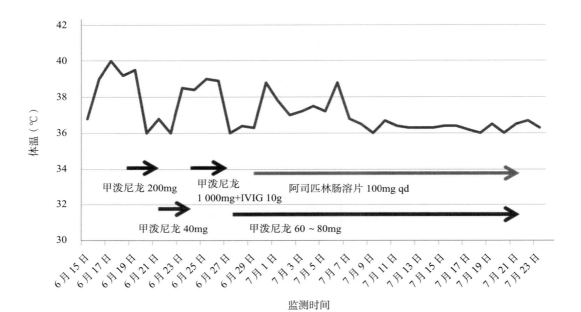

图 12-3 患者体温图

给予患者甲泼尼龙 200mg 及 1 000mg 冲击治疗后，仍有发热，给予阿司匹林 100mg qd 1 周后，体温正常，
未再出现发热

【随访】

患者目前口服泼尼松 5mg qd，阿司匹林 100mg qd，硫酸羟氯喹 200mg qd，体温自 2015 年 7 月出院后一直正常。

2019 年 2 月 12 日腹 CT 平扫（图 12-4）：对比 2015 年 7 月 13 日腹部 CT 脾脏大小恢复正常，原多发低密度影明显减少，仅遗留一个小楔形影。

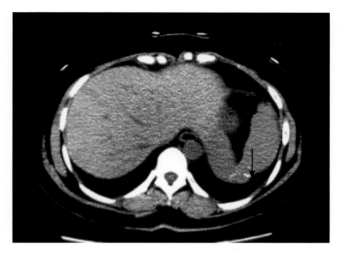

图 12-4　腹 CT 平扫
脾脏大小恢复正常，原多发低密度影基本消失，仅遗留一个小楔形影（箭头所示）

2019 年 2 月 12 日凝血相：APTT 48.3s ↑，D- 二聚体定量 155μg/L（正常），余项目正常。

2019 年 2 月 12 日血常规：WBC 7.5×10^9/L，NEU% 88.4%，RBC 4.01×10^{12}/L，Hb 94g/L ↓，PLT 192×10^9/L。

2019 年 2 月 12 日尿常规：蛋白质 0.3g/L，尿潜血 0 ~ 1/HP，白细胞 10 ~ 15/HP。

2019 年 2 月 12 日 ESR 16mm/h。

2019 年 2 月 12 日 ANA 1：640 均质型，ds-DNA 阴性，抗 SSA（++），抗组蛋白抗体（++），抗核小体抗体（+）。

2019 年 2 月 12 日 IgG4 1.000g/L，IgA 192mg/dl，IgG 1690mg/dl ↑，IgM 171mg/dl，C_3 56mg/dl ↓，C_4 18mg/dl，RF < 20.0U/ml，ASO < 25.0U/ml，CRP 0.4mg/dl。

2019 年 2 月 12 日抗心磷脂抗体（ACL）> 120RU/ml，β_2-GP1 抗体 > 200RU/ml。

【疾病概要】

抗磷脂综合征（antiphospholipid syndrome，APS）是以血栓事件和（或）病态妊娠为主要临床表现，伴或不伴有血小板减少的自身免疫病，血清抗磷脂抗体是该病的主要自身抗体。APS 可以为原发性，也可继发于其他自身免疫病，如系统性红斑狼疮、血管炎、干燥综合征等。APS 女性多见，女：男为 9：1。APS 患者的血栓事件可发生于全身各部位动、静脉，常为多个部位血栓，病情控制不佳者易反复发生。有文献报道，APS 血栓事件中脾梗死占内脏梗死的 8.2%。

系统性红斑狼疮继发性 APS 的诊断并不困难，主要根据患者 SLE 基础上的血栓形成或栓塞事件、不良妊娠史，以及 ACL、β_2-GP1 抗体、狼疮抗凝物的检测，即可做出诊断。

APS 的治疗主要包括抗凝治疗和抗血小板治疗，如阿司匹林、低分子肝素和华法林，治疗中警惕华法林的致畸性。针对有无血栓事件、有无妊娠计划，采用对应治疗方案。

如果继发于系统性红斑狼疮等，还应积极治疗原发病。

【 诊疗体会 】

1. 发热的病因纷繁复杂，通常我们会从感染、风湿免疫疾病、血液病＋实体瘤，以及其他病因如甲亢、药物热、癫痫持续、间脑综合征、热射病、痛风、创伤、手术、内脏梗死等方向排查，这当中还不包括伪热。在"一元论"的主导思想指导下，此患者 SLE 诊断明确，而且病情活动肯定，初步检查不考虑感染的前提下，很容易按惯性思维认为患者的发热是 SLE 活动所致，按 SLE 活动给予大剂量激素冲击治疗效果不佳后，仔细排查，才发现脾梗死才是发热"真凶"。通过阿司匹林口服 100mg qd 抗聚 1 周后，患者体温才转为正常，并且未再发热。

2. 此患者虽然无不良妊娠史、网状青斑、瓣膜赘生物，但是有明确的脾梗死病灶，凝血相提示 APTT 延长，ACL 及 β_2-GP1 明确阳性，血小板减少，考虑 APS 诊断成立，因患者有 SLE 诊断前提，故考虑继发性 APS。

（王　芳）

病例 13

非洲旅游后腹泻，难道仅为普通"拉肚子"

【病史简介】

男性，24 岁，无业，河南省周口市人。

主诉：腹痛、腹泻伴干咳 2 个月，发热 1 个月余。

现病史：2 个月前（约 2016 年 12 月 10 日）患者在非洲旅游期间，服用猪头肉后出现上腹痛，为阵发性痉挛痛，伴腹泻，为稀水样便，多达 10 次／天，偶有血便，伴里急后重，伴干咳，无发热、恶心、呕吐，无尿频、尿急、尿痛等，于非洲当地治疗（具体不详），效果欠佳。

1 个月前发热 39℃以上，仍伴腹泻、干咳，自服退热药后热退。

8 天前（2017 年 2 月 3 日）饮酒后腹泻加重，发热高达 39.7℃，就诊于当地市中心医院，查血常规正常，大便潜血阳性，大便查寄生虫卵阴性，2 次血涂片查疟原虫阴性。胸部 CT（图 13-1）提示肺部感染，给予抗感染治疗（具体不详），效果欠佳，于 2017 年 2 月 10 日来我院。

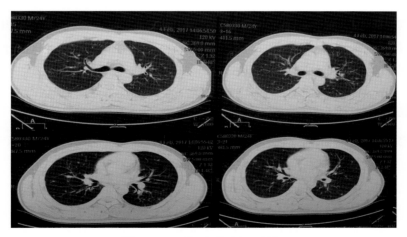

图 13-1　2 月 4 日胸部 CT 平扫

双肺多发点片状影

自发病以来，神志清，精神欠佳，食欲一般，睡眠如常，小便如常，大便如上述，体重未见明显变化。

流行病学史：患者同伴共同食用猪头肉后也有腹泻病史，输液治疗已康复（具体用药不详）。

既往史：无特殊。

【阳性体征】

1. 神志清，精神欠佳。
2. 双肺呼吸音粗，未闻及干湿性啰音及哮鸣音。

【病例特点】

1. 青年男性，慢性病程 2 个月，在非洲发病，病前有可疑不洁饮食，且同伴有类似消化道症状。
2. **临床主要表现**　腹痛、腹泻、干咳，伴发热，双肺呼吸音粗。
3. CT 提示双肺多发点片状影。

【初步诊断】

发热腹泻待查：细菌性？寄生虫感染？结核分枝杆菌感染？

【诊治思路】

患者在非洲旅游期间发病，病初主要表现为腹痛、腹泻，因此可从旅行者腹泻入手，其常见病因包括细菌性、病毒性、寄生虫感染等，患者同时伴有干咳、发热，结合肺部影像学表现，结核分枝杆菌感染亦需考虑。同时，也要考虑非感染性疾病。此患者主要表现为消化道和呼吸道症状，无其他系统受累表现，且病情进展相对缓慢，不能用常见病原体感染解释，要重点考虑特殊病原体感染的可能，如寄生虫、结核、非结核分枝杆菌、伤寒、布鲁氏菌等；非感染类疾病如血管炎等。

【鉴别诊断】

1. **结核病**　患者在非洲发病，为结核病高发区，长时间腹痛、腹泻、干咳，伴有发热，结合肺部影像学表现，需要考虑结核菌感染的可能。

不支持点：患者同伴有类似消化道症状，但未给予抗结核治疗很快痊愈，不好用结核病解释。

2. **寄生虫病**　此病在非洲亦很常见，且患者发病前有不洁饮食史，有明显的消化道症状，肺部影像学亦可用寄生虫感染解释。

不支持点：患者外周血嗜酸性粒细胞不高，大便查寄生虫卵阴性，能否排除寄生虫感染，可进一步查血清寄生虫抗体，反复大便查寄生虫卵，必要时行结肠镜检查等明确。

3. 伤寒　此病主要通过消化道传播，临床表现为持续高热、相对缓脉、消化系统症状、表情淡漠、肝脾大、玫瑰疹、外周血白细胞减少、嗜酸性粒细胞减少或消失。一般无肺部受累表现，对常用抗菌药物如三代头孢、喹诺酮类有效，必要时可行大便培养或骨髓培养除外。

4. 非感染性疾病　如血管炎等，暂无证据支持该类疾病，可行相应抗体检查及血管彩超等进一步除外。

【实验室检查】

1. **血常规**　WBC 9.7×10^9/L，NEU% 64.4%，Hb 143g/L，PLT 320×10^9/L，EOS% 1.6%。

2. **ESR**　27mm/h。

3. **PCT**　0.28ng/ml。

4. **CRP**　30.15mg/L。

5. **血生化**　白蛋白 33.5g/L，LDH 267U/L。

6. **血培养（需氧＋厌氧）**　阴性。

7. **抗 HIV**　阴性。

8. **T-SPOT.TB**　阴性。

9. **H7N9 核酸检测**　阴性。

10. **G 和 GM 试验**　阴性。

11. **尿常规、大便常规＋潜血、大便培养、大便查寄生虫卵**　阴性。

12. **免疫全套、自身抗体谱、ANCA**　阴性。

13. **流行性出血热抗体、登革热抗体、布鲁氏菌病抗体**　阴性。

14. **肥达、外斐反应**　阴性。

15. **蛋白电泳及血、尿免疫固定电泳**　阴性。

16. **肝胆胰脾＋淋巴结彩超**　未见异常。

17. **UCG**　左室射血分数正常，三尖瓣轻度反流。

18. **复查肺部 CT**　双肺弥漫结节状及片状高密度影（图 13-2）。

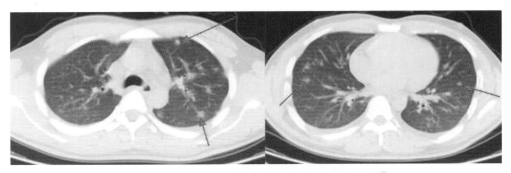

图 13-2 双肺弥漫结节状及片状高密度影（2月11日）

19. 全腹 + 盆腔 CT 胆囊壁厚；腹腔内及腹膜后多发淋巴结；盆腔少量积液（图 13-3）。

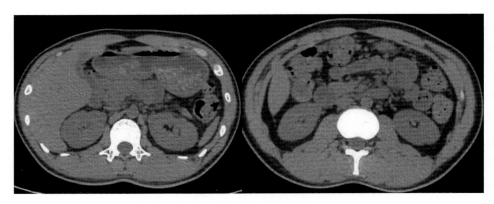

图 13-3 全腹 + 盆腔 CT
胆囊壁厚，腹腔内及腹膜后多发淋巴结

【进一步分析】

分析病情，已有的检测结果，不支持结核病。以**腹痛、腹泻及发热**为诊断的突破口，发病前有不洁饮食史，考虑感染性疾病可能性大，2月13日开始按肠道感染给予莫西沙星抗感染治疗，补液对症支持治疗。同时，进一步完善肠镜检查（图 13-4）。

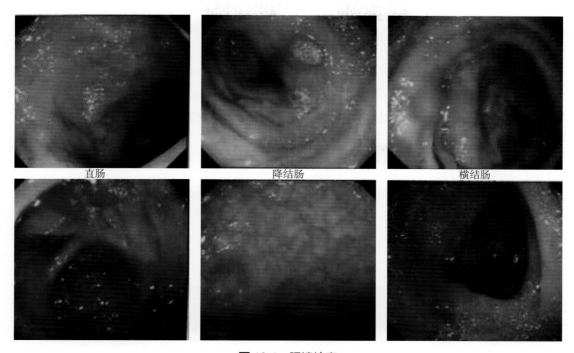

图 13-4　肠镜检查

横结肠近肝曲以下肠黏膜散在充血糜烂面，可见黏膜下出血斑，散在大小不等的 0.3～0.8cm 溃疡。诊断：溃疡性结肠炎

　　溃疡性结肠炎是病变多位于乙状结肠和直肠，也可延伸至降结肠，甚至整个结肠。病程漫长，常反复发作，该患者临床表现不符合溃疡性结肠炎，因此请病理科会诊，会诊意见：横结肠黏膜慢性炎伴轻度急性炎，局灶黏膜下层可见淋巴细胞聚集，降结肠黏膜慢性炎伴急性炎，腺体增生活跃，另见急性炎性渗出及坏死物；GeneXpert 结核耐药监测结果（-）。肠镜病理不支持溃疡性结肠炎。

【进一步检查与治疗】

　　莫西沙星抗感染治疗 6 天，复查胸部 CT（图 13-5）。

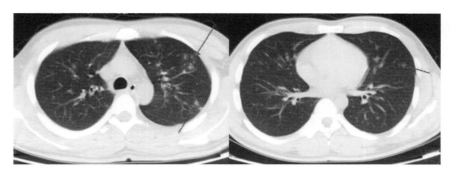

图 13-5　肺 CT（2 月 19 日）

双肺多发斑片状、小结节影，与 2017 年 2 月 11 日肺 CT 片对比病变有所吸收

患者经莫西沙星抗感染治疗，虽然肺部病变较前吸收好转，但仍间断发热，体温37～38℃，能自行降至正常；咳嗽较前好转；仍间断腹痛。

2月24日不明原因发热多学科专家会诊（MDT）：呼吸科与影像科医师根据患者肺部CT表现，认为符合过敏性肺泡炎，结合患者不洁饮食史及诊治经过，考虑寄生虫感染可能性大，建议复查血常规，完善寄生虫抗体检查，并行气管镜取活检或肺泡灌洗液进一步查找病原。

2月24日血常规：WBC 12.05×10^9/L，NEU# 6.59×10^9/L，NEU% 54.7%，EOS# 2.12×10^9/L（17.6%）。

2月24日气管镜检查：无特殊发现。灌洗液及刷片镜检未见抗酸杆菌及真菌（图13-6）。

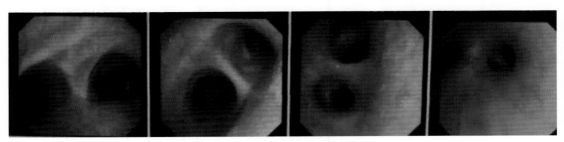

图 13-6 气管镜检查（2月24日）
各主支气管黏膜光滑，管腔通畅，未见新生物及出血点，未见抗酸杆菌及真菌

2月28日查血吸虫抗体阳性；粪检及病理片未发现寄生虫卵。

【最终诊断】

血吸虫病。

【诊断依据】

1. 有不洁饮食史，共同进食的同伴有类似的消化道症状。
2. 临床症状符合血吸虫病的特点。
3. 血吸虫病抗体阳性。

【治疗及疗效】

2017年2月28日开始按血吸虫病给予吡喹酮1.0g tid（即每日3次）po（即口服）治疗，4天后患者体温正常，咳嗽及腹痛、腹泻症状完全缓解，1周后复查肺部CT（图13-7），病变较前明显好转。3月8日复查血吸虫病抗体仍阳性，且滴度较前升高，3月9日出院

（图 13-8）。

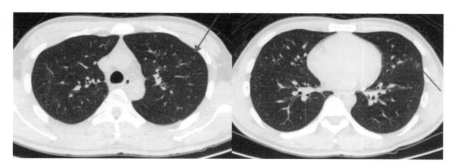

图 13-7　肺部 CT

双肺多发片状、小结节影，与 2 月 19 日对比，病变有所吸收

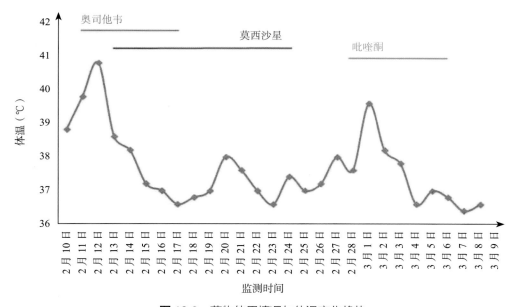

图 13-8　药物使用情况与体温变化趋势

【随访】

2017 年 4 月 10 日电话随访，患者已外出务工，无发热、干咳、腹痛、腹泻等不适。

【疾病概要】

随着经济发展，生活水平提高，寄生虫感染在我国已不多见，但少数来自贫困地区及从非洲等经济相对落后地区归国人员，时常会感染寄生虫病，因其涉及多个系统，临床表现不典型，加之多数年轻医师对此病认识不足，容易造成漏诊、误诊。

该病的发生与接触疫水有关，血吸虫通过皮肤进入人体，此前我国流行于长江流域及其以南地区，其他地区少见。

血吸虫病可分为急性、慢性和晚期三期。当尾蚴侵入皮肤后，部分患者局部出现丘疹或荨麻疹，称尾蚴性皮炎。当雌虫开始大量产卵时，少数患者出现以发热为主的急性变态反应性症状，常在接触疫水后 1～2 个月出现，除发热外，伴有腹痛、腹泻、肝脾肿大及嗜酸性粒细胞增多，粪便检查血吸虫卵或毛蚴孵化结果阳性，称急性血吸虫病。如果治疗不及时，90% 的血吸虫患者转为慢性血吸虫病，多数患者无明显症状和不适，也可表现为腹泻、粪中带有黏液及脓血、肝脾肿大、贫血和消瘦等。感染后 5 年左右，部分重感染患者开始发生晚期病变。根据主要临床表现，晚期血吸虫病可分为巨脾、腹水及侏儒三型。

大多血吸虫病的诊断并不困难，根据流行病学史、临床表现，粪便发现血吸虫卵或孵化检出毛蚴；或直肠黏膜或肝组织活检找到血吸虫卵或虫卵肉芽肿；或血清学检查阳性，即可做出诊断。

其治疗首选药物是吡喹酮，急性血吸虫病治疗总剂量按 120mg/kg 计算，分 12 次、4 天服完；体重超过 60kg 者，仍按 60kg 计算，应以住院治疗为宜。慢性血吸虫病治疗一般可采用总剂量 60mg/kg，分 6 次、2 天服完，或 40mg/kg 顿服；个别年老体弱者，总剂量可减至 35～40mg/kg，2 次分服。

【诊疗体会】

1. 血吸虫病主要是人接触疫水，血吸虫尾蚴通过皮肤进入人体而感染，该患者明确表示是在进食猪头肉后发病，血吸虫病会通过消化道感染人吗？

经查证，答案是否定的。后随访过程中向患者确认，患者发病 1 个月前和半个月余前曾两次赤脚下水捞鱼，随后出现下肢皮下结节，伴有明显瘙痒，即所谓的尾蚴性皮炎。

2. 患者为何血清学阳性而便镜检虫卵阴性？

血吸虫病的筛查手段主要包括血清学、尿液分析、尿液和（或）粪便显微镜检查。一般来说，血清学试验在急性感染期间呈阴性，感染后 6～12 周或更长时间会呈阳性；而抗体通常在虫卵被检测到之前就被检测到了。也就是说，血清学阳性通常早于虫卵被检测到。

3. 血吸虫肠道病变病理多表现为肉芽肿改变，为何本例表现为多发溃疡？

虫卵在组织中的迁移可能与滞留、炎症和随后的纤维化有关。虫卵通过内脏静脉系运送，可能会栓塞到肝脏、肺、脾脏、大脑或脊髓；少见的栓塞部位包括皮肤和腹膜表面。虫卵分泌蛋白质和碳水化合物，诱导宿主 Th2 免疫反应，导致嗜酸性肉芽肿反应。在肠道中，炎症可导致溃疡、失血和瘢痕形成。

4. 为何莫西沙星抗感染治疗肺部影像学有好转？

寄生虫感染导致的肺部影像学表现符合过敏性肺泡炎的特点：形态、大小、部位可在几天或几周内可有明显变化。过敏性肺泡炎病变的分布可随患者不同而有差异，同一患者其病变影也可随时间变化而迁移。因此，此患者肺部影像学的改变是疾病本身的特点导致的，而不是莫西沙星治疗的结果。

5. 发热待查涉及人体多个器官、多个系统，单打独斗很难解决所有问题，对于疑难病例，多学科协作往往能事半功倍。

（肖二辉）

病例 14

发热伴多发脓肿，谁惹的祸

【病史简介】

男性，43 岁，广东省肇庆市人，个体商户。2017 年 10 月 23 日入院。

主诉：乏力 2 个月余，发热 1 个月余，双下肢水肿 3 天。

现病史：患者 2 个月余前开始出现乏力，精神疲倦，至当地医院就诊，予对症处理后好转。1 个月余前出现发热，体温最高达 38.5℃，有畏寒，无寒战，予抗感染治疗（具体不详）后体温降至正常，但其后反复出现发热。1 周前发现前胸壁包块，伴皮肤发红及疼痛。3 天前出现双下肢水肿，无腹痛、腹胀，无胸闷、气促，遂就诊于肇庆市第一人民医院，查生化"ALT 42U/L，AST 58U/L，A/G 17.7/75.6，TBil 18μmol/L，Cr 197μmol/L，Glu 7.58mmol/L"，乙肝两对半"HBsAg（+），HBeAg（+），HBcAb（+）"，现为进一步诊治而转我院。

自发病以来，神志清，精神可，胃纳正常，睡眠可，二便如常。近 3 个月体重下降 15kg。

既往史：近 2 个月有进食淡水鱼生。其余病史无特殊。

个人史：饮酒 5 ~ 6 年，每天 0.5 ~ 1kg 白酒。

【阳性体征】

体温 36.6℃，脉搏 100 次 /min，呼吸 20 次 /min，血压 136/65mmHg。

1. 面色晦暗，肝掌（+），蜘蛛痣（-），巩膜无黄染。

2. 左胸壁锁骨下 8cm×10cm 包块，质地较硬，伴红、肿、热、痛（图 14-1）。

3. 双下肢轻度凹陷性水肿。

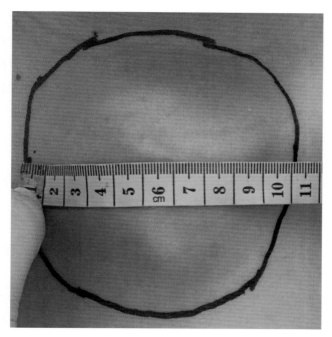

图 14-1 左胸壁锁骨下 8cm×10cm 包块

【病例特点】

1. 中年男性，慢性病程。
2. 有长期饮酒史，曾进食淡水鱼生。
3. 反复发热 1 个月余。
4. 体检发现皮肤软组织感染病灶。
5. 实验室检查提示重度低蛋白血症，球蛋白升高，肾功能损害，空腹血糖升高。

【初步诊断】

1. 皮肤软组织感染。
2. 肝硬化失代偿期（乙肝 + 酒精肝）？
3. 2 型糖尿病？

【诊治思路】

根据病史及外院检查结果，乙肝及糖尿病诊断基本明确。患者有双下肢水肿，白蛋白明显降低，球蛋白升高，A/G 比值倒置，考虑已到肝硬化失代偿期。患者有长期大量喝酒的病史，肝硬化原因考虑为 HBV 感染及酒精共同导致。肝硬化及糖尿病均可导致机体免疫力降低，容易出现各种感染，皮肤软组织感染是常见的感染部位之一。该患者有前胸壁包块，有红、肿、热、痛表现，考虑为肝硬化、糖尿病基础上合并的皮肤软组织感染（革兰阳性球菌感染）可能性大，但仍需要与败血症、非结核分枝杆菌感染等感染性疾病鉴别，应该针对病原学作进一步检查，并排查是否合并其他部位脓肿。目前未有证据提示为血液系统疾病、结缔组织病、肿瘤等非感染性疾病引起的发热，但相关检查仍欠缺，可行相应检查进一步排查。

【鉴别诊断】

1. **皮肤软组织感染（普通细菌）** 患者有糖尿病及肝病基础，这次以发热为主要表现，1周前发现前胸壁包块，伴皮肤发红及疼痛，查体发现左胸壁锁骨下8cm×10cm包块，质地较硬，伴红、肿、热、痛，皮肤软组织感染诊断基本明确。患者感染病灶红肿、疼痛明显，起病急，考虑为常见革兰阳性球菌感染可能性大，可行血常规、PCT、CRP、ESR及脓液培养等检查帮助明确病原体。

2. **非结核分枝杆菌（NTM）感染** 非结核分枝杆菌广泛存在于自然界中，可引起多个组织器官感染。NTM引起的皮肤软组织感染呈慢性发病经过，多无明显周身症状，局部表现依据病原类型的不同有所差异，可表现为硬结、溃疡、脓肿等。本病例急性起病，有明显全身表现，局部红肿、疼痛明显，不符合NTM感染特点，可行脓液培养、脓液二代测序等进一步排除。

3. **败血症** 患者有发热，有皮肤软组织感染病灶，实验室检查提示肾功能受损，需注意败血症诊断，前胸壁感染可能继发于败血症。可行血培养、骨髓培养等检查帮助明确诊断，并行影像学检查排查其他部位脓肿。

4. **非感染性发热** 血液病、结缔组织病、肿瘤是引起非感染性发热的常见病因，本病例以发热、皮肤软组织感染病灶为主要表现，暂时未有证据提示非感染性疾病，但实验室检查仍欠缺，必要时可行骨髓细胞学检查排除血液系统疾病，行自身抗体检查帮助排除结缔组织病，行影像学检查排除实体肿瘤。

【实验室检查】

1. **血常规** WBC 12.37×10^9/L，NEU% 91%，Hb 66g/L，PLT 62×10^9/L。

2. **生化** ALT 37U/L，AST 40U/L，TBil 13.7μmol/L，ALB 19.9g/L，GLB 58.2g/L，GGT 68U/L，ALP 120U/L，BUN 18.08mmol/L，Cr 297μmol/L。

3. **血糖检查** HbA1c 6.4%，空腹血糖 > 7.1mmo/L，随机血糖 > 11.1mmol/L。

4. **尿常规** 尿蛋白阴性，WBC 274 个 /μl，RBC 57 个 /μl。

5. **凝血相** PT 17.7s，Fib 3.29g/L。

6. **G6PD 活性** 832mU/g。

7. **溶贫五项** 正常。

8. **自身抗体谱**　ANA 1∶100。

9. **免疫球蛋白及补体**　IgG 24.89g/L，IgA 7.49g/L，C_3、C_4 正常。

10. **乙肝、HBV 检查**　HBsAg 定量 296U/ml，HBV-DNA 6.76×10^6U/ml。

11. **HCV-Ab、TRUST 试验、HIV 抗体、戊肝 IgM 和 IgG**　阴性。

12. **PPD、T-SPOT.TB**　阴性。

13. **CRP**　111mg/L。

14. **ESR**　140mm/h。

15. **PCT**　2.13ng/ml。

16. **多次血培养、骨髓培养**　阴性。

17. **脓液及尿培养**　耐甲氧西林葡萄球菌（MRSA）。

18. **胸部 CT**　左侧前胸壁皮下软组织感染，左肺上叶结节，左肺下叶少量炎症，左侧少量胸腔积液。

19. **胃镜**　胃角溃疡 A1 期，食管下段中度静脉曲张。

20. **彩超**　多部位皮下混合回声团或液性暗区，考虑炎症（脓肿）可能性大（左胸壁 105mm×62mm，右侧腘 31mm×18mm，右小腿 91mm×20mm）；肝硬化，脾大 177mm×60mm，少量腹水。

21. **心脏彩超**　左房增大，室间隔增厚，肺动脉中度高压，下肢动脉硬化。

【进一步分析】

患者有发热，WBC 升高，以中性粒细胞为主，PCT、CRP、ESR 升高，彩超提示多部位皮下脓肿，"皮肤软组织感染（皮肤脓肿）"诊断明确，患者血小板降低，肾功能损害，SOFA ≥ 2 分，可诊断脓毒症。入院后针对病原学做了脓液培养、尿培养、血培养等检查，脓液培养及尿培养均培养出甲氧西林耐药的金黄色葡萄球菌（MRSA），病原体得到明确，随后针对病原体进行治疗（先后给予万古霉素、利奈唑胺、达托霉素），并行皮下脓肿穿刺引流，患者 WBC、PCT、CRP 下降，脓液培养阴性，一般情况好转，但仍持续发热，ESR 一直维持在 140mm/h，球蛋白亦无明显下降（图 14-2）。患者皮肤软组织感染诊断明确，根据药敏试验进行目标治疗，反映细菌感染的指标好转，培养转阴，但体温无下降，难以用一元论解释，考虑还存在非感染性因素引起的发热。

血液病、结缔组织病、肿瘤是引起非感染性发热的常见原因，本病例各系统的影像学检查未见占位性病变，发热为高热，肿瘤可能性不大；WBC 升高，但经过抗感染治疗后WBC 下降，Hb 及 PLT 持续下降可以用肝硬化、脾功能亢进解释，体检未发现肿大浅表淋巴结，血液系统疾病证据不足；PCT 及 CRP 下降后 ESR 仍持续在高水平，球蛋白升高，感染中毒症状不明显，支持结缔组织病，需行进一步检查明确诊断。

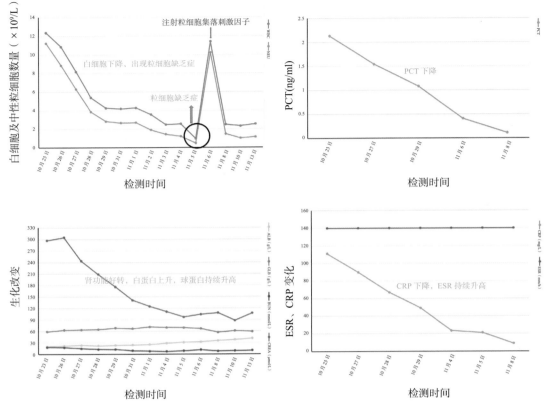

图 14-2 给予抗感染治疗后，患者 WBC、PCT、CRP 下降，但仍持续发热，ESR 一直维持在 140mm/h

【进一步检查】

1. c-ANCA　阳性。
2. PR3-ANCA　50U/ml。

【最终诊断】

1. ANCA 相关性血管炎（累及肾脏？）。
2. 皮肤软组织感染（皮肤脓肿）。
3. 泌尿系感染。
4. 2 型糖尿病。
5. 肝硬化失代偿期（乙肝＋酒精肝）。

【诊断依据】

ANCA 相关性血管炎：

1. 非特异性炎症指标（ESR）持续升高。

2. ANA 1：100。

3. c-ANCA 阳性。

4. PR3-ANCA 50U/ml。

【治疗及疗效】

请风湿科会诊，考虑存在 ANCA 相关性血管炎，建议激素治疗。随后予甲泼尼龙 60mg/d 治疗，并逐渐减量至 40mg/d，患者体温恢复正常，ESR 下降，球蛋白下降，Hb 恢复正常，PLT 有所回升，脓肿逐渐吸收，好转出院。

【随访】

患者出院后一直在我科及风湿科随访，2018 年 3 月 13 日甲泼尼龙减量至 14mg，一般情况好，脓肿无复发（图 14-3）。实验室检查：① WBC 7.3×10^9/L，Hb 154g/L，PLT 89×10^9/L；② ALT 31U/L，AST 19U/L，ALB 44.7g/L，GLB 30.2g/L，BUN 7.48mmol/L，Cr 89μmol/L；③ CRP 0.4mg/L，ESR 10mm/h，IgG 15.17g/L。

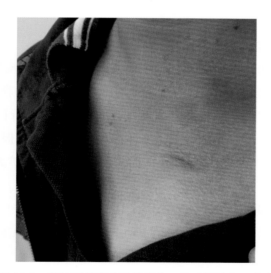

图 14-3 随访时前胸壁脓肿吸收，切开引流伤口愈合

【疾病概要】

ANCA 相关性血管炎（ANCA-associated vasculitis，AAV）是多系统受累的自身免疫性疾病，其病理特点是小血管的炎症与纤维素样坏死，肾是 AAV 最常见的受累部位（80%～90%），临床表现多种多样。临床分型分为：显微镜下多血管炎（microscopic polyangitis，MPA）、肉芽肿性多血管炎（granulomatosis with polyangiitis，GPA）、嗜酸性肉芽肿性多血管炎（eosinophilic granulomatosis with polyangiitis，EGPA）3 种。发病机制可能与药物、环境因素、微生物感染、基因和遗传因素有关。ANCA 阳性是 AAV 主要特征之一，韦格纳肉芽肿（肉芽肿性多血管炎）患者 c-ANCA 和 PR3-ANCA 的特异性为 95%，敏感性为 80%，常作为判断药物疗效和病情复发的指标；显微镜下多血管炎中，p-ANCA 和 MPO-ANCA 的阳性率约 80%；嗜酸性肉芽肿性血管炎中，p-ANCA 阳性率只有 40%。

AAV 是系统性疾病，常有多个脏器受损，容易与发热伴多器官损伤的感染性疾病相混淆。肉芽肿性多血管炎可累及上呼吸道、下呼吸道及肾脏，称为三联症，其中以五官受累最常见，其次是肺脏，只有部分病例累及肾脏。显微镜下多血管炎可累及肾脏及肺泡炎症损害。嗜酸性肉芽肿性血管炎可累及鼻窦、肺、皮肤、神经系统、心脏、胃肠道、肾脏等多个脏器，伴有嗜酸性粒细胞升高。

【诊疗体会】

1. 一元论还是二元论？

临床上多用一元论解释临床过程，但也有例外情况，当一个疾病不能完全解释临床表现和实验室检查或者不能解释治疗应答时，需要考虑其他疾病的存在，即"二元论"。本病例皮下软组织感染诊断明确，病原菌明确，根据药敏试验进行目标治疗后 PCT、WBC 及 CRP 下降至基本正常，脓液培养转阴，提示感染已得到控制，但患者仍持续发热，ESR 维持在高水平不下降，脓肿不吸收，难以用单一的感染解释，扩大检查后诊断为 ANCA 相关性血管炎。

2. 有了 PCT，还需要非特异性炎症指标 CRP、ESR 吗？

PCT 对细菌感染更特异，常用于帮助判断是否为细菌感染。CRP、ESR 为非特异性炎症指标，反映非特异性炎症状态，在感染、自身免疫性疾病、组织坏死和恶性肿瘤等情况下均可升高，ESR 还受血液中纤维蛋白原、球蛋白、胆固醇、白蛋白及红细胞水平的影响。PCT、CRP、ESR 三者均升高，提示细菌感染可能性大；PCT 不高而 CRP、ESR 明显升高，则需考虑结缔组织病，三者结合更有利于发热性疾病的诊断。

（黄湛镰　郑杏容　陈幼明　朱　姝）

病例 15

腹痛原因不在腹

【 病史简介 】

女性，65岁，家庭主妇，湖南省株洲市人。

主诉：发热、上腹钻痛3个月。

现病史：3个月前（约2016年9月10日）患者无明显诱因出现发热，以高热为主，伴畏寒、寒战，时有上腹钻痛，体位变动时加重。到当地医院就诊，门诊行血常规、腹部及子宫附件B超、胸片检查未见异常，诊断不清，收入当地医院住院检查治疗。入院后检查血常规示 WBC 6.5×10^9/L，NEU% 70%，Hb 118g/L，PLT 282×10^9/L；血需氧及厌氧菌培养阴性；肺炎支原体总抗体 1：40；PCT 0.04ng/ml；CRP 15mg/L；ESR 56mm/h；痰抗酸染色三次阴性；肝肾功能、血管炎全套、结核抗体、肥达反应、寄生虫全套、骨髓需氧及厌氧菌培养未见异常；骨髓涂片未见异常；风湿全套示抗 SSA 弱阳性，抗核抗体1：160；肺部 CT 示慢性支气管炎疾患；全腹部 CT 示脾稍大。入院后予间苯三酚解痉止痛、布洛芬退热等处理，未予抗感染，患者体温恢复正常，腹痛缓解。停药观察1周，仍无发热、腹痛，考虑患者一般情况可，抗 SSA、抗核抗体有异常，血常规、PCT 正常，诊断结缔组织病可能性大出院。

出院后数周又发热，无规律性，体温最高40℃，有畏寒、寒战，再次出现上腹钻痛，向下腹放射，无咳嗽。到当地医院就诊，行腹部 X 线片、胸腰椎正侧位片检查，提示左输尿管中段小结石？腰椎退行性病变。就诊医师考虑输尿管结石引起发热、腹痛，予左氧氟沙星抗感染、双氯芬酸钠退热止痛，治疗7天，患者症状反复并逐步加重于2016年12月收入我科。

自患病以来，患者精神、食欲变差，大小便正常。起病来体重无变化。

既往史：既往有2型糖尿病5年，长期服用阿卡波糖控制血糖，血糖平素波动在 8.2 ~ 10.6mmol/L，否认高血压、结核病史。

【阳性体征】

体温 40.5℃，急性痛苦面容，心率 110 次 /min，双肾区有叩痛。

【病例特点】

1. 中老年女性，慢性病程 3 个月。
2. **临床主要表现**　发热、上腹钻痛。
3. 风湿全套示抗 SSA 弱阳性，抗核抗体 1∶160；ESR 56mm/h。
4. 肺部 CT 示慢性支气管炎疾患；全腹部 CT 示脾稍大。

【初步诊断】

1. 发热、腹痛，原因待查。
2. 2 型糖尿病。

【诊治思路】

患者主要症状是发热、腹痛，两者是有相关性的。首先对发热定性，是感染性，还是非感染性。发热定性后需要定位，患者目前检查抗 SSA 弱阳性，抗核抗体 1∶160，腹部 X 线片示左输尿管中段小结石？可针对结缔组织病、输尿管结石做进一步的检查、分析。患者病程长，腹痛除了腹腔内的慢性病变如慢性胆囊炎、胆道感染、慢性胰腺炎、溃疡性结肠炎、慢性假性肠梗阻、肝脓肿等，还要考虑腹腔外病变引起的腹痛可能，如脊柱病变、铅中毒、血卟啉病等。

【鉴别诊断】

1. **结缔组织病**　患者系中老年女性，反复发热，血象、PCT、血培养多次检查正常，风湿全套示抗 SSA 弱阳性，抗核抗体 1∶160，故需要考虑。但该患者发热伴有明显畏寒、寒战，寒战往往提示菌血症或局灶感染引起的毒血症，支持感染性发热。同时，患者抗核抗体滴度不高，单纯性抗 SSA 弱阳性特异性不强，不能指向某种具体的结缔组织病。

2. **输尿管结石**　患者双肾区有叩痛，外院腹部 X 线片检查提示左输尿管中段小结石？输尿管结石引起发热、腹痛大都系结石继发了严重感染，小便常规可见白细胞、尿培养阳性、血常规白细胞常升高，患者目前生化检查不支持，可考虑复查血常规、尿常规，完善肾脏、输尿管 CT 检查协助鉴别，排除结石引起的发热、腹痛。

3. **结核病**　结核病是发热待查中最常见的感染性疾病，患者长时间发热，血象正常，常规抗感染无效，患者有糖尿病史，糖尿病患者中结核病的患病率比非糖尿病患者高

2 ～ 4 倍，甚至 3 ～ 6 倍，且糖尿病结核感染多不典型，易出现肺外结核。需要排查结核感染，尤其是肺外结核，完善 PPD、结核斑点实验、痰抗酸染色、肺部 CT、纤维支气管镜检查。

【实验室检查】

1. **血常规** WBC 7.8×10^9/L，NEU% 72%，Hb 113 g/L，PLT 365×10^9/L。

2. **小便常规** 阴性。

3. **PCT** 0.1ng/ml。

4. **CRP** 35mg/L。

5. **ESR** 68mm/h。

6. **痰抗酸染色** 3 次阴性。

7. **铁蛋白** 78ng/ml。

8. **血培养（需氧＋厌氧）** 阴性。

9. **尿培养** 阴性。

10. **PPD** ＋。

11. **输血前四项** 阴性。

12. **TB-ELISPOT** 阳性。

13. **蛋白电泳及血、尿免疫固定电泳** 阴性。

14. **肺部 CT** 右肺中叶感染（图 15-1）。

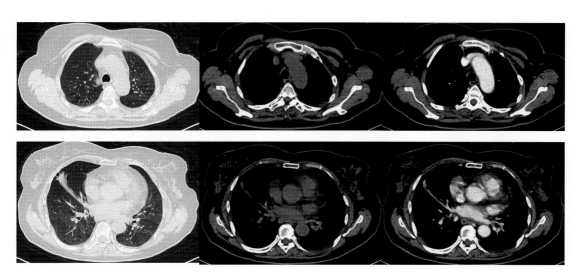

图 15-1 肺部 CT 平扫加增强
双肺可见散在斑片状淡薄影及条片状密度增高影

15. **全腹部 CT** 肝内小囊性病变；左肾内囊肿（图 15-2）。

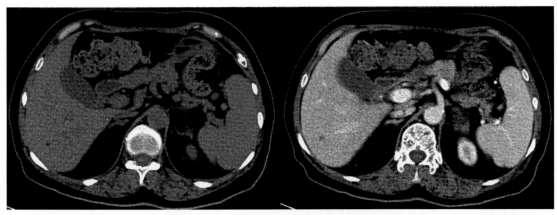

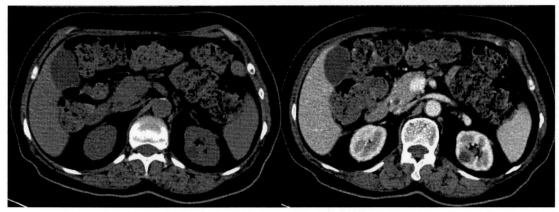

图 15-2　全腹部 CT 平扫加增强

肝内小囊性病变；左肾内囊肿

16. 纤维支气管镜　支气管炎。

【进一步分析】

　　已有的检测结果，不支持输尿管结石。该患者的腹痛不寻常，现有临床资料均不能解释腹痛原因，患者症状与体征不平行，常规止痛药疗效不佳。患者上腹部钻顶样疼痛，无腹部定位的体征，曾使用普瑞巴林有效，需考虑神经病理性疼痛：脊源性腹痛？腹部神经分布有脊神经和内脏神经，腹腔内脏感觉神经进入 $T_5 \sim L_2$ 的脊髓节段时，与相应脊神经节段发出的脊神经发生联系。因此，任何能够刺激或者压迫 $T_5 \sim L_2$ 间脊神经后根的病变，均可产生不同程度的腹痛。腹部脊神经的分布具有明显的感觉节段，可以通过腹壁的疼痛来定位病变的脊髓节段所在。患者为上腹部疼痛，推测胸椎病变可能性大。

【进一步检查】

　　1. 胸腰椎 MRI　T_8/T_9 椎体、附件病变及周围软组织病变（图 15-3）。

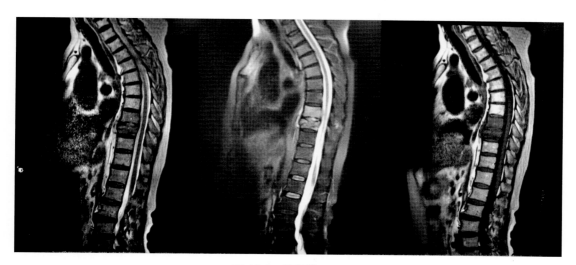

图 15-3　胸腰椎 MRI

T_8/T_9 椎体、附件病变及周围软组织病变

2. 胸椎穿刺病检回报　（T_9）送检组织显示肉芽肿性炎性病变，结核不能除外。

3. 胸椎手术病检　送检破碎骨、软骨组织间纤维组织增生明显，伴多量慢性炎性细胞浸润，局灶见凝固性坏死，肉芽组织形成（图 15-4）。

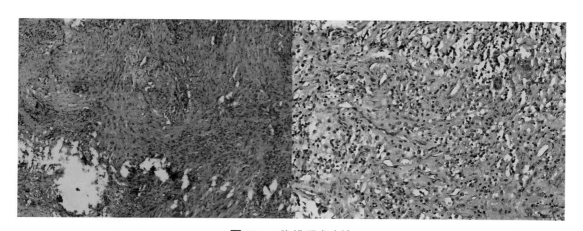

图 15-4　胸椎手术病检

纤维组织增生明显，伴多量慢性炎性细胞浸润，局灶见凝固性坏死，肉芽组织形成（HE 染色，×100）

4. 胸椎旁脓液行 Xpert MTB/RIF 检测　阳性。

【最终诊断】

1. 胸椎结核伴椎旁脓肿。

2. 肺结核可能。

3. 2 型糖尿病。

【诊断依据】

胸椎结核伴椎旁脓肿：

1. 有糖尿病史，胸椎 MRI 提示有椎体、附件病变。
2. 胸椎病检见凝固性坏死，肉芽组织形成。
3. 胸椎旁脓液行 Xpert MTB/RIF 检测阳性。

【治疗及疗效】

2017 年 1 月予异烟肼（0.3g/ 次，1 次 / 日）、利福平（0.6g/ 次，1 次 / 日）、吡嗪酰胺（0.5g/ 次，3 次 / 日）、乙胺丁醇（0.75g/ 次，1 次 / 日）诊断性抗结核，还原型谷胱甘肽（1.2g/ 次，1 次 / 日）护肝。抗结核 1 周后患者体温恢复正常，但腹痛症状无改善，并且出现胸椎活动受限。抗结核 1 个月后为缓解患者症状，清除病灶，于 2017 年 2 月行胸 8、胸 9 椎体病灶清除术、椎管探查减压、钉棒系统内固定术，术中所见：左侧胸 8、胸 9 椎弓根均有骨质破坏，胸 8/ 胸 9 椎间盘破坏，胸 8、胸 9 椎体骨质大部分破坏、炎性肉芽肿大量增生，椎旁可见脓液。继续规律抗结核治疗，患者未发热，腹痛明显改善，复查胸片示内固定器固定良好。

【随访】

2 个月后患者复诊，精神、食欲可，无发热、腹痛，无不良主诉。复查胸椎 MRI 示 T_8、T_9 椎体呈内固定术后改变，无明显肿块影（图 15-5）。继续随访中。

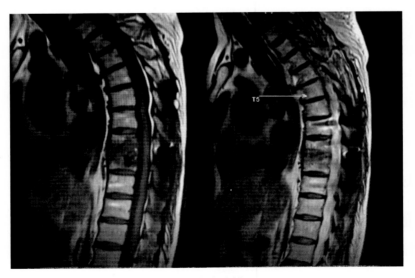

图 15-5　复查胸椎 MRI

T_8、T_9 椎体呈内固定术后改变，无明显肿块影

【疾病概要】

结核病是一种严重危害人类健康的疾病，病变可累及机体几乎所有器官，结核分枝杆菌通过血行或淋巴系统累及脊柱，而脊柱的椎体有松质骨含量多、血流缓慢、负重大等特点，造成了脊柱在骨结核中发病率最高。一般情况下，脊柱结核多表现为脊柱疼痛、后突畸形、脊神经压迫疼痛，只有极少数为腹部疼痛。脊柱结核引起的腹痛在临床上少见，且临床上腹痛多为腹腔内炎症、外伤和肿瘤等原因引起，腹腔外的原因容易被忽略，不被临床医师重视，容易被误诊、误治。

大多脊柱结核的诊断并不困难，结核病发病早期多伴有低热、盗汗、食欲缺乏、消瘦、倦怠等全身性中毒症状。大部分脊柱结核继发于肺结核，脊柱结核的局部症状多为轻微的持续性腰背部钝痛，幼儿常有"夜啼"现象。脊柱结核最早最基本的阳性体征之一就是"腰背僵"，若为颈椎结核有颈僵，胸椎结核有背僵，腰椎结核则有腰僵，虽然腰背僵不是脊柱结核的特异体征，但它为进一步追踪检查提供了重要线索和依据。X 线片对判断脊柱结核的病灶位置、范围、有无死骨、有无脓肿及病理性骨折有较大的帮助，但早期 X 线影像学上可表现为正常，一般情况下，脊柱骨质量要破坏达 30% 以上，才能在 X 线上反映低密度破坏区。CT 和 MRI 对骨质量和软组织变化较 X 线更为准确，螺旋式 CT 的三维重建可以从冠状面、矢状面及水平面多方位观察骨质破坏情况。

脊柱结核可以通过抗结核药物、休息及矫形器制动、手术来治疗。手术的指征是伴有椎体病变、有压迫神经、形成脓肿等情况。其治疗常用的抗结核药物为：异烟肼、利福平、乙胺丁醇、吡嗪酰胺联合治疗，疗程 12～18 个月。

【诊疗体会】

1. 腹痛多由腹腔内炎症、外伤和肿瘤等原因引起。当临床上遇见临床表现与病史不符时，除了考虑常见腹痛原因外，还要记得考虑腹腔外的疾病引起的腹痛。

2. 脊柱结核的诊断很大程度上依赖影像学检查，但早期 X 线影像学上可表现为正常，一般情况下，脊柱骨质量要破坏达 30% 以上，才能在 X 线上反映低密度破坏区，对怀疑脊柱结核患者应及时进行 CT、磁共振检查，以便早期诊断。

3. 患者入院体查时发现双肾区有叩痛，脊柱无压痛，但未行脊柱叩诊。在查体过程中，压痛仅表明病变较浅，叩痛说明病变较深。脊柱结核时，叩击痛明显大于压痛，该患

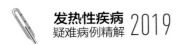

者双肾区叩击痛，形成了间接脊柱叩诊，实为脊柱叩击痛。脊柱检查是常见体检的一部分，但在工作中常常被遗忘，医师忽略脊柱检查是造成脊柱结核漏诊、误诊的重要原因。

（谭英征）

病例 16

发热伴颈部肿块，只现树木不现森林

【病史简介】

女性，57岁，无业，河南人。

主诉：间断发热2个月余。

现病史：2个月余前（约2017年12月10日）无明显诱因出现发热，体温最高达37.5℃，午后发热多见，持续数小时后可自行降至正常；无咳嗽、咳痰、盗汗、腹痛、腹泻、尿频、尿急、尿痛，无皮疹，偶有颈椎、右膝关节疼痛。2017年12月21日血常规（-），胸部CT示左肺上叶陈旧性炎症；应用"莫西沙星片、头孢唑肟钠、热毒宁"等治疗5天效差，体温高峰有上升，最高达38.9℃，发热时有畏寒，稍咳嗽，咳少量清痰，给予自备"布洛芬混悬液"后体温暂可降至正常，伴口干，无明显眼干，出现右膝关节肿胀，无明显疼痛，2017年12月28日查RF 809U/ml、ESR 79mm/h、CRP 53.1mg/L。为进一步诊治来我院。

自发病来，神志清，精神可，饮食、睡眠一般，大、小便如常，体重无明显变化。

既往史：7个月前外院行右侧三叉神经鞘瘤切除术，入院前2个月复查头颅磁共振（-）。

【阳性体征】

体温37.0℃，脉搏109次/min，呼吸23次/min，血压152/91mmHg，疼痛0分。

1. 右侧鼻唇沟消失，口角左偏，伸舌居中。

2. 颈椎、压痛、活动痛，右膝关节肿胀，无压痛、活动痛，双手远端指间关节见赫伯登结节。

3. 左侧颈部可见3cm×5cm包块，质韧，和周围组织分界尚清楚，活动度可，无明显压痛、活动痛。

【病例特点】

1. 中老年女性，发热 2 个月余。
2. **临床主要表现** 中低热度、颈部包块、颈椎、右膝关节疼痛。
3. RF、ESR、CRP 明显升高。

【初步诊断】

1. 发热、颈部包块、关节痛，原因待查：感染？结缔组织病？肿瘤？
2. 右侧三叉神经鞘瘤切除术。

【诊治思路】

从感染性发热的原因考虑，患者长期间断发热，体温高峰随时间推移逐渐升高，初期可自行降至正常，后期高峰持续时间延长且不能自行下降正常，使用多种抗生素、清热解毒药物无效，不支持普通感染性发热。从非感染性发热角度考虑：有颈部包块、关节疼痛，是否为结缔组织病、淋巴瘤、组织细胞增生症、多发性骨髓瘤等。

【鉴别诊断】

1. **结核病** 患者长期间断发热，发病初午后低热多见，可自行下降至正常，有间断咳嗽、关节疼痛，需要考虑结核菌感染的可能。

不支持点：患者无结核中毒症状，查胸部 CT 未见肺部结核感染证据，应用喹诺酮类抗生素无效，该患者需进一步完善结核感染的其他检查。

2. **结缔组织病中的干燥综合征** 患者发热、口干、右侧颈部包块、RF 高、关节肿胀，应用抗生素无效，不能排除干燥综合征等结缔组织病的可能，下一步需完善自身抗体、唇腺活检等检查。

3. **淋巴瘤** 患者长期发热伴 ESR 快、有颈部包块，如除外感染等因素时应警惕血液系统肿瘤如淋巴瘤。因此，本患者需要进一步行淋巴结超声、骨髓穿刺、颈部包块影像学检查进一步寻找病因。

4. **组织细胞增生症**

（1）窦性组织细胞增生症：伴块状淋巴结肿大，常表现为双侧颈部淋巴结无痛性肿大，除颈部淋巴结受累以外，余淋巴结或结外病变（皮肤、软组织、骨损害）可见于 40% 以上的患者。该病的组织学特点为组织细胞群的窦性增生，并与其他淋巴样细胞和浆细胞相混合。该患者需进一步行病理学检查鉴别。

（2）嗜血细胞性淋巴组织增生症：是一组以发热、全血细胞减少和肝脾肿大为特点的临床综合征，高甘油三酯血症、低纤维蛋白原和脑脊液中淋巴细胞增多为本病的典型表现。该患者需进一步完善常规、骨髓穿刺等检查了解情况。

5. **多发性骨髓瘤** 年龄 > 40 岁，临床表现为感染、颈部淋巴结肿大骨性肿块或软组织肿块、骨痛、贫血、肾功能不全、出血、神经症状、高钙血症、肝、脾肿大，需进一步完善肿块病理学检查、骨髓穿刺、颅骨及骨盆 X 线片进行鉴别。

【实验室检查】

1. **血常规** Hb 103g/L，NEU% 1.4%。

2. **PCT** 0.04ng/L。

3. **TB-ELISPOT** 阴性。

4. **痰培养及痰涂片** 阴性。

5. **血培养（需氧 + 厌氧）** 阴性。

6. **自身抗体** ANA（-），ANCA（-），抗 ENA 谱（-），抗 CCP（-），AKA（-）。

7. **唇腺活检** 阴性。

8. **外周血涂片** 淋巴细胞 16%，异型淋巴细胞 1%。

9. **泪液分泌试验、唾液流量测定** 阴性。

10. **免疫球蛋白三项** 正常。

11. **HLA-B27** 阴性。

12. **CA19-9** 97.24U/ml。

13. **右膝关节 X 线片** 右膝关节退行性骨关节病。

14. **浅表淋巴结彩超及左侧颈部肿块彩超** 双侧颈部、腋窝及腹股沟淋巴结偏大；左侧锁骨上窝淋巴结可见；左侧颈部见 37mm×15mm 低回声包块，内回声不均，呈分叶状，与左侧腮腺和颌下腺紧邻（图 16-1）。

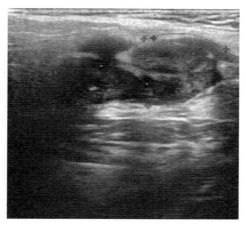

图 16-1 颈部包块彩超

低回声包块，分叶状，与周围组织紧密相邻

15. 骨髓穿刺 骨髓细胞学及流式细胞学检查未见明显异常。

【进一步分析】

目前的检查及检验结果，不支持结核、干燥综合征、淋巴瘤的诊断，是否考虑组织细胞增生症？针对该患者左侧颈部低回声包块，我们进一步行颈部包块穿刺活检、组织病理免疫组化：（左侧颈部）穿刺组织，结合免疫组化及组织形态，支持朗格汉斯细胞组织细胞增生症（图 16-2，图 16-3）。免疫组化结果显示 CD1a（+），S-100（+），Langerin（+），Vimentin（+），CD21（-），CD68（灶+），LCA（-），Ki-67（index 约 30%），CD117（-），CyclinD1（-）。抗酸染色未查见抗酸杆菌。患者间断有颈椎疼痛不适，未规范诊治，结合上述颈部包块组织病理学检查，是否考虑只是单纯的"颈椎病"？

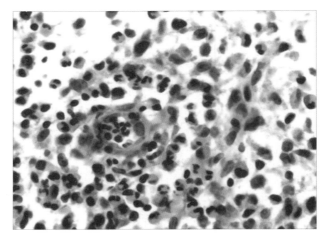

图 16-2 颈部包块病理（HE 染色，×400）

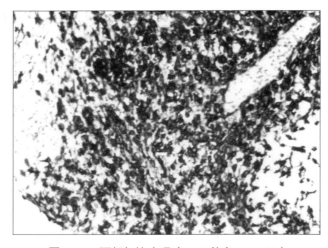

图 16-3 颈部包块病理（DAB 染色，×100）

【进一步检查】

1. 数字化摄影（digital radiography，DR） 颅骨、颈 5 椎体棘突、右股骨颈、左侧耻骨联合处多发骨质破坏（图 16-4 ~ 图 16-6）。

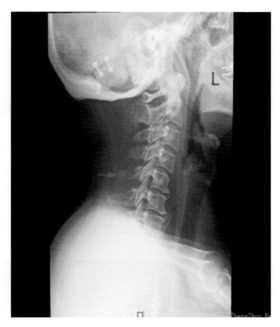

图 16-4　颈椎 X 线片

箭头示颈 5 椎体棘突骨质破坏

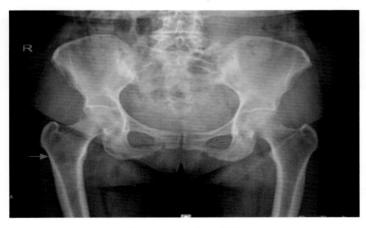

图 16-5　骨盆 X 线片

箭头示右股骨颈、左侧耻骨联合处多发骨质破坏

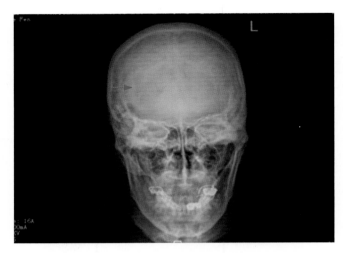

图 16-6　头颅 X 线片

箭头示颅骨多发骨质破坏

2. 颈部 CT 平扫 + 增强　齿状突、颈 5 ~ 颈 7 椎体及棘突、甲状软骨多发异常密度影并部分骨质破坏，周围软组织肿块（图 16-7）。

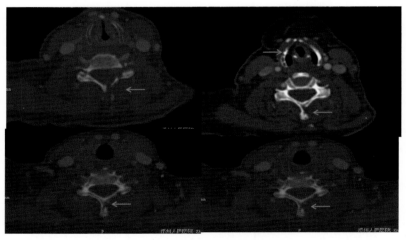

图 16-7　颈部 16 排 CT 平扫及增强

箭头示颈部椎体及棘突多发骨质破坏、软组织影

3. 颈椎棘突活检病理　骨骼肌及脂肪组织中散在组织样细胞，免疫组化提示朗格汉斯细胞组织细胞增生。

4. 全身 PET-CT

（1）C_3 ~ C_7、T_1 局部代谢活跃灶，部分呈溶骨性骨质破坏；双侧股骨上端椎管内代谢活跃灶。

（2）左上腹结肠脾曲、右下腹回肠末端局部肠壁增厚，并其旁不规则软组织结节及肿块影，代谢活跃。

（3）肝脏多发大小不一略低密度结节影，代谢活跃（图 16-8）。

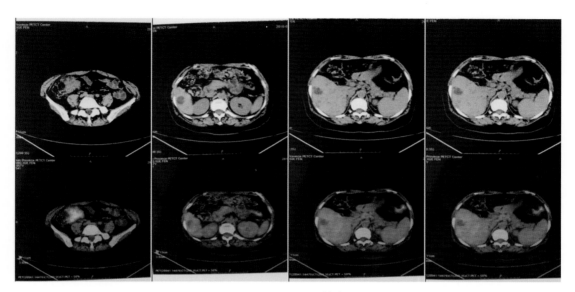

图 16-8　PET-CT 检查

肝脏多发低密度结节影，代谢活跃

（4）胃窦部局部胃壁增厚，局部代谢稍活跃。

（5）前上纵隔多发软组织结节影，代谢活跃；腹膜后多发软组织结节影，代谢活跃，多发淋巴结恶性病变不除外。

（6）左侧腮腺内软组织结节影，代谢活跃；舌前部及右侧位置处多发代谢活跃灶。

（7）蝶鞍内软组织结节影，代谢稍活跃，垂体瘤？

注：患者无胃肠道不适症状，上述 PET-CT 检查提示胃肠道有代谢活跃灶，为进一步明确有无胃肠道受累，给予行胃肠镜检查。

5. 肠镜检查及病理　降结肠近脾区可见一不规则增生，环绕肠腔约 1/2，伴溃疡形成。病理回示：（降结肠近脾区）朗格汉斯细胞组织细胞增生症。

6. 胃镜检查及病理　（胃窦小弯侧、胃底近贲门）黏膜急性及慢性炎。

【最终诊断】

1. 多系统朗格汉斯组织细胞增生症（淋巴结、骨骼、肝脏、结肠、腮腺、软组织），伴高危器官累及（肝脏）。

2. 膑骨关节炎。

3. 右侧三叉神经鞘瘤切除术后。

【诊断依据】

1. 颈部包块、颈椎棘突、胃肠镜活检病理异常。
2. 颅骨、下肢骨、骨盆和颈椎有骨质破坏。
3. 骨髓活检免疫组织化学提示非单克隆疾病。

【治疗及疗效】

诊断明确后，转血液内科进一步治疗，给予"克拉曲滨 5mg/m^2+ 阿糖胞苷 1.0g/m^2"化疗，共 6 个周期，治疗第一周期时患者体温得到控制。

【疾病概要】

朗格汉斯细胞组织细胞增生症（Langerhans cell histiocytosis，LCH）是上皮树突状细胞的一种克隆性疾病，发病机制一直尚未明确，对该病是免疫失调导致的反应性增生还是肿瘤性一直存在争议。该病发病率估计在 1/200 万～1/20 万，可以在任何年龄发病，但通常在 20 岁以前，急性弥漫性疾病好发于 3 岁以下的儿童，慢性单灶性或多灶性疾病好发于较大的儿童和成人。

临床表现多样，病变可孤立性、多灶性存在于单个系统，也可累及多个系统。皮肤损害常为首要症状，轻则仅表现为皮肤、单骨或多骨损害，重则表现为多个危险器官（肝、脾、肺和造血系统）的累及。几乎所有的 LCH 患者均有骨骼损害，呈溶骨性损害，单个骨病变多见，以头颅骨病变最多见，下肢骨、肋骨、骨盆和脊柱次之，颌骨病变亦相当多见，X 线检查示边缘不规则的溶骨性破坏，颅骨破坏从虫蚀样改变直至巨大缺损或呈穿凿样改变。值得注意的是，骨髓内一般没有朗格汉斯细胞，甚至侵犯多部位的 LCH 也难看到骨髓内有朗格汉斯细胞。CD1a 是确诊 LCH 的重要标记，CD207 可转化成 Birbeck 颗粒，电镜下发现 Birbeck 颗粒也是确诊 LCH 的重要指征。

该病根据受累器官、脏器不同而分为不同的临床类型，不同的疾病类型的治疗方法和预后也千差万别。轻者可观察、局部放疗、局部手术治疗，重症需全身化疗（单药或联合用药）、免疫治疗、骨髓移植等。本例患者累及淋巴结、骨骼、腮腺、肠道、软组织及高危器官肝脏，故给予了全身化疗方案。

【诊疗体会】

1. 临床发热原因多种多样，认真仔细的体格检查是基础，诊疗过程中加强医患沟通，完善诊治的各项检查。

2. 除去常见疾病所致的发热，还应注意少见病、罕见病所致的发热，该患者不是以皮肤损害为首发表现，且发病年龄较大，与该病常见临床表现不相符，复习相关文献，开拓思维，注意日常积累。

3. 悬而未解的问题　该患者病程中有 RF 明显升高，住院期间复查两次均明显升高，但目前检索文献尚未发现有关于 RF 和该病相关性的文献报道。

（史丽璞　桂银莉）

病例 17

间断发热伴畏寒，头绪难理

【病史简介】

女性，21 岁，镇医院护士，湖南省怀化市人。

主诉：间断性畏寒、发热 1 个月余。

现病史：患者自诉 2018 年 3 月 25 日无明显诱因出现畏寒、发热，体温最高达 39.0℃，发热无明显规律，无头痛、头晕，无恶心、呕吐，偶有咳嗽，无痰，经退热对症治疗（具体用药不详），体温可恢复正常，但易反复。曾于 2018 年 4 月 3 日就诊我院门诊，查血常规示 WBC 8.2×10^9/L，Hb 117g/L，NEU% 68%，LYM% 23.5%，PLT 117×10^9/L；ESR 86mm/h；胸片无异常。后间断性在当地静脉输液治疗（间断性阿米卡星、炎琥宁、头孢曲松、左氧氟沙星抗炎），体温可恢复正常，但停药后再次出现上述症状。后于 2018 年 4 月 26 日就诊当地卫生院，查血常规示 WBC 13.5×10^9/L，NEU% 73.5%，EOS# 9.9×10^9/L，CRP 35.9mg/L。予以抗炎等对症治疗，效果欠佳，现为求进一步诊治，遂于 2018 年 5 月 1 日来我院就诊，门诊以"发热查因"收入我科。

自起病以来，患者精神、食欲、睡眠尚可，大小便正常。

既往史：体健，无特殊疾病史。

【阳性体征】

入院查体未发现阳性体征。

【病例特点】

1. 青年女性，病程 1 个月余。
2. **临床主要表现** 畏寒、发热 1 个月余，无系统感染表现。
3. **炎症指标偏高** 白细胞增高，CRP 增高，ESR 增快。
4. 抗感染治疗无效。

【初步诊断】

发热待查：感染性发热（病毒感染？胞内菌感染？）。

【诊治思路】

患者属于经典不明原因发热（fever of unknown origin，FUO）：发热病程超过 3 周；体温多次超过 38.3℃；住院 1 周未能明确诊断。不明原因发热病因包括感染性疾病、非感染性炎症疾病（自身免疫性疾病、自身炎症性疾病）、肿瘤性疾病（血液系统恶性肿瘤、实体恶性肿瘤）及其他。此患者青年女性，长程发热，无自身免疫性疾病的表现如关节痛、皮疹、脱发等，实验室检查仅仅炎症指标轻度增高（CRP、ESR），外院抗菌治疗效果不佳。虽然发热，但是全身一般情况尚可，目前症状单一，倾向于感染性发热。感染性发热倾向于病毒感染、胞内菌感染及局限性感染。下一步应完善感染相关病原学检查、自身抗体谱、肿瘤标志物及胸腹部 CT，以找到潜在性诊断线索（potential diagnostic clues，PDC）。

【鉴别诊断】

1. **结核病**　不明原因发热病因中感染仍是第 1 位，在感染性疾病里面，结核仍不少见，尤其肺外结核。该患者年轻女性，ESR 增快，不能排除结核感染，但患者无结核感染典型中毒症状（盗汗、消瘦、慢性咳嗽等），不太支持该病的诊断，可进一步查胸腹部 CT、PPD 皮试、TB-IGRA 等进一步排除。

2. **自身免疫性疾病**　年轻女性的不明原因发热病因中，一定不要忽视自身免疫性疾病，自身免疫性疾病中的系统性红斑狼疮、干燥综合征、皮肌炎、多肌炎、系统性血管炎等均可以出现长程发热。患者虽然长程发热，但是没有关节痛、皮疹、多系统受累等自身免疫性疾病的表现，故该病可能性不大，可完善自身抗体谱、免疫球蛋白等进一步排除。

【实验室检查】

1. **血常规**　WBC 8.1×10^9/L，NEU% 70.2%，Hb 104g/L，PLT 300×10^9/L。

2. **CRP**　58.15mg/L。

3. **ESR**　74mm/h。

4. **PCT**　< 0.05ng/ml。

5. **铁蛋白**　234.3ng/ml。

6. **血培养（需氧 + 厌氧）**　阴性。

7. **抗 HIV**　阴性。

8. **TB-IGRA**　6.4pg/ml（参考值：0 ~ 14pg/ml）。

9. 血清 CMV、EBV-DNA 阴性。

10. 自身抗体谱 ANA（-），抗 dsDNA 抗体双法（-），ENA 谱均（-），ANCA（-），CCP（-）。

11. 免疫球蛋白及补体 IgG 13.8g/L，IgA 3.37g/L，IgM 1.99g/L，C3 1.32g/L。

12. UCG 目前心内结构未见异常，左室收缩、舒张功能测值正常。

13. 肺部 + 全腹部 CT

（1）右肺中叶及左肺上叶舌段少许炎性病变（图 17-1）。

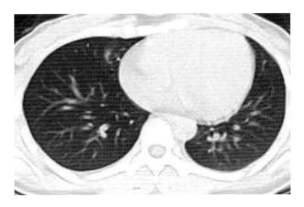

图 17-1 肺部 CT

（2）升结肠壁增厚，肠腔稍变窄。局部似见靶环征，考虑炎性病变，合并不全性肠套叠（图 17-2）。

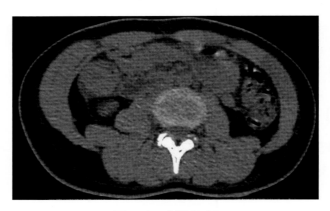

图 17-2 全腹部 CT

14. 骨髓涂片结果 骨髓增生明显 - 极度活跃。粒红比例偏低，巨核细胞多。骨髓活检病理未见异常。

15. 骨髓培养 阴性。

【进一步分析】

患者长程发热，症状单一，表现为炎性指标（CRP、ESR）增高，肺部 CT 提示右肺中叶及左肺上叶舌段少许炎性病变，但不能解释患者长程发热。患者升结肠壁增厚，肠腔稍变窄，是我们经过第一阶段初步检查发现的唯一线索。难道是肠道肿瘤引起的发热吗？引起不明原因发热的肿瘤性疾病包括血液系统恶性肿瘤，尤其是淋巴瘤、实体肿瘤及良性肿瘤，但是患者无腹痛、便血、大便形状改变等结肠肿瘤的任何临床表现，同时青年女性也不是肠道肿瘤的好发年龄。因此，升结肠壁增厚解释不了患者长达 1 个月高热。然而，在没有更多的线索情况下，我们只能对这一潜在诊断线索"纠缠"到底。进一步完善肿瘤标志物、腹部增强 CT 及肠镜检查，随后的肠镜提示结肠息肉，活检提示炎性改变，仍然解释不了患者发热原因。肠镜结果又让我们到了"山重水复"的地步，面对这一症状单一的 FUO 患者，我们重新梳理思路。综合患者所有的检查资料，我们的潜在诊断线索仍然集中在结肠病变。于是，我们进一步行内镜下肠道肿物切除及免疫组化检查。

【进一步检查】

1. **CA12-5、CA15-3、CA19-9、CA24-2**   正常范围。

2. **腹部增强 CT**   升结肠及结肠肝曲壁不规则增厚（图 17-3），考虑炎性病变、肿瘤性病变或其他？

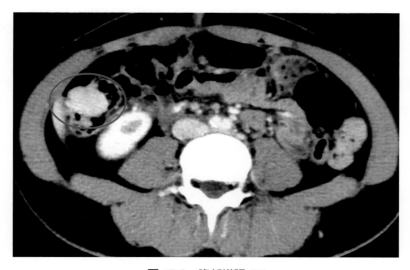

图 17-3   腹部增强 CT

3. **肠镜**   升结肠近肝曲见一肿物约 2.5cm×3.0cm×2.0cm 大小，表面结节，充血、糜烂、幕状蒂，活检 6 块。考虑结肠息肉——恶变待查（图 17-4）。

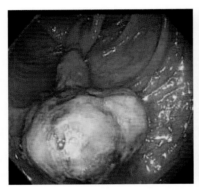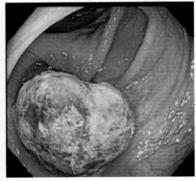

图 17-4　肠镜

4. 结肠镜肿物活检　送检组织见纤维组织增生及炎性细胞浸润，表面有糜烂、坏死及炎性渗出，肉芽组织增生（图 17-5）。

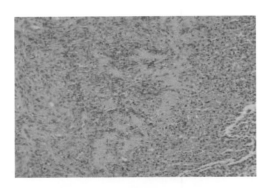

图 17-5　结肠镜肿物活检

5. 升结肠肿块切除后病检　肿块呈息肉样改变，内见梭形细胞增生，伴较多淋巴细胞浸润，有梭形细胞肿瘤可能（图 17-6）。

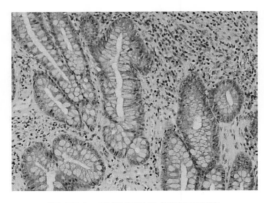

图 17-6　升结肠肿块切除后病检

6. **结肠肿块免疫组化结果**　符合炎性肌纤维母细胞性瘤，交界 - 低度恶性。CK（上皮 +++），CD117（-），Dog-1（-），CD34（血管 +++），SMA（灶 +），Des（-），Calponin（+），S-100（-），CD30（-），ALK（-），Ki-67（++30%），CD21（灶 +），CD23（灶 +），CD1a（-）（图 17-7）。

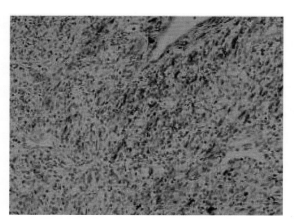

图 17-7　结肠肿块免疫组化结果

【最终诊断】

升结肠炎性肌纤维母细胞瘤。

【诊断依据】

病理明确诊断。

【治疗及疗效】

患者行内镜下结肠肿物切除后，体温很快恢复正常。因担心内镜下切除后有复发可能，患者出院后于 2018 年 6 月 4 日在湖南省肿瘤医院行升结肠区段切除＋美容缝合术。术后病理也证实为升结肠炎性肌纤维母细胞瘤。

【随访】

患者出院后体温一直正常，门诊复查 ESR、CRP 均正常。手术后半年电话随访病情无复发。

【疾病概要】

炎性肌纤维母细胞瘤（inflammatory myofibroblastic tumor，IMT）是一种少见独特的间叶性肿瘤，病因尚不清楚，多认为与感染、免疫及过敏等因素有关。多发生在四肢、头颈及躯干的真皮层内，儿童多见于肺。少数见于肌肉、腹腔、腹膜后及腹股沟等处。发生于结肠者极罕见，国内关于结直肠 IMT 的报道仅 7 例，其中结肠 4 例，直肠 3 例。

炎性肌纤维母细胞瘤临床表现取决于发病部位，起病多较隐匿，临床症状多由肿块本身及其压迫周围脏器引起，另可有发热、体重下降、疼痛、贫血、血小板增多、ESR 加快等，临床症状与恶性肿瘤相似，也可无任何临床症状，但均缺乏特异性，症状和体征往往在肿瘤切除后消失。实验室检查有贫血、血小板增多、ESR 增快及多克隆高球蛋白血症。组织学显示炎症背景下不同数量纤维母细胞、肌纤维母细胞、淋巴细胞、浆细胞、嗜酸性粒细胞和组织细胞，间质为黏液性、纤维血管性或胶原性。免疫组织化学可以证实 IMT 的免疫表型，排除其他诊断。

IMT 预后良好，绝大部分临床过程表现良性，病程惰性、迁延。临床上如考虑 IMT 诊断，即可避免不必要的根治性手术。通常可通过保守切除治愈，但边缘切除干净后仍可复发。不能切除的病变或复发性肺及头颈部病变，可选择皮质激素治疗。采用大剂量皮质类固醇和非皮质类固醇抗炎药物治疗，部分患者症状消退。一些病例建议采用放疗和化疗。现有资料显示，化疗和放疗对 IMT 疗效不明显。鉴于有恶性 IMT、远隔转移和多年后复发的病例，有必要对患者进行长期追踪随访。

【诊疗体会】

FUO 病因复杂，临床工作中一定要重视病情、检查指标动态变化，反复寻找潜在性诊断线索。病理诊断在不明原因发热诊断中具有重要作用，我们要创造一切可能的条件取得组织标本，尽可能做到病理诊断。该患者入院 20 余天才明确诊断，主要是没有重视升结肠壁增厚、肠腔稍变窄这一 CT 影像提示，没有及时行腹腔 CT 增强扫描及肠镜检查。我们检索 PUBMED 发现，以不明原因发热为主要临床表现的炎性肌纤维母细胞瘤仅有 2 例报道：一例 9 岁非洲女性儿童，她有发热和体重下降的病史，最初以不明原因发热入院，最终诊断胃 IMT，在切除胃部肿瘤后，体温恢复正常（JUMANNES S，SHOO A，MUMBURI L，et al. Gastric inflammatory myofibroblastic tumor presenting as fever of unknown origin in a 9-year-old girl[J]. Eur J Gastroenterol Hepatol，2017，29（1）：68-72.）；此外，复旦大学附属华山医院也报道了一例36岁女性结肠IMT患者表现为不明原因发热（ZHOU R，XIANG J，CHEN Z，et al. Fever of unknown origin as a presentation of colonic inflammatory myofibroblastic tumor in a 36-year-old female: A case report[J]. Oncol Lett，2014，7（5）：1566-1568.）。通过这一病例，也扩大了我们对FUO疾病谱的认识。

（周建亮）

病例 18

肾移植术后强敌来欺

【病史简介】

男性，42 岁，无业。

主诉：发热、头痛 1 个月。

现病史：患者 1 个月前在无明显诱因下出现发热，最高可达 40℃。发热前有畏寒，伴咳嗽、咳痰，间断出现头痛，患者自认为"感冒"，自服药物（具体不详），后症状稍缓解。

患者半个月前在我院肾移植门诊常规复查，发现血肌酐 600μmol/L。拟"移植肾功能不全、肾移植状态"收住泌尿外科。入院后先后给予"头孢哌酮 - 舒巴坦、亚胺培南 - 西司他丁钠、替考拉宁"等抗感染治疗，疗效不佳；患者在入院治疗过程中出现严重胸闷症状，转入 ICU 治疗，先后给予"亚胺培南 - 西司他丁钠、利奈唑胺"等抗感染治疗以及床边 CRRT 治疗，胸部 CT 示两肺粟粒样小结节影、肺水肿，CMV-DNA 与 EBV-DNA 低于检测下限，T-SPOT.TB 阴性，并行血培养检查，随后血培养提示"新型隐球菌，外周血隐球菌荚膜抗原 1 ∶ 640"，予以完善腰椎穿刺术，脑脊液隐球菌涂片阳性，加用氟康唑 200mg 静滴 q12h 治疗，我科会诊后于 2018 年 7 月 3 日由泌尿外科转入我科进一步治疗。

既往史：患者因肾终末期疾病于 2014 年 12 月 29 日在我院行亲属活体供肾移植术。患者术后半个月出院，移植肾彩超提示"移植肾小动脉轻度硬化、段动脉、叶间动脉频谱略顿"，后患者就诊于中国人民解放军东部战区总医院，行移植肾穿刺活检提示"移植肾急性排斥反应合并移植肾 IgA 肾病"，予抗排斥治疗，出院后血肌酐维持在 200μmol/L 左右。

【阳性体征】

体温 38.0℃，脉搏 92 次 /min，呼吸 20 次 /min，血压 149/92mmHg。

神清，精神差，呼吸平稳，胸骨无压痛，双肺呼吸音低，可闻及湿啰音，颈亢，布氏征及克氏征可疑阳性。

【病例特点】

1. 中年男性，异体肾移植状态，亚急性起病。
2. 临床表现为头痛、发热、查体颈亢，布氏征及克氏征可疑阳性。
3. 双肺呼吸音低，可闻及湿啰音。
4. 腰穿提示脑脊液压力高，隐球菌荚膜多糖抗原（＋），墨汁染色（＋），脑脊液常规与生化结果异常。
5. 外周血培养示新型隐球菌。
6. 肺部 CT 示两肺多发结节样病灶。

【初步诊断】

隐球菌败血症，播散性隐球菌病（隐球菌性脑膜炎、肺隐球菌病），异体肾移植状态，移植肾功能不全，重度贫血，肺水肿。

【诊治思路】

患者异体肾移植术后，长期口服糖皮质激素、免疫抑制剂，临床表现为头痛、发热，查体发现脑膜刺激征可疑阳性，双肺呼吸音低，可闻及湿啰音。腰穿提示脑脊液压力高，隐球菌荚膜多糖抗原（＋），墨汁染色（＋），脑脊液常规与生化结果异常；外周血培养示新型隐球菌；肺部 CT 示两肺多发结节样病灶。结合患者病史、症状体征以及实验室辅助检查结果，诊断明确。

【鉴别诊断】

1. **结核性脑膜炎**　通常有肺结核原发病灶并有结核中毒症状，四季皆可发病，血及脑脊液中 ADA 升高，脑脊液中蛋白含量明显升高及头颅 MRI 示颅内多发点状或环形强化灶。

2. **流行性乙型脑炎**　夏季发病多见，有很强的季节性，由乙型脑炎病毒引起，猪是本病的主要传染源，多发生于 10 岁以下儿童，可完善相关检查以排除。

3. **化脓性脑膜炎**　典型的化脓性脑膜炎脑脊液细胞数明显升高，为 $1\,000 \times 10^6 \sim 10\,000 \times 10^6$/L，涂片和培养可找到细菌，其中流行性脑脊髓膜炎多见于冬、春季，大多有皮肤、黏膜的瘀点、瘀斑，其他细菌所致者多有原发病灶，根据患者脑脊液检查和培养结果可排除。

【实验室检查】

1. 血常规与 CRP、PCT 结果 见表 18-1。

表 18-1 血常规与 CRP、PCT

外周血	WBC（×10⁹/L）	NEU%（%）	Hb（g/L）	PLT（×10⁹/L）	CRP（mg/L）	PCT（ng/ml）
2018 年 7 月 4 日	7.93	92.24	62	345	240	16.43
2018 年 7 月 25 日	3.64	79.11	34	168	24	2.36
2018 年 8 月 6 日	4.53	76.3	33	122	28.67	0.74
2018 年 8 月 22 日	2.47	66	40	153	7.7	0.276
2018 年 9 月 7 日	2.58	71.3	52	106	2.9	-

2. 脑脊液检查结果 见表 18-2。

表 18-2 脑脊液检查

脑脊液	隐球菌荚膜多糖抗原滴度	墨汁染色	脑脊液白细胞计数（×10⁶/L）	脑脊液蛋白（g/L）	脑脊液葡萄糖（mmol/L）
2018 年 7 月 4 日	1∶640	阳性	39	0.94	1.8
2018 年 7 月 25 日	1∶160	阴性	41	0.66	2.31
2018 年 8 月 6 日	1∶160	阴性	24	0.7	2.42
2018 年 8 月 22 日	1∶40	阴性	39	1.38	3.12
2018 年 9 月 7 日	1∶20	阴性	21	0.79	2.13
2018 年 10 月 18 日	1∶5	阴性	9	0.44	3.85
2019 年 2 月 25 日	阴性	阴性	7	0.47	2.61

【进一步分析】

患者诉 7 月 16 日开始出现低热症状，体温最高达 37.5℃，多出现于透析后，并且导管周围皮肤有红肿表现，故考虑导管相关性感染。

【最终诊断】

隐球菌败血症，播散性隐球菌病（隐球菌性脑膜炎、肺隐球菌病），异体肾移植状态，移植肾功能不全，重度贫血，肺水肿，导管相关血流感染。

【治疗及疗效】

1. 针对隐球菌脑膜炎、肺隐球菌病的治疗

（1）抗真菌治疗：两性霉素 B 脂质体 50mg qd（自 10mg/d 渐增至 50mg/d）静滴联合氟胞嘧啶 5g 口服（分早晨口服 3 片，中午口服 3 片，晚上口服 4 片）。

（2）对症支持治疗：甘露醇脱水降颅压，奥美拉唑护胃、碱化尿液、护肾、纠正电解质紊乱等。

2. 尿毒症治疗

入院后，患者出现严重低氧血症症状，咳白色泡沫样痰，两肺湿啰音；结合患者病史，考虑肺水肿，血透中心会诊后，立即行血液透析治疗后，患者缺氧症状明显好转。此后，患者每周二、周四、周六规律进行血液透析治疗。

3. 并发症治疗

（1）发热：患者诉 7 月 16 日开始出现低热症状，体温最高达 37.5℃，多出现于透析后，并且导管周围皮肤有红肿表现，故考虑导管相关性感染。治疗上，一方面更换透析导管，另一方面抗感染方案为哌拉西林 - 他唑巴坦 2.28g 静脉滴注 q8h 联合利奈唑胺片 0.6g 口服 q12h 抗感染治疗。

（2）视物模糊，视物有重影，考虑：①视神经受损，新型隐球菌易侵犯中枢神经系统，视神经受累常见；②高颅压，患者多次复查的腰穿提示脑脊液压力 > 320mmH$_2$O，考虑高颅压致视物模糊不能排除。请眼科门诊会诊：眼底镜检查发现双眼底视盘水肿明显。治疗上，每周 1 次腰椎穿刺引流脑脊液，同时给予地塞米松 5mg 静推冲击治疗，1 周后改为甲泼尼龙片 20mg 口服维持治疗，疗程为 1 周时间，每周减 4mg 直至减完。

（3）贫血：患者复查血常规提示血红蛋白下降明显，2018 年 7 月 19 日血常规示血红蛋白 36g/L，考虑为肾性贫血及两性霉素 B 和氟胞嘧啶引起的不良反应，一方面积极给予输注红细胞及注射重组人促红细胞生成素等对症治疗，另一方面将两性霉素 B 降至40mg/d、5- 氟胞嘧啶降至 4g/d。随后复查的血常规提示，血红蛋白有所恢复。

【疾病概要】

隐球菌是引起免疫缺陷患者中枢神经系统感染的重要病原体之一，隐球菌脑膜炎在任何年龄组都可以发生，以 20 ～ 50 岁最为多见，发病率男性高于女性。隐球菌导致的中枢神经系统感染通常起病隐匿，突出的临床表现为剧烈头痛，可不伴有明显发热，虽然好发于中枢，也可见于皮肤、肺部、骨骼等多处组织、器官感染。该病可达到 40% 以上的死亡率，治疗过程漫长、曲折。

直接镜检：脑脊液墨汁染色直接镜检，是最简单、最便捷的诊断新型隐球菌感染的方法，通常检测的阳性率约为 70%。除脑脊液标本之外，在血标本涂片、

骨髓标本涂片甚至组织活检标本也可以发现隐球菌。

培养：由于新型隐球菌生长时间较长，脑脊液中含量低，因此可以考虑通过多次反复送检行培养检查，以提高病原体检测结果的阳性率。在 HIV 患者以及长期大剂量使用糖皮质激素和（或）免疫抑制剂、化疗放疗后、干细胞移植术后、器官移植的患者，行血培养检查是非常必要的。

免疫学检查：针对新型隐球菌荚膜多糖抗原进行检测，具有特异性强、灵敏度高的特点，尤其对于墨汁染色阴性、培养阴性的患者具有非常重要的意义。

治疗：主要为抗真菌治疗，其次为对症支持治疗。抗真菌治疗通常分为 3 个阶段，即诱导期治疗、巩固期治疗、维持期治疗。选择的治疗药物主要包括两性霉素 B 或两性霉素 B 脂质体、氟胞嘧啶、氟康唑、伏立康唑等。

【诊疗体会】

1. 该患者为器官移植受者，根据我国2018年《隐球菌感染诊治专家共识》推荐意见：诱导期治疗首选脂质体 AmB（每日 3 ~ 4mg/kg）或 ABLC（每日 5mg/kg）+ 氟胞嘧啶（每日 100mg/kg），疗程 4 ~ 6 周。需特别注意的是，对于病情危重的患者，疗程可适当延长（＞ 10 周）。由于该患者脑脊液隐球菌荚膜多糖抗原滴度较高、多器官受累、病情危重，故延长诱导期治疗至 10 周。

2. 患者经抗真菌治疗后体温正常 1 周后再次升高，多发于透析后考虑导管相关性感染。据文献报道，约 2/3 的导管相关性感染由革兰阳性菌引起，常见有表皮葡萄球菌、金黄色葡萄球菌、肠球菌等；其中耐甲氧西林金黄色葡萄球菌（MRSA）占绝大多数，但近年来革兰阴性菌及真菌感染有增多的趋势，且革兰阴性菌中超广谱 β- 内酰胺酶类（ESBLs）菌株亦有增多趋势。抗感染方案的选择上，用万古霉素 + 另一种具有抗革兰阴性病原体能力的抗生素（如氨基糖苷类、第三代头孢菌素等）的经验性治疗是有效的；但患者肾功能较差，故选用对肾脏毒性较小的利奈唑胺联合哌拉西林 - 他唑巴坦抗感染治疗。

3. 该患者在治疗的过程中出现视力下降、视物模糊等情况，考虑与隐球菌性脑膜炎所引起的高颅压相关，及时、有效地控制高颅压和抗隐球菌是治疗的关键，处理高颅压的方法有：①药物治疗，如糖皮质激素、利尿剂、甘露醇等；②脑脊液引流，对于各种顽固性高颅压有效，也可通过连续的腰穿间断引流脑脊液、腰椎置管引流、脑室腹腔分流。腰穿间断引流脑脊液是目前最有效、快速的降颅压方法，可每周行 1 次腰穿引流脑脊液，也可根据患者脑脊液压力情况调整治疗方案。

脑脊液引流降压：脱水药联合反复腰穿放液仍是国内目前治疗隐球菌性脑膜脑炎颅内

压增高的常用方法：①反复腰穿引流：如果脑脊液压力持续升高 ≥ 250mmH$_2$O 并出现头痛等颅内压增高症状，可以每天或隔日重复行腰椎穿刺术缓慢引流脑脊液，让脑脊液压力尽快减压 50% 或达正常压力，操作时需严格无菌操作，须注意使颅内压缓慢下降。②置管持续外引流：置管外引流术分为侧脑室引流及腰大池置管引流。如短期内频繁腰椎穿刺不能控制脑脊液压力者，可采用外引流术持续引流脑脊液，能在短时间内减轻患者脑膜刺激症状，减少脑疝形成风险，在一定程度上加强引流减少患者蛛网膜粘连，降低脑积水的发生率，明显改善预后。两种方法均需术前评价影像学及凝血情况以预防脑疝和出血的发生，严格无菌操作，加强护理，防治继发感染。

4. 两性霉素 B 的毒性较强，该患者在治疗过程中出现以下问题：

（1）顽固性低钾血症：患者尿毒症一直规律血透，每日尿量 < 400ml，不建议静脉补钾，治疗上每次透析过程中补充 1.57 ~ 2.62g 不等剂量的钾，同时口服氯化钾缓释片 1.5g/d（钾的含量 0.78g/d）。一般补钾量为，轻度低钾按 0.15 ~ 0.2g/kg；中度低钾按 0.2 ~ 0.3g/kg，或每日补氯化钾 6 ~ 8g；重度低钾按 0.3 ~ 0.4g/kg。若非透析的患者，需补充大剂量钾时可通过深静脉微量泵入的方式，一般为生理盐水 30ml+10% 的氯化钾 20ml（浓度为 4%），以 25ml/h 泵入，并结合患者的血钾情况调整补钾速度及频次。

（2）贫血：治疗上，一方面积极给予输注红细胞改善患者贫血症状，另一方面减少两性霉素 B 脂质体及 5- 氟胞嘧啶的用量，减轻不良反应。

（3）肾损害：因该患者目前是规律血透维持治疗，基础肾功能较差，治疗过程中出现严重肾损害，可每日血透来改善患者肾功能情况。

综上所述，在使用两性霉素 B 脂质体治疗过程中，应每周 2 次监测血常规、肝肾功能、血电解质等情况。

（程　君）

病例 **19**

外伤后寻觅隐匿的祸源

【病史简介】

女性，14 岁，学生，陕西省汉中市人。

主诉：外伤 40 天，发热 30 天。

现病史：40 天前（约 2017 年 2 月 2 日）患者于漆黑的夜晚骑滑板车时与停靠在路旁的车辆相撞，甩出数米，头面部最先着地，导致多处创伤，有"重度脑损伤、SAH、多处颅骨骨折、闭合性胸部伤、闭合性腹部伤、肠梗阻、头面部及全身多处软组织伤"等。立即就诊于当地医院，因病情危重，收住 ICU 救治，期间有气管插管及留置导尿史。经积极治疗，生命体征基本平稳。然而在 30 天前（2017 年 2 月 12 日）出现发热，测体温最高达 40℃，伴寒战，偶有头晕、头痛，无恶心、呕吐，无咳嗽、咳痰，无腹泻，无尿频、尿急等不适。当地医院查血常规示 WBC 12.14×10^9/L，NEU# 10.17×10^9/L，NEU% 83.8%；PCT 1.0ng/ml；甲流阳性；真菌、结核、布鲁氏菌病、疟疾、伤寒实验室检查未见异常；腰穿脑脊液检查正常，脑脊液核素显像未见明确脑脊液鼻漏表现；胸部 CT 示左侧包裹性胸腔积液，左肺上叶后段及下叶背段渗出性病变；腹部 CT 示右下腹及盆腔右侧回肠结构紊乱，肠管分界欠清，周围脂肪间隙渗出。先后给予利巴韦林、头孢哌酮 - 舒巴坦、美罗培南、奥司他韦等抗感染，并间断使用激素控制体温，复查血常规及 PCT 有所下降，但仍有发热。

既往史：既往体健。

【阳性体征】

体温 38.1℃，脉搏 120 次 /min，呼吸 24 次 /min，血压 135/72mmHg。

1. 急性热病容，精神差，头皮、颜面部、颈部、腹股沟、下肢可见多处瘀斑。

2. 心率偏快。双肺呼吸音粗，左肺底呼吸音稍减低，可闻及湿性啰音。右下腹压痛阳性，无反跳痛。

【病例特点】

1. 青年女性，有外伤史，存在多处创伤。

2. **临床主要表现**　发热，头痛；双肺呼吸音粗，左肺底呼吸音稍减低，可闻及湿性啰音；右下腹压痛阳性。

3. 左侧包裹性胸腔积液，左肺上叶后段及下叶背段渗出性病变；右下腹及盆腔右侧回肠结构紊乱，肠管分界欠清，周围脂肪间隙渗出。

【初步诊断】

发热待查：感染？吸收热？

【诊治思路】

导致患者发热的原因是什么呢？首先，考虑车祸后存在多处皮肤软组织伤，是否为车祸后创伤处坏死组织吸收所致发热呢？其次，考虑存在车祸应激下抵抗力下降、脑屏障及肠黏膜屏障功能破坏、长时间入住 ICU、气管插管及留置导尿史、间断使用激素等感染高危因素，是否为感染所致发热呢？尤其是外院使用长时间广谱抗生素，是否合并真菌或耐药菌感染呢？若是感染所致发热，需进一步寻找感染的部位及病原。

【鉴别诊断】

1. **吸收热**　创伤所致发热即无菌坏死物质吸收所致发热，有以下特点：常于第 1 ~ 3 天出现，持续 2 ~ 3 天；多于午后至傍晚体温升高，体温一般 ≤ 38.5℃；受损组织吸收完毕后，症状即消失。该患者间断发热已 30 余天，距外伤已 40 余天，最高体温可达 39℃ 以上，可排除吸收热。

2. **感染性发热**　由各种病原体，如细菌、病毒、真菌、支原体、立克次体、螺旋体等侵入机体所致。发病机制是由于病原微生物的代谢产物或其毒素作用于白细胞而产生并释放内源性致热源，通过血 - 脑屏障直接作用于体温调节中枢，使体温调定点上移，从而引起发热。感染性发热以细菌引起者占多数，病毒次之。该患者存在感染的高危因素，感染所致发热需高度警惕，进一步完善实验室及相关影像学检查。

【实验室检查】

1. **血常规**　WBC 12.23×10^9/L，NEU% 89.9%，NEU# 10.99×10^9/L。

2. **ESR**　79mm/h。

3. **PCT**　1.2ng/ml。

4. **CRP**　146mg/L。

5. **血培养及尿培养** 阴性。

6. **骨髓** 骨髓培养（-），骨髓涂片为感染性骨髓象。

7. **G 及 GM 试验** 阴性。

8. **巨细胞病毒检测** CMV-DNA 1.22×10^2/L，CMV-IgM（+）。

9. **呼吸道病毒八项** 阴性。

10. EBV-DNA 阴性。

11. **自身抗体谱、ANCA、RF、CCA、免疫八项、血清蛋白电泳、淋巴细胞亚群** 阴性。

12. **甲状腺** 甲状腺功能正常，甲状腺超声未见明显异常。

13. **肿瘤标志物全套** 阴性。

14. **头＋胸＋全腹 CT** 未见实体肿瘤。

15. **妇科超声** 正常。

16. **脑脊液检查（2017 年 3 月 16 日）** 压力 160mmH$_2$O，外观无色混浊，无凝块，潘氏试验（+），WBC 122×10^6/L、LDH 110ng/ml、CL 114.6mmol/L、蛋白 0.1g/L、TB-DNA、CMV-DNA、EBV-DNA、HSV-Ⅱ、脑脊液培养、隐球菌两项均正常。

17. **胸部 CT（2017 年 3 月 16 日）** 左侧胸腔积液伴左肺上叶后段、下叶背段及后基底段炎症并肺膨胀不良（图 19-1）。

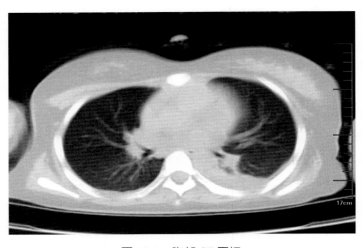

图 19-1 胸部 CT 平扫

18. **腹部立卧位 X 线片** 腹腔肠管扩张明显，中腹有气液平面存在，提示不全性肠梗阻征象。

19. **腹部 CT（2017 年 3 月 16 日）** 除肠梗阻外，可见右下腹回肠结构紊乱，肠管分界欠清，腹腔淋巴结肿大（图 19-2）。

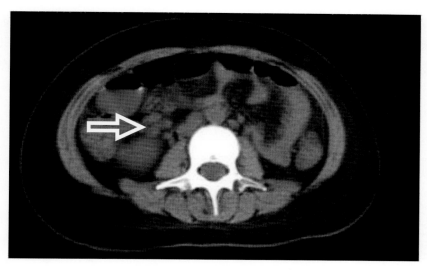

图 19-2 全腹部 CT 平扫

【进一步分析】

已有的检测结果，不支持真菌感染和结核病。

分析病情：血象及 PCT 明显升高，考虑细菌感染可能；CMV 定量升高，IgM 阳性（虽然 CMV 感染多为潜伏性感染，原发感染后病毒可长期潜伏在宿主体内，但当宿主免疫功能受抑制时，潜伏性病毒再活化导致感染发生），考虑存在 CMV 感染。感染性发热明确，寻找原发灶：①外伤后胸部闭合伤，ICU 住院时间较长，长期卧床，且有气管插管史；入院时查体双肺呼吸音粗，左肺底呼吸音减低，可闻及湿性啰音，实验室检查血象及 PCT 升高；胸部 CT 示左侧胸腔积液伴左肺上叶后段、下叶背段及后基底段炎症并肺膨胀不良。上述支持肺部感染，然而将我院胸部 CT 与外院进行对比，发现肺部病变并无显著变化，推测肺部感染并非发热的唯一原因。②车祸后颅脑挫伤、SAH，存在血 - 脑屏障破坏；多处颅骨骨折，虽外院 CSF 核素显像未见明确脑脊液鼻漏表现，但仍不能完全排除脑脊液鼻漏或者耳漏的可能；发热时伴头痛；脑脊液检查示白细胞计数升高，结合前期血 CMV 载量升高，考虑存在中枢神经系统感染，且病毒感染可能性大。③车祸后腹部闭合伤、肠梗阻等，腹部立卧位 X 线片示不全性肠梗阻征象（不全性肠梗阻形成，考虑可能与创伤后腹腔有少量的出血渗液，炎症吸收后局部肠管粘连有关），而肠梗阻往往有继发腹腔感染的可能；入院时查体右下腹压痛阳性，腹部 CT 除提示肠梗阻外，可见右下腹回肠结构紊乱，肠管分界欠清。考虑外伤造成腹腔肠管损伤，可能合并腹腔局部感染。④无尿路刺激症状，尿常规、涂片及培养正常，不支持泌尿系感染。

考虑外院长时间使用头孢哌酮 - 舒巴坦钠抗感染，后期虽更换为美罗培南，但使用时间较短，对比我院及院外体温情况，可见体温峰值较院外有所下降，故根据既往抗生素使用情况、治疗应答及感染部位，2017 年 3 月 17 日选择延续外院美罗培南抗感染，同时加用更昔洛韦抗病毒。疗效观察及血常规情况见图19-3和图19-4。2017年3月23日复查腰穿脑脊液示白细胞计数降至正常，余指标均正常；同时，复查胸部CT示胸腔积液及左肺炎症明显吸收；腹部立卧位示膈下无游离气体，肠管内未见气液平面，部分肠管扩张积气明显。

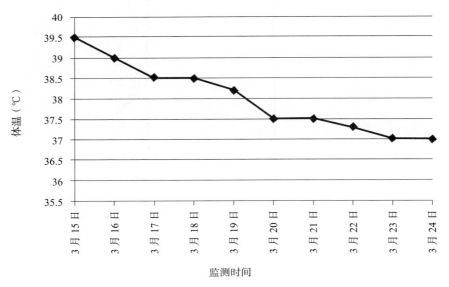

图 19-3 治疗期间体温变化情况

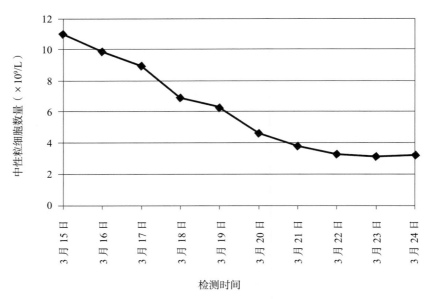

图 19-4 治疗期间中性粒细胞计数变化情况

随着各项指标好转，我们正准备将抗感染治疗方案降阶梯，然而就在这时，患者出现了新的问题。2017 年 3 月 25 日进食 2 小时后再次出现发热，体温达 39.6℃，伴寒战，感右下腹疼痛较前加重，查体右下腹压痛明显，无反跳痛。再次出现发热的原因是什么呢？

急查血常规示 NEU# 8.55×10^9/L，NEU% 85.2%；CRP 76mg/L；ESR 32mm/h；PCT 3.5ng/ml；立即抽取双侧

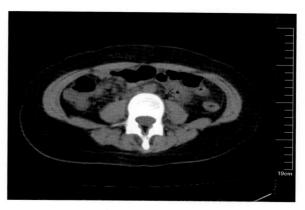

图 19-5 全腹 CT 平扫

双套共 4 瓶血培养；复查腹部 CT 示回肠结构紊乱，周围间隙模糊不清，小肠黏膜多发渗出（图 19-5）。2017 年 3 月 29 日血培养结果回报大肠埃希菌阳性，且该菌为耐碳青霉烯类抗菌药物的肠杆菌科细菌（CRE）。

为寻找 CRE 来源，对患者同时行肛拭子培养，最终获得与血培养同样的细菌，考虑 CRE 来源于肠道。肠道来源的 CRE 为什么会入血呢？可能是由于外伤后存在肠管损伤，肠黏膜屏障功能受损，导致细菌入血。目前，对于 CRE，可选择的抗菌药物主要有以下几类：碳青霉烯类抗生素、替加环素、磷霉素、阿米卡星、多黏菌素、头孢吡肟或头孢他啶 - 克拉维酸、头孢他啶 - 阿维巴坦。

2017 年 3 月 29 日结合药敏试验停用美罗培南，更换为阿米卡星 + 磷霉素 + 替加环素联合抗感染治疗；且更昔洛韦使用已 12 天，病毒学指标正常，故停用。疗效观察、血常规及 PCT 情况见图 19-6 ～ 图 19-8，期间行 2 次双侧双套血培养均阴性。

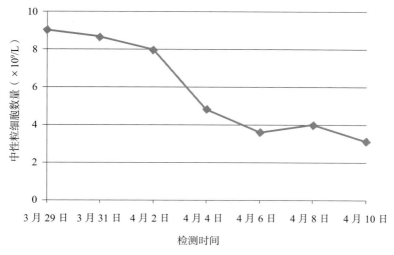

图 19-6 中性粒细胞计数变化情况

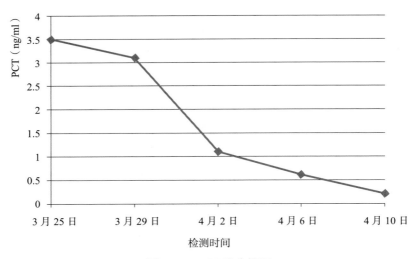

图 19-7 PCT 改变情况

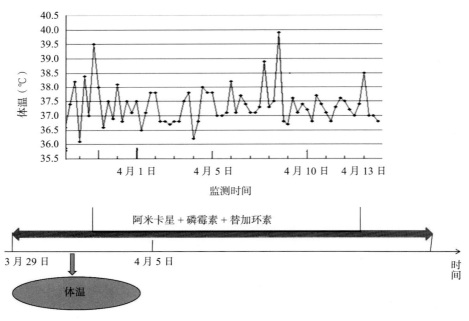

图 19-8 更换抗感染方案后体温变化情况

体温始终未降至正常，且 2017 年 4 月 5 日由禁饮食改为进少量流食后，再次出现右
下腹显著疼痛，体温峰值较前升高

进食、发热、腹痛三者间存在着什么样的关联？这是第二次发热以来一直困扰我们的
一个问题。在此过程中，因动态监测 WBC 计数、PCT 持续正常，血培养阴性，于 2017
年 4 月 16 日停用三联抗生素（共使用 19 天），停药后感染指标、体温峰值、腹痛情况与
前无明显变化。

为明确进食、腹痛、发热的关系，回顾入院后多次腹部及盆腔 CT 检查，发现一个共同特点：回肠结构紊乱，肠管分界不清，周围脂肪间隙渗出明显，存在腹腔淋巴结肿大。考虑是否存在肠瘘或者腹腔深部脓肿，进食后肠内容物外漏，肠道蠕动增加，刺激局部，导致发热、腹痛出现。拟行腹腔探查或消化道钡餐透视明确诊断。经全院会诊，权衡利弊并与家属沟通，2017 年 5 月 4 日行消化道钡透检查，可惜并未发现明显异常。

患者仍存在进食后右下腹轻微腹痛，体温升高。考虑与局部肠管粘连、进食后肠蠕动有关，给予非甾体类抗炎药对症处理，并辅以康复治疗，促进肠功能恢复。继观病情变化。2017 年 5 月 15 日出现右下腹疼痛加重，伴恶心、呕吐，且停止排气、排便，立即给予禁饮食。同时复查腹部 CT 提示部分肠管扩张，其内可见气液平面，符合肠梗阻表现；右下腹及直肠近端肠管堆积，周围结构模糊、分界不清，管壁增厚，周围脂肪间隙渗出，提示右下腹存在一定病变（图 19-9）。

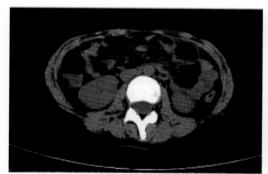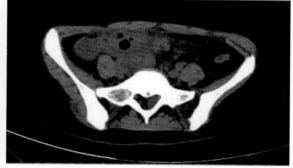

图 19-9　全腹 CT 平扫

次日腹痛加重，且出现新的症状，即小便疼痛，尿液内可见肠内容物，我们考虑存在回肠和膀胱之间的内瘘。

【进一步检查】

联系普外科行腹腔探查，可见回盲部系膜破裂，裂口大小约 5cm×1cm，回肠末端有一长约 1cm 破口，挤压近端肠管后有粪臭味气体排出，考虑回肠与膀胱、输尿管等形成内瘘。于瘘口两侧约 5cm 处横断回肠，留取标本，病理结果：回肠肠壁组织慢性炎伴肉芽组织及局限性脓肿形成。

【最终诊断】

1. 肺部感染。
2. 中枢神经系统感染。

3. 脓毒血症。

4. 腹腔深部脓肿。

5. 肠瘘。

【诊断依据】

肠瘘及腹腔深部脓肿：术中所见，病理示局限性脓肿形成。

【治疗及疗效】

行回肠部分切除＋吻合术＋阑尾切除术。术后给予抗感染治疗，并加强护理，精神逐渐好转，食欲增加，腹痛消失，体温恢复正常。

【随访】

现已恢复正常的学习和生活。

【疾病概要】

闭合性腹部损伤致小肠破裂是常见的腹部外伤，其发生率高达 18.9% ~ 26.1%。因脚踢、膝顶或车把撞击等钝性暴力所致的小肠破裂，由于腹部解剖结构、致伤物的特殊性以及衣着等因素，常缺乏腹壁损伤特征，难以判断。闭合性肠破裂的机制主要是挤压、爆裂、牵拉。钝性暴力作用腹部所致的小肠破裂常在对系膜缘，小肠的固定部位如空肠上段、回肠末段及肠粘连处更易破裂；且小肠破裂常因裂口小、黏膜外翻、肠内容物填塞、大网膜覆盖等因素的影响，导致早期症状隐匿、体征不典型，容易被忽视而延迟误诊。

该患者内瘘形成的原因：外伤早期，小肠浆膜层存在损伤，但由于肠功能受抑制，暂无破裂；随着肠道功能逐渐恢复，小肠功能优先得以恢复，进食后肠道扩张，肠蠕动增强，局部出现破裂，肠内容物外漏，局部包裹，形成脓肿，起初仅表现为发热和局部疼痛；持续性进食，肠道扩张蠕动，脓肿加重，于局部形成内瘘，出现后期症状。

【诊疗体会】

1. 疾病进展过程中，不同阶段导致其发热原因不同，积极寻找病因，对因治疗。
2. 关注患者不适，注重异常指标，顺藤摸瓜。

（任丹凤）

病例 20

要命的发热、皮肤溃烂

【病史简介】

男性，53 岁，打工人员，河南省鹤壁市人。

主诉：反复发热、皮肤结节、溃烂 8 年。

现病史：8 年前（2009 年）无明显诱因患者左侧腋窝出现一玉米粒大小的圆形包块，包块逐渐增大至鸡蛋大小，伴发热、寒战，体温最高为 38.5℃，随后出现疼痛，难以忍受，就诊当地医院手术治疗（具体诊疗不详，患者口诉未行病理检查）。

5 年前（2012 年）前胸壁出现一包块，性状同前，给予中药（具体用药不详）后好转。

2 年前（2015 年）右肘内下侧皮肤出现包块，水疱伴溃破，在打工当地住院诊疗，期间发现血糖高，给予抗炎、降糖及对症支持治疗后好转出院。

5 个月前（2016 年 10 月）左足跟部皮肤出现水疱并溃烂蔓延，皮肤破溃后有明显疼痛，伴发热（体温最高达 38.5℃）、寒战，当地医院住院治疗后好转（用药不详）。

半个月前（2017 年 1 月 18 日）左腰部再次出现上述水疱，逐渐增大至苹果大小，溃烂后迅速蔓延，向上至接近腋窝处，下至腹股沟及大腿后侧（图 20-1A），症状同前，伴发热寒战（体温最高达 40℃），当地医院行血培养提示"产碱假单胞菌"，先后予以"阿米卡星、庆大霉素、替硝唑、左氧氟沙星、头孢曲松、头孢他啶、头孢西丁钠、头孢哌酮 - 舒巴坦、红霉素、美罗培南"等抗生素抗感染治疗（具体剂量不详），效果差，患者仍高热，皮损进一步扩大（图 20-1B），遂于 2017 年 2 月 3 日入我科。

自发病以来，神志清，精神欠佳，食欲一般，睡眠差，大小便如常，体重减轻 2kg。

既往史：糖尿病 2 年，规律用药口服二甲双胍，血糖控制不佳。否认其他疾病。

个人史、家族史：无特殊。

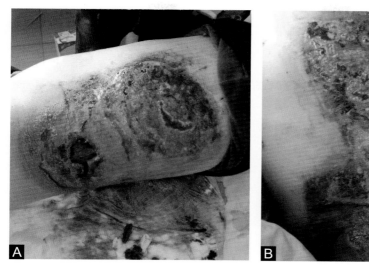

图 20-1 患者皮损表现

A.2017 年 1 月 17 日皮损情况；B.2017 年 2 月 3 日入我院时皮损情况

【阳性体征】

体温 38.7℃，脉搏 96 次 /min，呼吸 21 次 /min，血压 130/72mmHg。

1. 神志清，精神欠佳。

2. 双肺呼吸音粗，未闻及干湿性啰音及哮鸣音。

3. 体格检查　左侧胸、腹壁及腹股沟处皮肤红斑、溃烂，部分皮损愈合，遗留暗褐色色素沉着，溃烂皮肤边缘见散在蚕豆大小水肿性、圆形、部分中央可见色素沉着的小水疱，伴有糜烂、渗液和结痂；部分为大疱，上覆分泌物，局部红肿（图 20-2）。

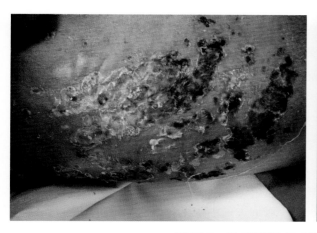
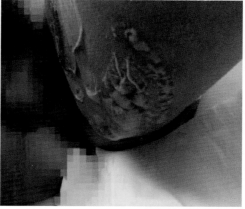

图 20-2　患者腹股沟及大腿内侧皮损情况

【病例特点】

1. 中年男性，慢性病程。

2. 临床主要表现 反复发热伴皮肤结节、溃烂，诊疗效果差，近半个月症状加重且进展迅速。

3. 体格检查皮损严重（图 20-2）。

【初步诊断】

1. 复杂性皮肤软组织感染？

2. 2 型糖尿病。

【诊治思路】

患者慢性起病，病初为皮下结节样改变，2 年前在皮下结节的基础上开始出现皮肤水疱伴溃破，溃烂蔓延较快，疼痛明显，伴发热、寒战且反复发作，此次发病皮损较前明显加重，当地血培养提示"产碱假单胞菌"，2 年前曾诊断为"2 型糖尿病"，属于免疫功能低下人群，虽规律服药但血糖控制不佳。结合患者基础病及目前的皮肤表现和临床症状，首先考虑皮肤软组织感染，但患者病程长，病初仅表现为皮下结节，近 2 年出现皮下结节样改变较前频繁且合并皮肤损害，当地医院给予多种抗生素治疗，效果不佳，皮肤损害仍快速进展，因此，不能排除在一些非感染性原发病出现皮肤破损的基础上继发感染的可能，如淋巴瘤、血管炎等。

【鉴别诊断】

1. 天疱疮

（1）支持点：患者慢性反复性出现皮肤损害，尤其近 2 年，胸腹部及腹股沟皮肤发生水疱和糜烂，而后出现皮肤损害；水疱破裂显露潮红糜烂面，有少许渗液或结痂，创面愈合慢，自觉灼痛，抗生素治疗效果不佳。

（2）不支持点：此病半数以上患者先是口腔黏膜发生水疱和糜烂，而后出现皮肤损害，经久不愈；愈后留色素沉着和粟丘疹，此患者无此表现。

2. 烟酸缺乏症

（1）支持点：患者皮肤出现大疱，糜烂，渗出、溃疡，干燥后结痂。

（2）不支持点：此病以皮炎为首发症状，典型皮损为曝光部位对称出现的鲜红色或紫红色斑，高于皮肤，皮损与正常皮肤界限清楚，类似晒斑，伴瘙痒、灼痛感，严重者在红斑基础上出现大疱，糜烂，渗出或溃疡，干燥后结痂，数周后呈暗红或棕黑色，皮肤粗糙，伴鳞屑、焦痂，可有皲裂。典型的表现为"3D 征"，即，皮炎（dermatitis）、腹泻

（diarrhea）、痴呆（dementia）。此患者无相应临床表现。

3. 中毒性表皮坏死松解症

（1）支持点：患者皮肤出现发生大疱，糜烂，渗出，进展较快，伴发热、寒战。

（2）不支持点：患者发病前无可疑用药史；中毒性表皮坏死松解症患者在发病24 ~ 72 小时内发生广泛的糜烂，包括所有黏膜（眼、口、外生殖器），开始为疼痛性局部红斑，很快蔓延，在红斑上发生松弛性大疱或表皮剥离。此患者仅局部皮肤出现水疱，溃烂，且尼氏征为阴性。

4. 非感染性疾病
如淋巴瘤、血管炎等，暂无证据支持该类疾病，可行相应抗体检查、骨穿、血管彩超及 PET-CT 等检查进一步除外。

【实验室检查】

1. **血常规**　WBC 22.27×10^9/L，NEU% 19.65%，Hb 106g/L，PLT 606×10^9/L。

2. **ESR**　92 mm/h。

3. **PCT**　0.38ng/ml。

4. **CRP**　197.18mg/L。

5. **血生化**　ALT 5252U/L，AST 52U/L，白蛋白 23g/L。

6. **血糖检查**　空腹血糖 15.38mmol/L，糖化血红蛋白 8.1%。

7. **连续监测空腹 + 三餐后血糖**　空腹血糖波动在 11.8 ~ 16.8mmol/L；餐后 2 小时血糖波动在 10.7 ~ 14.8mmol/L。

8. **尿常规**　蛋白 +1，尿糖 +1，尿酮体 +。

9. **皮肤脓液培养**　溶血葡萄球菌、屎肠球菌。

10. **凝血功能**　阴性。

11. **甲状腺功能**　阴性。

12. **肿瘤标志物**　阴性。

13. **血培养（需氧 + 厌氧）**　阴性。

14. **病毒四项**　阴性。

15. **T-SPOT.TB**　阴性。

16. **G 和 GM 试验**　阴性。

17. **大便常规 + 潜血、大便培养、大便查寄生虫卵**　阴性。

18. **免疫全套、自身抗体谱、ANCA**　阴性。

19. **T 淋巴细胞分类**　正常。

20. **流行性出血热抗体、登革热抗体、布鲁氏菌病抗体**　阴性。

21. **肥达、外斐反应**　阴性。

22. **蛋白电泳及血、尿免疫固定电泳**　阴性。

23. **心脏 + 下肢血管彩超** 左室舒张功能减低，下肢血管未见异常。

24. **胸部 + 全腹 + 盆腔 CT**

（1）双下肺炎症。

（2）双肺胸膜增厚，双侧少量胸腔积液。

（3）胆囊炎伴胆囊颈管结石。

（4）双肾周脂肪间隙模糊，右侧肾前筋膜稍增厚。

（5）左侧背部及右下腹壁皮肤稍增厚（图 20-3）。

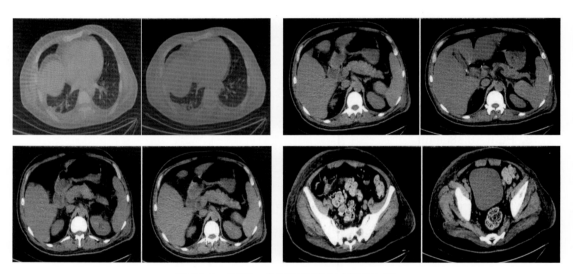

图 20-3 胸部、全腹和盆腔 16 排平扫 CT

【进一步分析】

已有的检测结果结合病史，不支持烟酸缺乏症、中毒性表皮坏死松解症。

分析病情，以**皮肤损害伴发热为诊断的突破口**，患者属于免疫低下人群，在严重皮损基础上出现高热、寒战，潜在病因不明的前提下，首先考虑皮肤软组织感染可能。因在当地先后给予多种抗生素治疗效果不佳，不排除多重耐药菌感染可能，于是 2 月 3 日开始给予替加环素联合阿米卡星抗感染治疗，辅以营养支持，控制血糖及加强局部换药等治疗。请皮肤科会诊后有以下提示：①不排除皮肤软组织感染和糖尿病皮肤并发症；②建议行皮肤活检。随后入院第二天（2 月 4 日）行皮肤活检。

【进一步检查与治疗】

1. 经替加环素联合阿米卡星抗感染治疗 10 天，患者仍发热，体温为 38.3 ~ 39.6℃，皮肤损害持续进展，逐渐累及右侧腰腹部皮肤。

2. 皮肤病理 鳞状上皮角化，局灶棘细胞松解，表皮内见中性粒细胞浸润，真皮层纤维增生伴胶原变性，伴淋巴细胞、中性粒细胞及少量嗜酸性粒细胞浸润。免疫荧光：IgA（-），IgG（-），IgM（-），C₃（-）（图 20-4）。

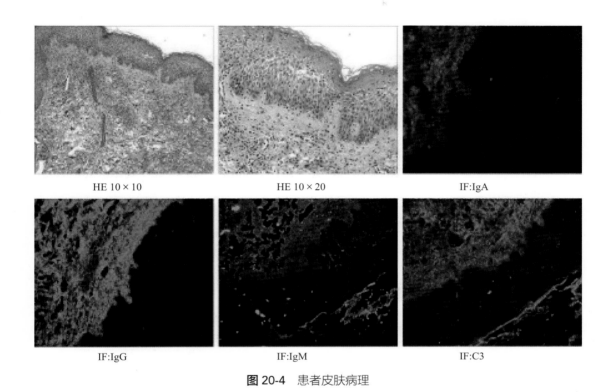

HE 10 × 10   HE 10 × 20   IF:IgA

IF:IgG   IF:IgM   IF:C3

图 20-4　患者皮肤病理

3. 不明原因发热多学科专家会诊（MDT） 皮肤科根据患者临床表现、实验室检查、皮肤组织病理，考虑该患者倾向于坏死松解性游走性红斑，胰高血糖素瘤待排，建议进一步行腹部平扫＋增强，排除胰腺占位性病变。血液科建议行骨髓穿刺，排除血液系统疾病如淋巴瘤，必要时行 PET-CT。

4. 全腹部平扫＋增强 胰腺大小、形态及密度正常（图 20-5）。

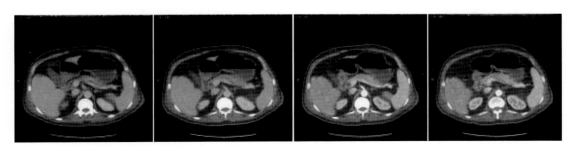

图 20-5　胰腺部位平扫＋增强 CT

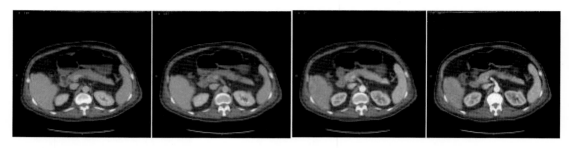

图 20-5（续）

5. 患者及其家属拒绝行胰高血糖素检测、骨髓穿刺术和 PET-CT。

6. 继续抗感染治疗的基础上，胰岛素积极控制血糖，与患者家属充分沟通，给予生长抑素进行"诊断性治疗"，之后患者血糖和皮肤损害迅速控制（图 20-6）。

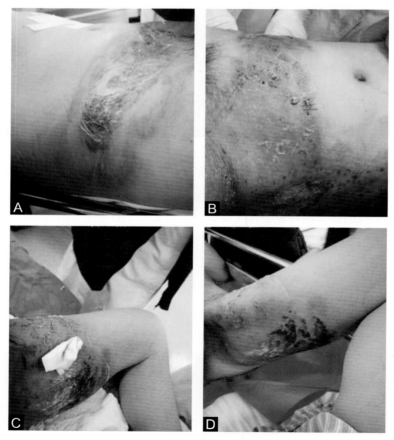

图 20-6　应用生长抑素前后皮损情况对比

A、C.2 月 13 日，使用生长抑素前，下腹部和左侧大腿内侧皮损情况，皮肤有水疱、红肿，疼痛明显；B、D.2 月 15 日，生长抑素微量泵持续泵入 2 天后，下腹部和左侧大腿内侧皮损情况较前明显好转，皮损停止进展，无新发水疱及红肿，原有皮损呈好转趋势

【最终诊断】

1. 坏死松解性游走性红斑。
2. 胰高血糖素瘤可能性大。

【诊断依据】

1. 临床症状符合坏死性松解性游走性红斑的特点。
2. 在严格控制饮食和胰岛素强化治疗的前提下，血糖仍难以控制。
3. 皮肤病理排除其他皮肤损害性疾病。
4. 影像学虽未发现胰腺占位，但单用生长抑素后效果非常明显，不仅血糖平稳，患者皮肤损害也迅速好转。

【治疗及疗效】

2017 年 2 月 13 日开始生长抑素 3mg q12h 微量泵泵入，2 天后患者皮肤损未再进展（图 20-6B），之后皮肤逐渐愈合（图 20-7），虽仍有发热，但最高体温有所下降（体温最高达 38.2℃），2 月 18 日体温正常，改为奥曲肽 0.1mg q8h 皮下注射，2 月 22 日停抗生素，观察体温持续正常，皮肤损害迅速恢复（图 20-7），2 月 27 日出院。

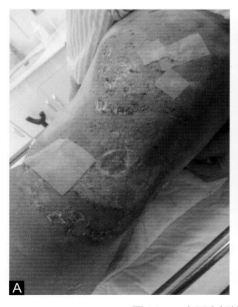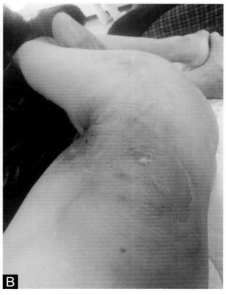

图 20-7 应用生长抑素一周后皮损情况

A. 使用生长抑素 1 周后，患者左侧腰腹部皮损情况，除发病初期皮损较深处未愈合外，其他部位皮肤均愈合，遗留皮肤色素沉着；B. 右侧腰腹部皮肤水疱及溃烂已愈合

【随访】

2017 年 10 月 20 日电话随访，患者出院后皮损明显好转后自行停药，继而皮损再次出现，继续用药后再度好转，反复停药 - 复发 - 用药 - 好转 2 次后，患者出现抑郁状态，自杀身亡。

【疾病概要】

坏死松解性游走性红斑是**胰高血糖素瘤综合征最具特征性的表现，皮损往往先于肿瘤数年出现**，是大多数病例的首发表现，早期识别是及时正确诊断的重要线索。皮损常集中分布于身体易受摩擦的部位，如面部、腹股沟、会阴部、下肢、上臂、下腹部，初为红斑鳞屑，进一步发展为水疱，继之破溃、结痂，病程中缓解、发作交替出现，一般皮疹周期为 7 ~ 14 天。皮疹成因可能是与胰高血糖素血症、低氨基酸血症、缺锌及脂肪酸缺乏及肝功能受损等有关。坏死松解性游走性红斑也可见于乳糜泻、吸收不良、肝硬化、恶性肿瘤和胰腺炎，称为假胰高血糖素瘤综合征。

胰高血糖素瘤多为中年发病，大多 40 ~ 70 岁。最常见表现为胰尾部单个肿瘤，平均大小 3.6cm，但约 29% 的肿瘤直径 < 2cm。病灶在胰尾者占 50% ~ 80%，胰头部最少见。该瘤细胞分化良好，多数为恶性（60% 以上）。它是源于胰腺 α 细胞的一种罕见内分泌肿瘤，发病率约 1/2 000 万。这一异质性肿瘤具有明显的组织学和生物学行为，现被认为来自位于导管上皮的多能干细胞，大多数为恶性，半数可有转移。胰高血糖素瘤导致分泌过量胰高血糖素，引起氨基酸分解和血糖升高，被认为与皮肤病变和糖尿病有关。

胰高血糖素瘤综合征是由胰高血糖素瘤、糖尿病和坏死松解性游走性红斑组成的三联体，主要表现为坏死游松解性游走性红斑、高胰高血糖素血症、糖尿病、贫血、体重下降、舌炎、唇炎、脂肪痢、腹泻、静脉血栓形成和神经精神障碍。该病也称为 4D 综合征，即皮肤病（dermatosis）、糖尿病（diabetes）、深静脉血栓（deep vein thromboses）和抑郁症（depression）。

许多胰高血糖素瘤症状都不具特异性，因此，通常在病程相对晚阶段才得到诊断。诊断包括：典型的临床表现，激素水平的升高（目前多以血浆胰高血糖素 > 1 000ng/L 作为诊断本病的标准），影像学发现和组织病理。坏死松解性游走性红斑为胰高血糖素瘤的特征性皮损，常常是引向正确诊断的线索。虽然并非胰高血糖素瘤所特有，但当患者存在坏死松解性游走性红斑时，应就胰腺神经内分泌肿瘤进行进一步检查。

　　该病最有效、最彻底的治疗方法是手术切除肿瘤，约 1/3 的患者可得到外科根治，而皮疹常在成功的手术治疗后愈合。生长抑素类似物有助于通过抑制胰高血糖素的分泌或抵消其效应来缓解症状。此外，补充锌剂、静滴氨基酸也可以改善皮疹症状。由于半数以上患者在明确诊断时已有转移，故辅以化疗是必要的，常用的化疗药物是 5-FU、多柔比星、链佐星、氮烯米氨（ICEB）等。

【诊疗体会】

　　1. 胰高血糖素瘤发病率低，临床症状隐匿且复杂多变，极易漏诊、误诊。特别是皮损经久不愈，查血糖后由于显著血糖升高，易被误诊为糖尿病性皮肤病变。因此，对于高血糖患者伴长期反复发作的可疑皮损时，应尽快完善检查，及时诊断和治疗，以减少其带来的危害。另外，由于胰高血糖素瘤可合并精神异常如抑郁等，一旦确诊该疾病后，需密切关注患者情绪变化，还需与患者家属充分沟通，以避免患者因精神异常而出现意外情况。

　　2. 查阅文献，新英格兰杂志上有一篇类似病例报道，简述给大家参考：患者男性，65 岁，皮疹 4 个月余（图 20-8A），血糖升高、早饱、消瘦、腰痛 3 个月。随机血糖 55mmol/L，腹部 CT 发现胰头部 9cm 大小的肿块（图 20-8B）。空腹血清胰高血糖素水平为 530pg/ml（参考值：80pg/ml）。行胰十二指肠切除，组织病理提示为低级别的神经内分泌肿瘤，符合胰高糖素瘤（图 20-8C）。术中未见肿瘤转移，术后 5 天下肢皮疹消退（图 20-8D），复查空腹血清胰高血糖素水平为 39pg/ml。患者出院后规律胰岛素治疗，1 年后随访无复发。

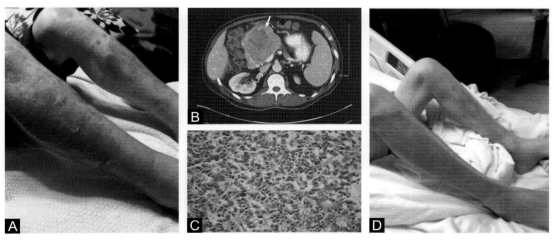

图 20-8　一例胰高糖素瘤患者相关资料

参考文献：MOUNTJOY L，KOLLMORGEN D. Glucagonoma-Associated Rash[J]. N Engl J Med，2017，376（10）：e18.

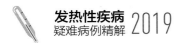

　　3.感染性疾病常涉及多个系统、多个专业，要注重多学科协作，团队作战，发挥各专业优势。

（曾艳丽）

病例 21

医学也需奥卡姆剃刀

【病史简介】

男性，26岁，职员，祖籍为安徽省合肥市，长期在北京市工作。本次在祖籍发病。

主诉：间断发热、右下腹疼痛伴恶心、食欲缺乏3个月。

现病史：患者3个月前无明显诱因频繁出现右下腹隐痛，后出现右下腹股沟疼痛，伴乏力、食欲缺乏、恶心，偶有进食后呕吐，为非喷射性呕吐胃内容物，随后出现发热，体温最高达39.1℃，寒战，伴尿色深，有沉渣，偶有小便排气，尿痛，无尿频、尿急。

当地医院查血常规正常，白细胞尿。胸片正常。8月9日外院泌尿系CT显示右下腹及右侧盆腔高密度阴影，考虑炎性改变；右肾结石，双肾轻度积水，右输尿管全程扩张，膀胱壁高回声（3cm×2.2cm×1.7cm）。

拟诊：膀胱占位。给予头孢类药物治疗（具体情况不详）。

2个月前来北京大学第三医院泌尿外科就诊，泌尿系增强CT显示右下腹不除外阑尾穿孔，局部腹膜炎及右侧盆腔感染延及膀胱，膀胱肿瘤性质待除外。膀胱镜检查显示膀胱右后壁肿物，呈滤泡样生长，周边似可见膀胱外肿物外压表现。病理活检为急性炎症。给予左氧沙星抗感染治疗，同时对症处理。

患者仍间断发热，同时伴有右下腹痛、右侧腹股沟疼痛和尿痛。

7周前症状加重，伴右侧大腿根部疼痛，再次到北京大学第三医院急诊，给予头孢地尼＋甲硝唑抗感染治疗，症状无缓解。

10天前来我院急诊就诊。10月21日腹部增强CT显示盆腔及右侧髂腰肌、腰大肌旁混杂密度灶，考虑脓肿，伴盆腔弥漫性炎症，膀胱及右侧输尿管炎症，右肾结石。查血常规示 Hb 109g/L，WBC $8.5×10^9/L$，NEU% 89.9%；尿常规示 WBC 满视野 /HP。

急诊治疗：禁食；比阿培南抗感染；补液支持。

发热及腹痛症状有所缓解。

既往史：体健。否认食物药物过敏史。

个人史：生于安徽，久居北京。否认疫区、疫物接触史，否认毒物、放射性物质接触史。

【阳性体征】

体温 36.6℃，脉搏 78 次 /min，呼吸 18 次 /min，血压 105/70mmHg。

一般情况尚好，心、肺查体未见异常，腹部平软，无肌紧张，右下腹压痛明显，有反跳痛，未及包块，肝、脾不大，移动性浊音阴性，肠鸣音正常。

【病例特点】

1. 青年男性，慢性病程 3 个月。

2. **临床主要表现**　间断发热，伴畏寒或寒战，起病初期以腹痛＋恶心、呕吐为主，后逐渐出现右下腹、右侧腹股沟疼痛，偶伴有尿道刺激症状，尤以发热时明显；病程中曾发生尿液中有残渣，有排气。

3. 我院急诊化验显示患者肝肾功能正常，电解质正常，血白细胞在正常范围，中性粒细胞分类升高，尿白细胞满视野，免疫指标正常，结核斑点试验阴性。外院化验结果血象均在正常范围。

4. **影像学检查**　外院 2 次腹部 CT 结果均提示膀胱占位，尿路梗阻，盆腹腔炎症；我院腹部 CT 显示病情进展，除盆腹腔炎症外，髂腰肌和腰大肌旁脓肿形成，未发现占位。

5. 抗感染治疗疗效不肯定，与发热在时间关系上没有紧密的逻辑关系。

【初步诊断】

1. 发热、腹痛，原因待查：阑尾穿孔？急性腹膜炎。
2. 髂腰肌、腰大肌脓肿。
3. 复杂泌尿系感染。
4. 右肾结石。

【诊治思路】

长期发热的原因分为感染性疾病和非感染性疾病两方面。本患者青年男性，既往体健，故不考虑因免疫低下导致的继发感染；病程 3 个多月，起病初期有畏寒或寒战，伴随有消化道症状及右下腹疼痛，故主要诊断线索应考虑消化道疾病，急性阑尾炎是一大可能，但患者疾病全程血象不高，无转移性腹痛，疾病后期累及泌尿系统、腰部软组织及腹盆腔，感染明确存在，抗感染治疗有一定效果，但导致感染的原因才是诊断重点，其次是感染致病菌。患者在住院前曾多次在外院和本院行影像学检查，膀胱占位似乎并不肯定。

【鉴别诊断】

1. **急性阑尾炎** 转移性右下腹疼痛和麦氏点压痛、反跳痛是本病的典型临床表现，进展迅速可有阑尾穿孔导致急腹症症状，合并消化道症状如恶心、呕吐，并可伴有急性感染表现如发热、寒战、血象升高、核左移，严重者可致感染中毒性休克，而本患者无典型转移性右下腹疼痛，无明确麦氏点压痛，虽然影像学检查怀疑急性阑尾炎，但仍难以解释其后发生的一系列并发症。

2. **膀胱肿瘤** 多以血尿形式最先被发现，恶性程度较高的肿瘤进展较快，可以引起尿路梗阻，甚至侵蚀膀胱壁致尿液漏入盆腹腔，导致盆腹腔炎症或肠道与膀胱联通，出现尿液中有残渣，排尿排气，化验可以为血尿或脓尿，影像学检查或膀胱镜是主要确诊手段。

3. **肠道结核** 结核患者有长期午后低热、盗汗、乏力及消耗等典型症状，肠道结核可能引起肠穿孔，导致急性腹膜炎，但引起周围组织脓肿很少见，除非合并细菌感染。本患者青年男性，临床表现以间断发热为主，可为高热，无盗汗、乏力及消耗症状，不是常见典型结核的特点，不好用结核病解释。

4. **布鲁氏菌病** 此病一般为接触患病的牛、羊或其皮毛、肉品造成的感染，临床表现多样，如波状热、多汗、关节肿痛、睾丸炎等。本患者发病在安徽老家，无牲畜接触史，有发热，无关节疼痛，无睾丸炎，出汗亦不明显，布鲁氏菌感染的可能性不大，可进一步完善虎红平板凝集试验、试管凝集试验检测其抗体，血培养或骨髓培养布鲁氏菌予以明确。

5. **淋巴瘤** 此病临床表现多样，发热、淋巴结肿大是典型表现，亦可累及肝、脾、骨髓，其中累及骨髓时可出现三系减低，亦有单纯累及脾脏的淋巴瘤类型；一般很少出现消化道症状，目前暂不考虑本病。

【实验室检查】

1. **血常规** WBC $3.1 \times 10^9 \sim 7.5 \times 10^9$/L，NEU% 50.2% ~ 88%，Hb 92 ~ 105g/L。

2. **尿常规** 间断白细胞尿，镜下血尿少见，多发生于发热期间。

3. **肝酶及肾功能** 住院期间肝酶正常，肌酐正常。

4. **电解质** 正常。

5. **CRP** 见图 21-1。

6. **ESR** 50 ~ 80mm/h，出院前降至 10 ~ 20mm/h。

7. **PCT** 均低于 0.5ng/ml。

8. **血培养（需氧 + 厌氧）** 阴性。

9. **尿培养** 多次，均阴性。

10. **便常规** 多数正常，仅 1 次出现潜血弱阳性。

11. **抗 HIV** 阴性。

12. **TB-ELISPOT** 阴性。

13. **G 和 GM 试验** 阴性。

14. **血生化** 电解质正常，血白蛋白偏低。

15. **自身抗体谱** ANA（-），抗 dsDNA 抗体双法（-），ENA 谱均（-），ANCA（-），AKA（-），CCP（-）。

16. **免疫球蛋白及补体** $Ig+C_3$、C_4 均正常。

17. **蛋白电泳及血、尿免疫固定电泳** 阴性。

18. **淋巴结 B 超** 双侧颈部、锁骨上、双侧腋窝、腹股沟区淋巴结未见肿大。

19. **UCG** 正常。

20. **腹部超声（11 月 3 日）** 右侧腰大肌不均质回声包块，范围为 $10.2cm \times 3.7cm$，腹腔少量积液，腹股沟未见肿大淋巴结。

21. **腹部增强 CT（11 月 9 日）** 与 10 月 21 日腹部增强 CT 比较，盆腔内脓肿较前范围缩小，右侧髂腰肌、腰大肌脓肿范围较前明显增大，进一步下延至髋关节前方肌间隙。膀胱及右侧输尿管炎症，盆腔慢性炎症，右肾结石。

【进一步分析】

住院期间病情变化：住院期间，持续给予抗感染治疗，患者仍间断发热，有时伴有畏寒，发热期间腰腹痛症状较为明显，未出现恶心、呕吐，无腹泻，精神食欲良好。体温变化趋势见图 21-1，CRP 与体温变化趋势相符，见图 21-2。

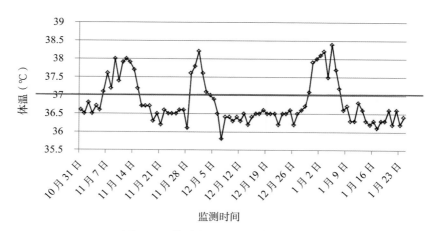

图 21-1 住院期间患者体温变化情况

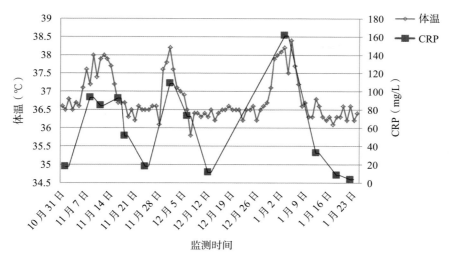

图 21-2 住院期间患者 CRP 随体温变化趋势

进一步分析：目前已有的检测结果，不支持结核病、布鲁氏菌病和淋巴瘤等疾病诊断。

分析病情，患者初期接受积极抗感染治疗后，体温降至正常，炎症指标好转，提示抗感染治疗有效，说明感染确实存在；但患者病情仍有反复，包括发热、腹痛、腰痛等症状加重，炎症指标升高等，提示感染源未能清除，故仅积极抗感染治疗只是治标未治本。住院期间曾请外科会诊认为，应 B 超引导下脓肿穿刺引流，积极抗感染治疗，卧床。保守治疗无效可考虑手术，因病灶累及盆腔及膀胱输尿管周围，风险较大，无法彻底清除病灶。因此，积极寻找感染源是本患者的诊治重点。

【进一步检查】

11 月 15 日腹部 B 超引导下行髂腰肌脓肿穿刺，抽出黄绿色脓液 15ml，因脓腔狭窄不宜放置引流管。送培养（培养结果阴性）。穿刺后体温降至正常，右下腹疼痛明显好转。

12 月 5 日腹部增强 CT（与 11 月 9 日腹部增强 CT 比较）：盆腔内、右侧髂腰肌、腰大肌脓肿范围较前无明显变化，膀胱及右侧输尿管炎症，盆腔慢性炎症，右肾结石。

1 月 4 日腹部增强 CT（与 12 月 1 日腹部增强 CT 比较）：盆腔小肠壁增厚累及膀胱输尿管下端，膀胱内新发少量积气，上方尿路轻度积水，请结合临床，除外 ×× 病合并小肠内瘘及小肠膀胱瘘。盆腔内、右侧髂腰肌、腰大肌脓肿范围较前缩小，盆腔内渗出较前略减少，双肾多发结石，较前略增多。

医学影像科会诊：从影像学结果看，盆腔及周围炎性水肿明显消退，可观察到盆腔小肠壁增厚，累及膀胱壁及输尿管，并小肠内瘘和小肠膀胱瘘。

【既往病史追问】

患者近 1～2 年无诱因间断出现脐周隐痛，定位不明确，呈阵发痉挛性疼痛，午后多见，无其他伴随症状。

半年前曾无诱因间断出现剑突下疼痛，阵发烧灼感，空腹、夜间明显，餐后可缓解或半小时后自行缓解，同时伴有大便次数增多，2～3 次/天，不成形，偶带有黏液或鲜血。

入院前曾 2 次出现口腔溃疡，累及舌体、上腭，约 1 周自行缓解。

【最终诊断】

1. Crohn 病（克罗恩病），小肠内瘘，小肠膀胱瘘。
2. 右侧髂腰肌、腰大肌脓肿。
3. 盆腔脓肿。
4. 复杂泌尿系感染。
5. 双肾多发结石。
6. 右侧输尿管、膀胱积水。
7. 肝囊肿。

【诊断依据】

克罗恩病：
1. **临床表现** 腹痛、腹泻、瘘管形成，伴有发热。本病反复发作，迁延不愈。
2. **实验室检查** 炎症指标升高。轻度贫血，低蛋白血症，无电解质紊乱表现。
3. **影像学检查** 发现小肠内瘘和小肠膀胱瘘。
4. **结肠镜检查** 乙状结肠黏膜慢性炎症，固有层疏松水肿。

【治疗及疗效】

入院早期，患者主要针对细菌感染进行治疗，考虑到肠源性感染，主要针对肠道细菌用药。根据全国细菌耐药监测数据，肠道来源细菌感染多见大肠埃希菌、肺炎克雷伯菌、肠球菌属、葡萄球菌属等，同时还要考虑细菌耐药问题，故抗菌药物选择需要同时覆盖革兰阴性菌和革兰阳性菌。革兰阴性菌要特别注意 ESBL 可能，革兰阳性菌要特别注意 VRE 和 MRSA 可能，具体抗感染治疗如图 21-3。

病情平稳后转入消化内科治疗，消化内科考虑不除外肠结核可能，加用了抗结核治疗，从我科抗感染角度考虑，似无太大必要，临床无任何证据支持肠结核诊断。

住院后期，针对克罗恩病并无特殊治疗方法。支持疗法和对症治疗十分重要，可缓解有关症状。活动期卧床休息，高营养、低渣饮食。水杨酸类药物柳氮磺胺吡啶（颇得斯安，有效成分美沙拉秦）口服，必要时解痉、止痛、止泻，严重病例可考虑外科手术。

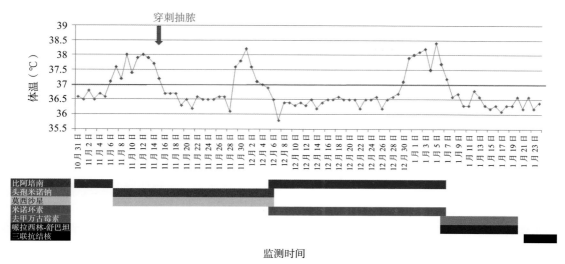

图 21-3 患者抗感染治疗过程

【随访】

患者出院后 3 个月、半年随访复查，生命体征平稳，未再出现发热、腹痛、溃疡、腹泻等症状，复查影像学检查发现腰大肌、髂腰肌脓肿以及盆腹腔感染均逐渐消失，小肠瘘和小肠膀胱瘘均已愈合。

【疾病概要】

克罗恩病是一种原因不明的肠道炎症性疾病，在胃肠道的任何部位均可发生，但好发于末端回肠和右半结肠。本病和慢性非特异性溃疡性结肠炎两者统称为炎症性肠病（inflammatory bowel disease，IBD）。本病临床表现为腹痛、腹泻、肠梗阻，伴有发热、营养障碍等肠外表现。病程多迁延，反复发作，不易根治。本病又称局限性肠炎、局限性回肠炎、节段性肠炎和肉芽肿性肠炎。

本病目前尚无根治的方法，许多患者出现并发症，需手术治疗，而术后复发率很高。本病的复发率与病变范围、病症侵袭的强弱、病程的延长、年龄的增长等因素有关，死亡率也随之增高。

克罗恩病很容易误诊，患者往往因腹泻、肠瘘、脓肿来医院就诊，缺乏特异性诊断方法，肠镜或消化道造影检查是最直接、有效的诊断方法，但在发生肠瘘时又不宜做上述检查，而影像学检查如增强 CT 则成为确诊的手段。此外，要特别注意病史的收集，不能忽略病史中一些细小症状和体征，如本病例中的消化性溃疡。

【诊疗体会】

奥卡姆剃刀定律（Occam's razor，Ockham's razor）是由 14 世纪英格兰的逻辑学家、圣方济各会修士奥卡姆的威廉（William of Occam）提出，这个原理被称为"如无必要，勿增实体"，即"简单有效原理"。简而言之，如果一件事有多种解释，最简单的解释往往是最正确的。引申到医学领域则有很大的应用意义，即如果一个患者有多种症状，往往正确的是找到一个诊断能够解释所有症状，而不是下多个诊断。

从本病例的诊疗过程我们可以看到，患者既患有腰大肌、髂腰肌脓肿，又存在盆腔脓肿、腹膜炎，还患有复杂泌尿系感染，同时还有尿路梗阻，许多症状都可以由各种疾病诊断来解释。患者基于上述诊断可能到不同专业的科室就诊，并接受治疗，但作为医师，我们更应该为自己敲响警钟，除了自己的专业外，可能还有其他的原因导致患者出现诸多症状和体征，不能仅仅专注自己的专科疾病，应该去观察患者的各个方面是否有关联，是否有一个简单的解释，就像奥卡姆剃刀原理。在实际工作中，我们要更重视 MDT（multiple disciplinary team），避免自己限于本专业而忽视患者病症之间的关联。

（高 磊）

病例 22

骨痛伴皮肤肿块，骨肉相连吗

【病史简介】

男性，45 岁。2018 年 4 月 13 日入院。

主诉：反复右锁骨处肿痛 4 个月余。

现病史：4 个月余前患者无明显诱因反复出现右侧锁骨中段隐痛不适，夜间休息时明显，无向他处放射，无其他部位疼痛不适。3 个月前疼痛部位皮肤隆起形成一肿块，约 2cm×2cm，轻触痛，质软，活动度差，未重视。疼痛逐渐加重，肿块明显增大至 4cm×4cm，2 个月前至德庆县中医院就诊，肩关节 CT 示右锁骨中段肿瘤或肿瘤样病变并锁骨病理性骨折，建议进一步检查。患者自行艾灸处理肿块，仍增大，疼痛无消失，1 个月前肿块破溃，可见白色脓液渗出。2 周前至中山大学肿瘤防治中心行肿块穿刺术，病理示符合真菌感染，倾向为新型隐球菌。

既往史：10 年前因 "树脂" 烫伤双手前臂后曾行自体皮肤移植术，术后恢复良好。1 年前因草屑飞入右眼后至中山大学中山眼科中心就诊，诊断为 "眼部真菌感染"，予局部抗真菌治疗 1 个月余后好转，遗留轻微视物模糊。

个人史：吸烟 20 余年，约 7 支 / 天，现已戒烟 4 个月余。无嗜酒史。家族中无类似疾病。近 1 年曾两次给果林施禽类粪便肥料。否认周围环境有鸟类、家禽，本人无饲养或嬉戏鸽子史。

【入院查体】

体温 37℃，脉搏 76 次 /min，呼吸 18 次 /min，血压 134mmHg。

神志清楚，对答切题，步态正常，营养良好，双侧瞳孔等大、等圆，直径 3mm，直接和间接对光反射灵敏。颈软，Kernig 征、Brudzinski 征、Babinski 征（-）。全身皮肤黏膜未见黄染，无脱水、多汗，颈部、双上肢前臂、右下肢踝关节处可见陈旧性皮肤瘢痕。右锁骨中部可见一直径约 6cm 大小、高于皮肤的肿块，表面有破溃，可见豆渣样渗液。全身浅表淋巴结未触及肿大。心、肺腹部查体未见异常。

【外院辅助检查】

德庆县中医院 2018 年 3 月 12 日血常规：WBC 9.81×10^9/L，NEU% 85.4%，LYM% 8.9%，Hb 138g/L，PLT 399×10^9/L。肩关节 CT：右锁骨中段肿瘤或肿瘤样病变并锁骨病理性骨折，建议进一步检查。

中山大学肿瘤防治中心 2018 年 3 月 28 日右锁骨上肿物穿刺病理：穿刺组织中见多量多核巨细胞、淋巴细胞增生，多核巨细胞内可见类圆形物质，形态符合慢性肉芽肿性炎，倾向为真菌感染，结合 HE 及特殊染色结果，病变符合真菌感染，倾向为新型隐球菌感染。

【入院初步诊断】

隐球菌病（皮肤型＋骨型）？

诊断依据：

1. 患者有接触禽类粪便的流行病学史，既往有眼部真菌感染病史。
2. 慢性病程，骨痛起病，随后出现疼痛处皮肤肿块性病变，有溃烂。
3. 查体可见皮肤局部包块、局部渗液，骨有压痛。
4. 影像提示骨破坏、组织肿块，病理提示肉芽肿性炎，考虑隐球菌。

【入院诊治经过及病情变化】

1. 入院后继续完善相关检查

（1）多次血常规示淋巴细胞比例、绝对值均偏低：WBC 8.06×10^9/L，NEU% 81.1%，LYM% 1.1%，Hb 131g/L，PLT 363×10^9/L。

（2）两次 T 细胞免疫均提示 $CD3^+CD4^+$ T 细胞比例偏低：$CD3^+CD4^+$ T 11.6%，$CD3^+$ $CD8^+$ T 79.2%（图 22-1）；多次 anti-HIV（-）。HIV-RNA（-）。

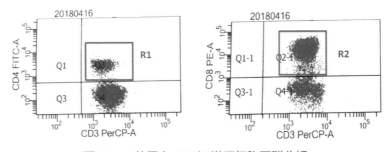

图 22-1　外周血 $CD3^+$T 淋巴细胞亚群分析

R1 为 $CD3^+CD4^+$ T 细胞，占 $CD3^+$T 细胞比例为 11.6%；R2 为 $CD3^+CD8^+$ T，占 $CD3^+$T 细胞比例为 79.2%

（3）ESR、CRP、真菌 D 葡聚糖、GM 试验、PCT、体液免疫无异常；PPD 试验（-），T-SPOT.TB（-）；梅毒（-），HCV、HBV（-），甲状腺功能、糖化血红蛋白、空腹血糖无异常，ENA 谱 +ANCA 系列 + 狼疮三项、自身免疫性肝炎系列均为阴性。

（4）病原学检查：

1）右锁骨肿物分泌物：呈豆腐渣样，多次细菌、结核涂片（-）；多次隐球菌涂片（+）。

2）右锁骨肿物分泌物：多次细菌培养（-）；真菌培养为新型隐球菌，对 5-FC、两性霉素 B、氟康唑、伏立康唑敏感，对伊曲康唑中介。

3）血培养：细菌、真菌、厌氧菌（-）。

4）血新型隐球菌抗原（+）。

（5）病理：我院会诊外院肿物穿刺病理片示，在增生纤维组织背景上见较多淋巴细胞、浆细胞、中性粒细胞、组织细胞及较多巨核细胞浸润、聚集，组织细胞及多核巨细胞胞质内及细胞间隙内可见小圆形真菌菌体，特殊染色可显示其清晰荚膜，符合肉芽肿性炎，考虑为隐球菌感染。特殊染色结果示 AB（+），六胺银（+），PAS（+）（图 22-2）。

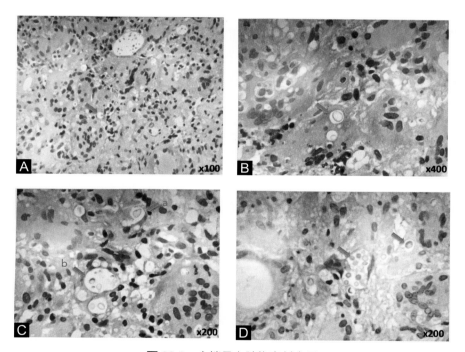

图 22-2　右锁骨上肿物穿刺病理

A ～ C. HE 染色，可见荚膜，箭头所指为隐球菌，图 C 中 a 为吞噬细胞内隐球菌，b 为细胞间隙隐球菌；
D. PAS 染色，箭头所指红色病原体为隐球菌

（6）影像学：

1）右锁骨上彩超：右锁骨上肿块，以实性为主（炎性？），未见明确液化灶，请结合临床。

2）颈部 MR 平扫 + 增强：右侧锁骨中段骨质破坏并周围软组织肿块，结合临床及病理，符合肉芽肿性炎可能，建议治疗后复查（图 22-3）。

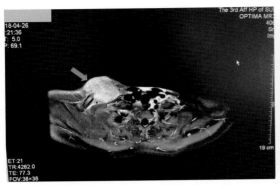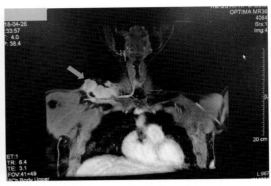

图 22-3 颈部 MR 平扫＋增强

箭头所示为右侧病变的骨及软组织，左锁骨正常

（7）其他部位隐球菌病灶筛查：

1）全身骨扫描：右锁骨代谢活跃，结合临床，考虑符合隐球菌感染所致，左侧枕骨代谢轻度活跃，考虑良性病变可能，建议进一步检查（图 22-4）。

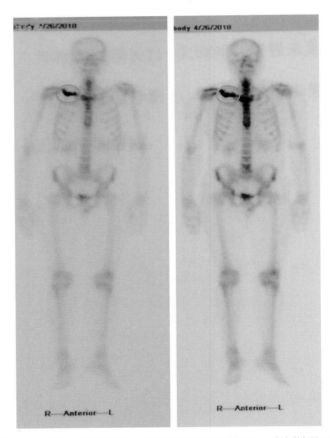

图 22-4 核素全身骨显像，可见右侧锁骨代谢活跃，左侧锁骨正常

2）胸部 CT：双肺未见明显异常，右锁骨中段所见，符合隐球菌感染表现。

3）头颅 MR 平扫＋增强：双侧额顶枕叶，侧脑室旁脑白质散在缺血变性灶。

4）腰椎穿刺术：脑脊液压力 210mmH₂O，脑脊液常规、生化无异常。脑脊液细菌、真菌涂片、培养（-），脑脊液涂片找隐球菌、抗酸杆菌（-）。

2. 治疗及疗效 完善病原学取样后，立即开始予氟康唑（大扶康）0.6g qd 静脉滴注，联合 5-FC[逐渐加量至 1.0g qid（即每日 4 次）] 抗真菌治疗，并予胸腺肽（日达仙）1.6mg qw（即每周 1 次）增强免疫力，造口师予隔天局部换药（最初创面直径约 6.5cm），并嘱患者加强饮食营养摄入。

经上述综合治疗后，患者右锁骨处局部疼痛明显减轻，皮肤肿块、溃烂逐渐缩小至直径约 3.5cm，渗液减少，全身情况良好（图 22-5A）。骨科会诊意见：继续内科保守治疗。患者住院 1 个月带药出院，门诊定期复诊，影像学也显示病灶逐渐缩小（图 22-5B）。

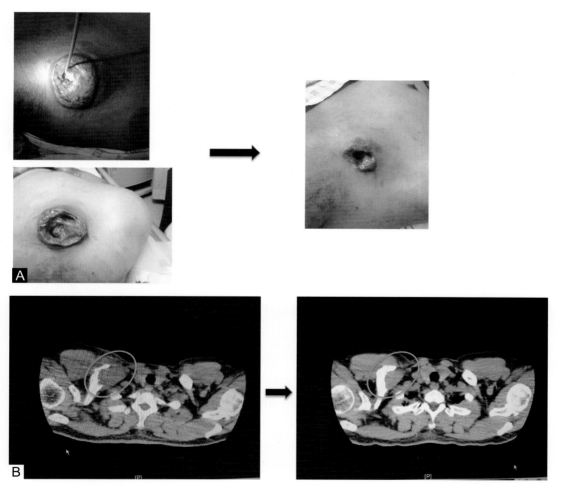

图 22-5 治疗前后病灶变化

左侧为 2018 年 4 月，治疗前；右侧为 2018 年 6 月，治疗后

【最后诊断】

新型隐球菌病（皮肤型＋骨型）。

诊断依据：

1. 患者有接触禽类粪便的流行病学史，既往有眼部真菌感染病史。

2. 骨痛、皮肤局部肿块性病变，有溃烂、豆腐渣样渗液。

3. 查体可见皮肤局部包块、局部渗液，骨有压痛。抗真菌治疗后病灶明显缩小。未见其他部位病灶。

4. **存在免疫异常的真菌感染基础** 血淋巴细胞数量减少，CD3$^+$CD4$^+$T 细胞比例明显降低，CD4/CD8 比例倒置。有隐球菌病原学及病理证据：病灶分泌物隐球菌涂片、培养（＋），血隐球菌抗原（＋），病理可见荚膜、肉芽肿性炎等真菌感染病理改变，隐球菌特殊染色（＋）。影像提示组织肿块、骨破坏。

5. 抗真菌治疗后病灶明显缩小。

【鉴别诊断】

1. 结核性脓肿

（1）支持点：有骨质破坏、冷脓肿的表现。

（2）不支持点：无结核病史，无发热、盗汗、其他部位结核感染的表现，ESR、PPD 试验、T-SPOT.TB（-），坏死组织结核菌涂片（-），病理未见干酪样坏死典型结核表现。未抗结核治疗病灶缩小。

（3）结论：可排除。

2. 细菌性脓肿

（1）支持点：有骨损害、局部肿块、渗液。

（2）不支持点：血象不高，PCT 正常，病灶内无液化、渗液非化脓性，渗液细菌涂片、培养（-），病理非化脓性改变。抗真菌治疗后好转。

（3）结论：可排除。

3. 骨肿瘤

（1）支持点：骨质破坏、局部肿块。

（2）不支持点：MR 未提示肿瘤样病变。肿块穿刺病理未见肿瘤细胞。

（3）结论：可排除。

【临床思辨及诊疗体会】

新型隐球菌病是由新型隐球菌引起的一种深部真菌病，可累及脑膜、肺部、皮肤、骨骼系统和血液等器官和部位。一些正常人体内存在新型隐球菌感染，多见于有严重基础疾病或免疫功能异常者如糖尿病、肾衰竭、肝硬化、淋巴瘤、白血病、结节病、系统性红斑狼疮、器官移植，以及长期使用糖皮质激素或其他免疫抑制剂的患者。艾滋病患者对新型隐球菌易感性增加。国内报道，新型隐球菌骨感染的病例不多，常同时存在上述基础疾病或使用免疫抑制剂的基础。国外系统性隐球菌病骨损害多见于 HIV 感染患者，骨脓肿引流液培养主要为新型隐球菌格林变种 C 型。可能的发病机制为，当宿主因慢性消耗性疾病、长期用免疫抑制剂或激素导致机体免疫功能低下时，新型隐球菌经肺或血播散，累及骨骼系统致真菌感染，最后导致骨质破坏和炎症改变。隐球菌骨损害临床表现类似于结核或其他真菌性冷脓肿，主要表现为慢性骨髓炎，如发热、局部肿痛、压痛、抽取液为奶酪样脓汁，影像学表现为骨质破坏、软组织坏死；临床上易误诊为结核或肿瘤。诊断有赖于骨活检、组织涂片墨汁染色或培养找到新型隐球菌，用两性霉素 B+5-FC 治疗可收到良好效果，亦有报道可单独使用氟康唑，局部骨病变必要时可局部用药或请骨科协助治疗。

　　本例患者有接触禽类粪便的流行病学史，存在免疫异常的易感因素，为隐球菌感染的诱因，表现为外周血淋巴细胞比例、数量减少，细胞免疫明显异常，$CD4^+T$ 细胞比例显著下降，但多次通过血清学、核酸检测等手段均无 HIV 感染所致的获得性免疫缺陷证据。患者也无慢性消耗性疾病、白血病、长期用免疫抑制剂或激素等可以导致机体免疫功能低下的基础。由此推测，患者可能存在一定的先天性免疫缺陷，可惜该患者未同意进一步行免疫缺陷基因检测。另外，可能我们也需进一步完善骨髓穿刺、淋巴结彩超等，明确患者是否存在基础血液疾病。

　　患者新型隐球菌病证据确凿，皮肤肿块为新型隐球菌感染所致，但未行病灶骨科清创，因此无法获得骨病变的病原学及病理证据。根据患者先出现骨痛的表现，随后疼痛处皮肤出现肿块，我们推测骨病变与皮肤病变的性质是一致的，皮肤新型隐球菌病变可能由骨隐球菌感染继发的冷脓肿所致，若患者最终需骨科清创检查，届时可进一步证实，同时亦可明确有无骨结核、细菌感染、骨肿瘤。患者出现独立的骨及皮肤隐球菌感染病灶，必须排除中枢神经系统感染、肺部感染，也需要明确骨及皮肤病变是原发病灶还是继发于其他部位病变，因此入院后我们积极完善肺部和头部影像学检查、腰椎穿刺、骨扫描等，明确有无其他部位隐球菌感染，是否存在播散性隐球菌病，最终明确了右侧锁骨及皮肤为原发、单一病变部位。

　　新型隐球菌病的治疗方案根据感染部位和患者免疫基础状态的不同而有所不同。根据2010年美国及我国隐球菌病处理指南的推荐意见，对中枢神经系统感染、严重肺部感染、隐球菌血症及播散性隐球菌病的患者，无论有无 HIV 感染或器官移植、使用免疫抑制剂，均推荐两性霉素 B 联合 5- 氟胞嘧啶诱导治疗，以氟康唑巩固及维持治疗；而对轻 - 中度肺部感染及非中枢神经系统非肺部感染的患者，均可以氟康唑单药治疗。本例患者无 HIV 感染或器官移植、使用免疫抑制剂，且为非中枢神经系统非肺部感染，不存在隐球菌血症及播散性隐球菌病，根据指南及药敏结果，并结合文献报道、完善病原学取样后，立即开始予氟康唑（大扶康）0.6g qd 静脉滴注。同时，我们没有局限于指南的推荐意见，而是根据我科长期的隐球菌治疗经验，联合了 5- 氟胞嘧啶（逐渐加量至 1.0g qid）抗真菌治疗，同样收到了良好的抗真菌治疗效果。抗真菌疗程最终需根据患者病情恢复情况决定。

（顾玉荣　梅咏予）

病例 **23**

肝占位伴发热、白细胞高一定是感染吗

【病史简介】

女性，61 岁，退休职工，四川省内江市人。

主诉：中上腹疼痛 1 个月。

现病史：1 个月前患者无明显诱因出现中上腹疼痛，疼痛呈持续性胀痛，同时感后背部疼痛，腹痛能自行缓解；伴恶心，无呕吐，未予诊治；后患者疼痛无法自行缓解，间断在当地诊所诊治，给予止痛、护胃等对症治疗，经治疗后患者疼痛可缓解，但仍反复发作，腹痛程度无明显加重，为进一步明确诊治，遂到我院就诊。门诊行腹部彩超示肝脏尾状叶不均匀弱回声，不能除外肝脓肿可能。门诊以"肝脓肿"收入我院普外科。

既往史：1970 年行胆囊切除术；1980 年行胆 - 肠吻合术；1990 年行单侧卵巢切除术；否认病毒性肝炎、结核、梅毒等传染病史。否认输血史。

【阳性体征】

体温 37.5℃，脉搏 90 次 /min，呼吸 19 次 /min，血压 123/70mmHg。

腹平坦，腹部见数条陈旧性手术切口瘢痕，右上腹压痛，无肌紧张、反跳痛。墨菲征（-），肝肋下未扪及，脾肋下未扪及。

【病例特点】

1. 中老年女性，起病较急，病程较短。
2. 既往有"胆囊切除术"和"胆 - 肠吻合术"史。
3. 以"中上腹疼痛 1 个月"为主要表现。
4. 腹部彩超示肝脏尾状叶不均匀弱回声，不能除外肝脓肿可能。

【初步诊断】

1. 尾状叶占位：肝脓肿可能。

2. 胆囊切除术后。

3. 胆 - 肠吻合术后。

【实验室检查】

1. 血常规 WBC 8.82×10^9/L，RBC 3.92×10^{12}/L，Hb 104 g/L，PLT 265×10^9/L。

2. 肝功能 ALT 22.0U/L，AST 19.0U/L，TBil 11.7μmol/L，DBil 4.1μmol/L，ALP 125U/L，GGT 74U/L，ALB 41.5g/L。

3. 输血前检查 HIV、HCV、TP、HBsAg 均阴性。

4. 肿瘤标记物 AFP 3.40ng/ml，CA19-9 22.66U/ml，CA12-5 142.50U/ml，CEA 1.22ng/ml。

5. 中上腹增强 CT

（1）肝尾叶团片状低密度影，增强扫描病灶边缘呈环状强化，另肝左叶多个小片状相似密度影，均考虑为感染性病变可能大。

（2）肝内外胆管轻度扩张、肝内胆管积气（图 23-1）。

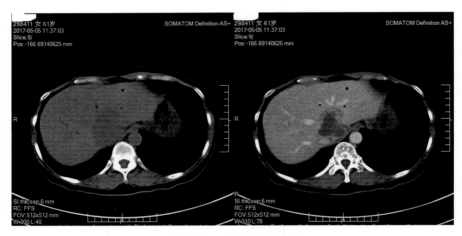

图 23-1 中上腹增强 CT

肝尾叶及肝左叶低密度影，感染性病变可能大

【治疗】

入院后给予"头孢哌酮 - 他唑巴坦 2g ivgtt bid+ 依替米星 100mg ivgtt bid"抗感染治疗。

入院后第 13 天患者开始出现发热，最高 39℃左右（图 23-2）。伴畏寒，无寒战，无咳嗽、咳痰。腹痛无明显加重，无腹泻。

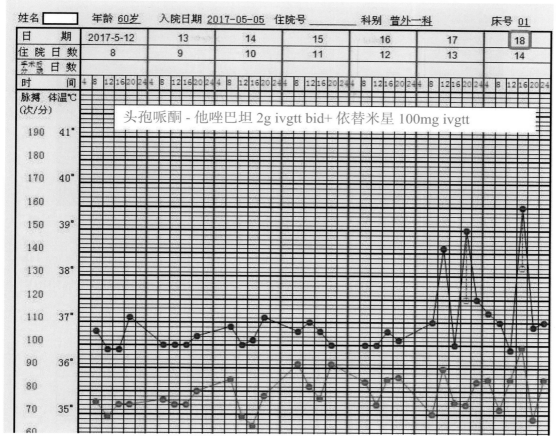

图 23-2 治疗药物及体温情况

第13天（5月17日）患者开始出现发热

复查血常规（表 23-1）及肝功能（表 23-2）。

表 23-1 血常规

日期	WBC（×10⁹/L）	NEU#（×10⁹/L）	NEU%（%）	RBC（×10¹²/L）	Hb(g/L)	PLT（×10⁹/L）
5月18日	12.82	10.33	80.5	3.89	102	274

表 23-2 肝功能

日期	ALT（U/L）	AST（U/L）	TBil（μmol/L）	DBil（μmol/L）	GGT（U/L）	ALP（U/L）
5月18日	45	35	13.6	5.3	164	231

复查中上腹增强CT（2017年5月18日）： ①肝尾叶团片状低密度影，大小约4.9cm×4.3cm，较前稍明显，另肝左叶多个小片状低密度影，数量较前稍增多，大小较前稍增大；②原肝内外胆管轻度扩张及肝内胆管积气，已吸收；③胆囊未见显示（图23-3）。

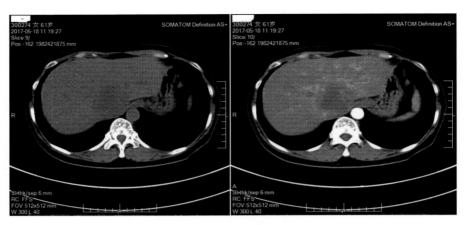

图 23-3 中上腹增强 CT

肝尾叶及左叶低密度影增多增大

复查结果提示血象较前升高、病灶较前扩大，考虑感染重，遂于第 17 天加用甲硝唑 100ml ivgtt bid 加强抗感染（图 23-4）。

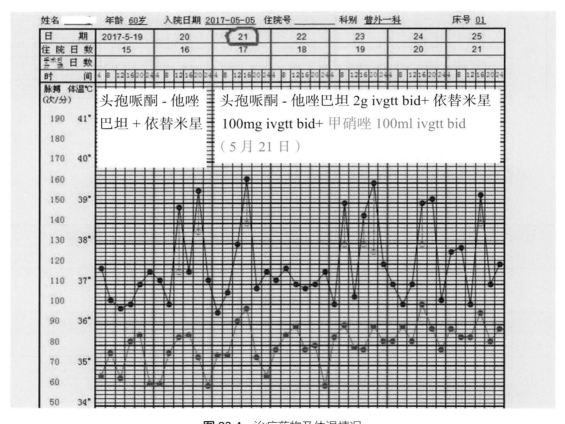

图 23-4 治疗药物及体温情况

第 17 天加用甲硝唑 100ml ivgtt bid 加强抗感染

5月25日血培养结果提示未见细菌生长。

5月27日复查血常规（表23-3）。

表23-3　血常规

日期	WBC（×10⁹/L）	NEU#（×10⁹/L）	NEU%（%）	RBC（×10¹²/L）	Hb（g/L）	PLT（×10⁹/L）
5.18	12.82	10.33	80.5	3.89	102	274
5.27	23.64	21.08	89.2	3.7	99	305

注：血常规较前明显升高

5月31日复查上腹部CT：与5月18日比较，肝尾叶团片状低密度影，大小较前稍增大，密度较前降低；另肝左叶多类圆形低密度影，较前增多，部分较前增大（图23-5）。

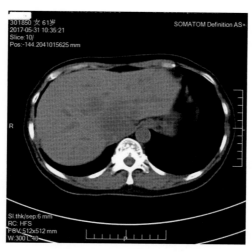

图23-5　中上腹CT平扫
肝尾叶及左叶低密度影继续增多增大

调整抗生素治疗后患者仍反复高热，血象持续升高，肝脏病灶扩大。遂在第28天（6月1日）请我科会诊后转入我科治疗。

【进一步分析】

转入后复查血常规（表23-4）、肝功能（表23-5）及完善以下检查：

表23-4　血常规

日期	WBC（×10⁹/L）	NEU#（×10⁹/L）	NEU%（%）	RBC（×10¹²/L）	Hb（g/L）	PLT（×10⁹/L）
5月18日	12.82	10.33	80.5	3.89	102	274

日期	WBC(×10⁹/L)	NEU#(×10⁹/L)	NEU%(%)	RBC(×10¹²/L)	Hb(g/L)	PLT(×10⁹/L)
5月27日	23.64	21.08	89.2	3.7	99	305
6月1日	24.48	21.82	89.1	3.53	93	282
6月6日	26.99	24.20	89.70	3.45	90	433

注：血常规较前继续升高

表 23-5　肝功能

日期	ALT(U/L)	AST(U/L)	TBil(μmol/L)	DBil(μmol/L)	GGT(U/L)	ALP(U/L)
5月18日	45	35	13.6	5.3	164	231
5月27日	19	11	6	3.1	147	162
6月1日	12	12	12.6	4.2	160	136
6月6日	30	35	15.4	7.9	146	161

1. **PCT**　0.32ng/ml。

2. **G 试验**　50.09pg/ml。

3. **ESR**　115mm/h。

4. **血培养**　阴性。

5. **血涂片**　未见疟原虫。

6. **泌尿系及妇科彩超**　未见异常。

7. **胸部 CT**　右肺尖少许多行性病灶（图 23-6），肺结核？活动期？

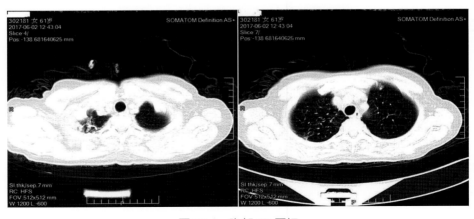

图 23-6　胸部 CT 平扫

8. **上腹部 MRI 平扫 + 增强**　与本院 2017 年 5 月 31 日 CT 比较：①肝实质内多发异常信号结节及团块影，较大者位于肝尾叶，大小约 5cm×5cm，考虑为感染性病变可能，部分病灶较前明显增大；②肝门部多发淋巴结增大，较前明显增大；③胆囊未见显示（图 23-7）。

9. **骨穿** 提示增生性骨髓象，提示感染。

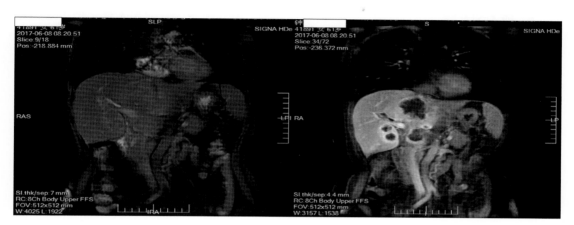

图 23-7 上腹部 MRI 平扫 + 增强
肝实质多发结节及团块影，考虑感染性病变

临床讨论：

转入后思考肝脏占位性病变，首先应考虑肝脓肿可能性大，依据如下：①患者有"胆 - 肠吻合术"史，为发生肝脓肿的易感因素之一；②患者目前症状以中上腹隐痛不适、反复高热伴畏寒为主，血象在发热阶段持续升高，PCT 高；③腹部增强 CT 及 MRI 检查均提示肝脏占位性病变，感染性可能大。

【鉴别诊断】

1. **原发性肝癌** 患者有中上腹痛，影像学提示肝占位，但腹部增强 CT 及 MRI 均提示肝占位病变且感染性可能大，同时患者既往无慢性肝病及肝硬化等病史，AFP 检查不高，黄疸指标无明显升高；目前依据暂不足，可动态随访 AFP、肝脏影像检查。

2. **肝转移性肿瘤** 患者肿瘤标记物 CA12-5 明显升高，需警惕妇科肿瘤肝转移，但患者无下腹疼痛，无腹水，目前已绝经，无异常分泌物，妇科影像学检查未见异常，依据不足。

3. **血液系统恶性疾病** 患者反复高热伴白细胞明显升高，抗生素治疗效果差，但患者淋巴结未扪及明显肿大，胸骨下段无压痛，血常规未提示原始及幼稚细胞；骨穿检查未提示恶性血液系统病变。目前暂不考虑，必要时可复查骨穿。

4. **肝结核** 患者反复高热，常规抗感染治疗效果差，胸部 CT 提示右肺尖少许多行性病灶，肺结核？活动期？但患者无咳嗽、咳痰、咯血等呼吸道症状，查体肺部未闻及干湿啰音，目前患者活动期肺结核依据尚不足。

5. 肝阿米巴脓肿 患者有发热、中上腹疼痛，查体剑突下有压痛，影像学检查提示肝脏多发占位，血象高，但患者无解果酱样大便，前期抗感染治疗中使用过"甲硝唑"针对该病的特异性抗生素，但患者病情无缓解。故暂不考虑。

6. 成人 Still 病 患者反复发热，白细胞明显升高，抗菌治疗效果不佳，但患者无皮疹、关节疼痛等表现；同时该病为排他诊断，需排除所有微生物感染、肿瘤、免疫性、血液系统等疾病后方可诊断，故目前暂不考虑。

【进一步诊治】

第 28 天抗生素调整为亚胺培南 - 西司他丁 1g ivgtt q8h 强力抗感染治疗。第 30 天抗生素调整为亚胺培南 - 西司他丁 1g ivgtt q8h+ 去甲万古霉素 0.4g ivgtt q8h（图 23-8）。同时向患者及患者家属建议行肝穿刺检查，进一步明确肝脏病变性质，患者及患者家属表示先治疗后再行决定。

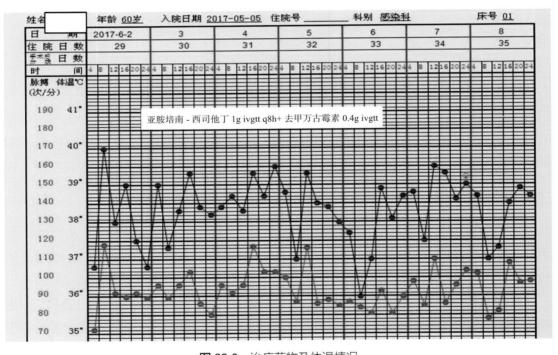

图 23-8 治疗药物及体温情况

第 30 天予亚胺培南 - 西司他丁联合去甲万古霉素抗感染

经抗生素调整后，患者体温仍无改善，肝脏病灶增多、增大。再次向患者及患者家属建议行肝穿检查，患者及家属考虑后同意，于第 36 天完善肝穿检查。

肝穿结果：肝脏穿刺组织，查见低分化胆管细胞癌（图 23-9）。

病理检查报告

病理号：Q2017-03034

姓　　名：　　　　　　性别：女　　年龄：61岁　　送检医院：本院

送检科室：感染科　　　　　　床号：　　　　　　　住 院 号：10066070

送检医生：

收到日期：2017-06-09

送检组织：肝脏穿刺组织

临床诊断：

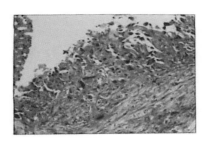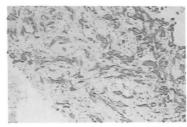

病理诊断：

结合免疫组化：AFP（-），CD31（-），CD34（-），CK19（+），CKpan（+），EMA（+），Ki-67（+，50%），P53（++），Vimentin（-），Fli-1（-），ERG（-），Hepart1（-），支持"肝脏"穿刺组织，查见低分化胆管细胞癌。

图 23-9　肝穿结果

【最终诊断】

肝内胆管细胞癌。

【诊断依据】

肝内胆管细胞癌。

肝穿结果：肝穿组织查见低分化胆管细胞癌。

【结局】

当肝脏病理结果回示后，立即请肿瘤科及肝胆外科医师会诊。会诊医师建议转上级医院进一步治疗，患者及患者家属考虑后拒绝转院，遂继续在我科保守治疗。最终患者病死于多器官功能衰竭。

【疾病概要】

肝内胆管细胞癌（intrahepatic cholangiocarcinoma，ICC）是指起源于二级胆管及其分支上皮的腺癌，占肝脏原发恶性肿瘤的 10%～15%，是发病率仅次于肝细胞肝癌的肝脏原发恶性肿瘤。ICC 的发病高峰是 55～75 岁，而发病率女性稍高于男性，男：女约为 2：3。ICC 早期无明显症状，仅有 10%～15% 的患者因瘤栓阻塞胆管或肿瘤压迫胆道引起黄疸，极少见发热、白细胞升高。

通过文献复习，发现肿瘤患者出现发热或白细胞显著升高亦时有报道。在一份对 3 770 名白细胞 > 40 000 个 /μl 患者的持续 3 年的回顾性研究中发现，有 758 名（20%）为实体肿瘤患者（GRANGER J M，KONTOYIANNIS D P. Etiology and outcome of extreme leukocytosis in 758 nonhematologic cancer patients: a retrospective，single-institution study[J]. Cancer，2009，115（17）：3919-3923.）。在晚期肿瘤患者中，白细胞异常升高似乎提示患者预后不佳。在一份对 65 例伴有白细胞升高的晚期恶性肿瘤患者的研究中发现，晚期肿瘤患者外周血白细胞计数升高与其生存期呈负相关，并提示白细胞计数升高预示晚期肿瘤患者生存期短（刘洁凡，赵亚新，曾谦，等. 晚期恶性肿瘤患者外周血白细胞升高与预后的关系 [J]. 浙江临床医学，2006，8（4）：342-343.）。肿瘤患者出现发热、异常白细胞升高的原因可能与以下有关：肿瘤坏死产物一方面作为致热源可导致发热，同时亦可刺激骨髓粒细胞释放，从而使白细胞升高；另一方面肿瘤会产生、释放集落刺激因子，刺激骨髓造血，导致粒细胞升高，最终使得白细胞升高。

【诊疗体会】

本案例中，患者腹痛、存在肝脏占位病变，但肝功能无明显损害，特别是未出现明显的梗阻性黄疸表现，同时伴发极少见的反复高热、白细胞异常升高，这些都为诊断带来了干扰。在日后的诊疗中，要注重拓宽临床思维并且尽早进行病理检查，以期尽早地明确诊治。

（戴福宏）

病例 24

是"瘤"子惹的祸吗

【病史简介】

男性，43岁，农民，山东人。

主诉：发作性意识丧失10个月，发热、头痛、反应迟钝7个月。

现病史：患者于10个月前（2016年6月）无明显诱因突发晕倒，被路人发现送医，是否有肢体抽搐、持续时间等具体情况不详，无尿、便失禁。2天后家属到院时发现患者意识清楚，无明显不适。当时行颅脑MR考虑转移瘤可能性大（图24-1），故行伽马刀治疗，术后未再出现晕倒发作。

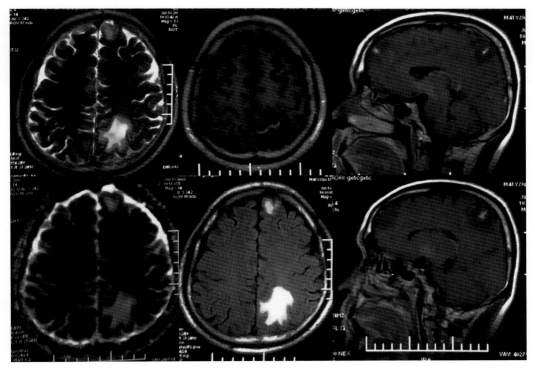

图 24-1 "伽马刀"术前颅脑 MR（2016年6月）

7 个月前（2016 年 9 月）开始不明原因发热，伴剧烈头痛、恶心，曾呕吐 2 次，体温高达 39℃ 以上，就诊于当地医院，复查颅脑 CT 无新发病灶，发现胸腔、腹腔积液，增强扫描可见腹腔及腹膜后多发肿大淋巴结，肝门区、胰头周围不均匀强化。行血培养检出葡萄牙念珠菌，静滴"氟康唑"抗真菌治疗。出院后每日午后低热，均为 37～38℃，治疗 2 个月后（2016 年 12 月）未再发热，遂停用抗真菌药物。

在此期间（2016 年 9 月始）患者逐渐出现反应迟钝、记忆力下降、淡漠少语、步态不稳，逐渐加重至完全不能与人交流、卧床。此外，患者出现发作性双下肢无力，均于起床活动时出现，表现为突然双下肢无力、需要旁人搀扶，无跌伤，家属询问有时不应，有时可作简单回答，发作后搀扶患者上床平卧后即出现双眼上翻、四肢抖动，无流涎、面色改变，数分钟转醒，醒后对发作无记忆，开始 10 余天发作 1 次，后频繁 4～5 天发作 1 次。

3 个月前起患者低头时常有清亮液体自鼻腔流出。复查颅脑 MR 符合脑膜炎并脑积水表现（图 24-2），为进一步诊治来我院。

自发病以来，神志清，精神差，食欲一般，睡眠如常，二便如常，体重未见明显变化。

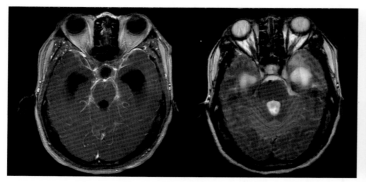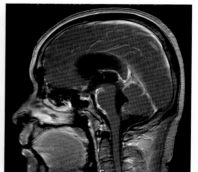

图 24-2 复查颅脑 MR（2017 年 4 月）

既往史：有慢性乙肝、肝硬化、腹腔积液、胸腔积液病史。

个人史：无外出务工史，无牛、羊等接触史，无烟、酒嗜好，不接触、饮用不洁水，无食用"米猪肉"史。

【阳性体征】

体温 37℃，脉搏 80 次 /min，呼吸 14 次 /min，血压 128/80mmHg。

消瘦貌，神清，反应迟钝，双肺呼吸音清，腹部揉面感，压痛（＋），反跳痛（＋）。左侧瞳孔 3.5mm，右侧瞳孔 2mm，对光反射迟钝，记忆力、定向力、计算力均下降，伸舌居中，颈部抵抗，左眼球略内收位，双侧外展露白（左侧 4mm，右侧 2mm），双上肢肌力 4 级，双下肢肌力 4- 级，肌张力增高，双侧巴宾斯基征阳性，共济试验不能配合，双侧 Kernig 征（＋）。

【病例特点】

1. 中年男性，慢性病程。
2. **临床主要表现**　发作性意识丧失、发热、头痛、反应迟钝，发作性双下肢无力。
3. **颅脑 MR**　脑积水、脑膜弥漫受累。

【初步诊断】

1. 定位：双侧展神经、左侧动眼神经、脑实质、脑膜。
   定性：感染性？肿瘤性？
   诊断：发热、头痛查因，感染？肿瘤？
2. 脑积水。
3. 乙型病毒性肝炎，肝硬化。
4. 颅内占位性病变伽马刀治疗后。

【诊治思路】

　　患者因"颅内肿瘤"行伽马刀治疗后，出现"发热、脑积水"。结合影像学呈交通性脑积水表现，且颅底脑膜强化明显，需要考虑可累及脑膜、易造成粘连的慢性脑膜炎、脑膜肿瘤，如结核感染、真菌感染、脑囊虫病、布鲁氏菌病、白血病、淋巴瘤、脑膜癌病等。

【鉴别诊断】

　　1. **结核性脑膜脑炎**　患者有肝病史，免疫力低下，长时间发热、头痛，有脑积水、脑膜受累，需要考虑结核感染可能。需进一步行脑脊液抗酸染色、结核分枝杆菌 DNA、细菌培养等。

　　2. **布鲁氏菌病**　此病一般为接触患病的牛、羊或其皮毛、肉品造成的感染，临床表现多样，如波状热、多汗、关节肿痛、睾丸炎、脑膜脑炎等。此患者有发热、头痛、脑膜广泛受累，需要除外布鲁氏菌感染，可进一步完善虎红平板凝集试验、试管凝集试验。

　　3. **脑膜癌病**　患者有伽马刀切除脑部"转移瘤"史，有慢性肝病、肝硬化病史，长时间发热、头痛、脑膜广泛受累。需完善肿瘤相关排查。

　　4. **脑囊虫病（脑膜型）**　患者长时间发热、头痛、脑积水、脑膜广泛受累，长期居住农村地区，需要行囊虫抗体检测排除。

　　5. **IgG4 相关疾病**　患者病程中有慢性肝病、腹腔积液、胸腔积液、脑膜广泛受累，多脏器受累需要排除 IgG4 相关疾病。需进一步完善血 IgG4、腹部 B 超、胸部 CT 检查。

【实验室检查】

1. **血 IgG4** 阴性。

2. **血曲霉菌抗原定量、真菌 D- 葡聚糖试验** 阴性。

3. **病毒系列** HBsAg（＋），HBeAg（＋），HBeAb（＋），HBcAb（＋），乙肝前 S1 抗原（＋）。

4. **血常规** 血小板 37×10^9/L。

5. **肝肾功能** 正常。

6. **ESR** 正常。

7. **PCT** 正常。

8. **脑脊液检查** 脑脊液压力 215mmH$_2$O，有核细胞计数 95×10^6/L（单核 44%，多核 56%），糖 1.92mmol/L，氯化物 119mmol/L，蛋白 1.98g/L。

9. **潘氏试验** +。

10. **CMV、EB、HSV1、HSV2、结核分枝杆菌 DNA** 均为阴性。

11. **脑脊液细胞学** 未见异形细胞。

12. **血结核分枝杆菌 γ- 干扰素检测** 弱阳性。

13. **血布鲁氏菌抗体** 阴性。

14. **血寄生虫抗体系列** 阴性。

15. **莱姆病螺旋体 DNA** 阴性。

16. **自身抗体谱** ANA（-），抗 ds-DNA（-）。

17. **男性肿瘤系列** 阴性。

18. **腹部 B 超** 肝硬化、脾大、门静脉高压表现。

19. **胸部 + 上腹部 CT** 双肺下叶炎症，双侧胸腔伴双肺下叶膨胀不全，心包积液，胰腺周围改变伴多发淋巴结，考虑炎性改变。

【进一步分析】

分析病情，以腰穿脑脊液检查为诊断突破口，未见到肿瘤细胞，符合炎性改变。布鲁氏菌脑膜炎、结核性脑膜炎与隐球菌性脑膜炎在临床表现、症状、体征、影像学检查、脑脊液生化等方面极为相似，鉴别需充足的病原学依据。布鲁氏菌、血寄生虫系列均阴性，单一的血结核分枝杆菌 γ- 干扰素检测弱阳性不足以支持结核性脑膜炎的诊断。需进一步寻找病原学证据。

【进一步检查】

1. **血荚膜抗原滴度** 1：128。

2. **脑脊液隐球菌荚膜抗原滴度** 1∶128。

3. **脑脊液培养** 隐球菌少量生长，可见 2 个菌落。

4. **细胞免疫功能** CD3$^+$ 51.97%（参考值：56%～86%），CD16$^+$CD56$^+$ 41.22%（参考值：5%～26%）。

5. **上腹部 CT 平扫 + 强化** 腹腔、腹膜后多发结节灶及肠系膜区密度增高，建议穿刺活检，鉴别腹腔隐球菌性肉芽肿与转移瘤；符合慢性肝病、脾大并侧支循环形成表现。

6. **颅脑 MR 平扫 + 强化** 符合脑膜炎并脑积水治疗后 MR 表现，较前病变强化范围缩小，脑室扩张积液较前略明显。

7. **脑脊液二代测序** 阴性。

【最终诊断】

1. 新型隐球菌脑膜脑炎。

2. 脑积水。

3. 腹腔腹膜后结节灶。

4. 乙型病毒性肝炎，肝硬化。

5. 颅内占位性病变伽马刀治疗后。

【诊断依据】

中年男性，慢性病程，有慢性肝病免疫力低下。

主要表现为发作性意识丧失、发热、头痛、反应迟钝。

脑脊液压力高、混合细胞性炎症表现。颅脑 MR 符合脑膜炎并脑积水、脑膜强化表现。

血、脑脊液隐球菌荚膜抗原阳性。

抗真菌治疗有效。

【随访】

电话随访，现患者口服氟康唑和恩替卡韦治疗，未再出现晕倒，发作性双下肢无力，生活能自理，能独立骑车外出。

【疾病概要】

隐球菌病是人类最常见侵袭性真菌病之一，其中致病的只有新型隐球菌和格特隐球菌。新型隐球菌是具有荚膜的酵母样真菌，在自然界中广泛存在，如土壤、尘土、果皮、尤加利树及鸽子的排泄物。鸽子因为自身高体温不会受到感染，但是重要的传染源。它属于条件致病菌，主要经呼吸道传播，在肺部仅引起轻度的炎症，当宿主免疫功能低下时经血传播侵袭中枢神经系统，引起脑膜脑炎，偶尔还可导致局灶性颅内肉芽肿，称为隐球菌瘤。近年来发病率呈明显增多趋势，其原因可能与抗生素、免疫抑制剂和糖皮质激素、免疫低下性疾病（如HIV/AIDS、淋巴瘤、白血病、器官移植等）有关。

脑膜脑炎的患者，典型表现为重度头痛，头痛可持续数周至数月，伴有精神状态改变、性格改变、发热、嗜睡和昏迷；其他中枢神经系统的症状包括脑积水（交通性和非交通性）、视盘水肿引起的视力下降、突发性感音性耳聋、脑神经麻痹、运动和感觉功能缺损、小脑功能障碍和癫痫。对于任何伴有发热、头痛以及中枢神经系统相关体征或症状的免疫功能受损患者，或表现出亚急性或慢性脑膜炎的免疫功能正常个体，均应考虑新型隐球菌性脑膜炎的可能。进一步行腰椎穿刺检查，若存在神经系统定位体征、视盘水肿或精神状态受损的情况下，应行放射影像学检查。通过脑脊液培养、印度墨汁染色和（或）隐球菌抗原检测对脑脊液仔细评估，应能明确诊断。

隐球菌脑膜脑炎早期联合抗真菌治疗，有效的经典抗菌药物为多烯类（两性霉素 B 制剂）、唑类和氟胞嘧啶。典型的隐球菌脑膜脑炎的治疗包括 2 周的诱导治疗期、8 周的巩固治疗期以及额外的防止复发的维持治疗期。值得注意的是，由于死亡的隐球菌菌体仍持续释放荚膜多糖抗原，而机体清除此类抗原相对慢，即使在有效治疗数月后，患者体液多次真菌涂片及培养转阴后，体液的抗原检测仍可阳性，所以抗原检测是否转阴不能作为隐球菌病是否治愈的指标。在抗真菌治疗的同时，一定注意脱水、降颅压，对症支持及原发病的治疗，必要时行侧脑室引流。

【诊疗体会】

新型隐球菌脑膜脑炎由于真菌聚集在蛛网膜绒毛和蛛网膜下腔处，堵塞了脑脊液的排出通道，因此常见颅内压增高，引起交通性脑积水。较高的脑脊液开放压与较差的临床结局相关。此患者病情加重期中有脑脊液鼻漏情况，与脑膜脑炎孰因孰果的问题，结合有"伽马刀"治疗史，也曾纠结于是否需要行脑膜修补。咨询神经外科专家"伽马刀"手术特点，抗真菌治疗后脑脊液漏未再出现，我们认为可能与颅压高有关。入院后关于肿瘤的排查未有阳性发现，病初"转移瘤"有可能是隐球菌感染所致的局部肉芽肿"隐球菌瘤"。此患者病程中曾血培养葡萄牙念珠菌、血结核分枝杆菌 γ- 干扰素检测弱阳性、脑脊液隐球菌荚膜抗原阳性，当多种病原微生物证据同时存在时，结合临床表现，以中枢神经系统感染表现突出，脑脊液结果更可靠。但脑脊液二代测序未检出隐球菌，在我们反复送检脑脊液和血荚膜抗原均阳性的前提下，认为与目前脑脊液二代测序在隐球菌检测中的敏感度欠佳有关。

抗真菌药物不良反应较大，尤其是两性霉素 B，输液过程中可出现高热、寒战、恶心、呕吐等，故宜从小剂量开始逐渐加至治疗量，在输液前可酌情加用异丙嗪、布洛芬、地塞米松等预防。另外，不良反应与累积剂量相关，应密切监测血常规、电解质和肾功能。此患者在抗真菌治疗过程中就出现了顽固性低钾血症和肾功能损害，另其基础肝脏疾病肝功能损害，给我们后期用药选择带来了诸多限制，两性霉素 B 改为低剂量 25mg/d，密切监测肾功能。该患者抗真菌治疗门诊随访血荚膜抗原滴度仍高（1∶32），目前仍小剂量口服氟康唑维持（已 1 年零 9 个月）。

（汪春娟）

病例 25

间断发热 20 天，症状还能再少吗

【病史简介】

男性，39 岁，厨师，天津人。

主诉：间断发热 20 余天。

现病史：患者于入院前 20 余天无明显诱因出现发热，体温最高达 39℃，伴畏寒、无明显寒战，发热时伴头痛，偶有咳嗽，无痰。就诊于当地医院，予口服"头孢呋辛等药物（具体药物不详）"治疗 2 天，患者体温正常。停药 2 天后患者再次出现发热，体温最高达 39℃，就诊于外院，查胸 CT 示"双肺纹理增重"，考虑"上呼吸道感染"，予口服"头孢丙烯、肺力咳、清热解毒片等药物（具体药物不详）"治疗 1 周。服药第 2 天患者体温正常，停药 3 天后患者再次出现发热，体温最高达 39.5℃，伴畏寒，无明显寒战，发热时伴头痛，偶有咳嗽，无痰。外院查血常规示 WBC 11×10^9/L，NEU% 62%，复查胸 CT 示"双肺纹理增重"，头部 CT "未见明显异常"，予"静脉滴注左氧氟沙星、喜炎平，口服奥司他韦，补液，退热等治疗（具体药物不详）"治疗 2 天，患者仍发热，体温高峰较前无明显变化，为进一步诊治收入院。

自发病以来，精神可，饮食、睡眠可，大便如常，排尿困难，尿色如常，排尿次数较前增多，近期体重无明显变化。

个人史：生于原籍，久居本地，患者职业厨师，工作中经常接触羊杂、生羊肉。饮酒 20 余年，每天约 2 瓶啤酒。否认吸烟史。

【阳性体征】

体温 37.6℃，脉搏 90 次 /min，呼吸 18 次 /min，血压 139/85mmHg。

查体未见明显异常。

【病例特点】

1. 中年男性，职业厨师，工作中经常接触羊杂、生羊肉。

2. **临床主要表现** 发热、畏寒，排尿困难。

3. 血常规示白细胞高。

4. 间断发热 20 余天，抗生素治疗有效，停药后反复。

【初步诊断】

发热待查：

1. 急性肾盂肾炎？

2. 急性前列腺炎？

3. 血流感染？

4. 布鲁氏菌病？

5. 伤寒？

6. 结核病？

【诊治思路】

发热待查可分为感染性和非感染性疾病两种原因，其中以感染性疾病为主。此患者间断发热 20 余天，伴畏寒，排尿困难，白细胞高，抗生素治疗后体温可至正常，停药后反复，考虑感染性疾病可能性大。从感染的部位来看，需考虑急性肾盂肾炎、急性前列腺炎、血流感染等原因。患者职业为厨师，工作中经常接触羊杂、生羊肉，从感染的致病菌来看，需考虑布鲁氏菌病可能性大；另外，也不能除外伤寒、结核病等原因。患者入院时一般状况可，暂不用抗生素治疗，首先完善血培养、尿培养等明确致病菌。

【鉴别诊断】

1. **急性肾盂肾炎** 往往起病较急。临床表现有发热、寒战、腹痛、尿频、尿急、尿痛、排尿困难等，查体肾区叩痛阳性。

支持点：患者有发热、排尿困难的临床表现，需完善尿常规、尿培养进一步明确诊断。

2. **急性前列腺炎** 好发于成年男性。

支持点：患者成年男性，有发热、排尿困难的临床表现，需完善尿常规、尿培养、前列腺磁共振等进一步明确诊断。

3. **血流感染** 临床表现为高热、寒战、心动过速、呼吸急促、皮疹、肝脾肿大和精神、神志改变等，严重者可引起休克、DIC 和多脏器功能衰竭，甚至死亡。

支持点：患者高热，抗生素治疗有效，不能除外该诊断，抗生素治疗前多次血培养进一步明确诊断，寻找致病菌，完善胸腹盆 CT 寻找感染灶。

4. **布鲁氏菌病** 患者常有接触羊、猪、牛等家畜或其皮毛、生肉，饮用未消毒的羊奶、牛奶等流行病史。

支持点：患者职业为厨师，工作中经常接触羊杂、生羊肉，临床表现为发热，考虑布鲁氏菌病可能性大，需完善布鲁氏菌病 RBPT、SAT、血培养或骨髓培养等进一步明确诊断。

5. 伤寒 有不洁饮食史，曾与伤寒患者接触史等，临床表现为持续发热 1 周以上、表情淡漠、呆滞、腹胀、便秘或腹泻、相对缓脉、玫瑰疹、脾肿大等。血白细胞总数减少，淋巴细胞相对增多，嗜酸性粒细胞计数减少或消失。肥达反应阳性有辅助诊断意义。血培养、骨髓培养阳性可确诊。

支持点：患者发热。

不支持点：患者无伤寒患者接触史，无皮疹，无相对缓脉，患者白细胞高，暂不考虑该诊断。

6. 结核病 结核病是由结核分枝杆菌引起的慢性传染病，可累及全身各脏器，临床表现为发热（多为午后热）、盗汗、倦怠乏力、食欲减退、体重减轻等，累及呼吸系统可有咳嗽、咳痰、咯血、胸痛、呼吸困难等症状。

支持点：患者发热，偶有咳嗽。

不支持点：患者两次胸部 CT 未见明显异常，无结核患者密切接触史，无盗汗、消瘦、食欲减退等结核病表现，暂不考虑该诊断。

【实验室检查】

1. **胸部 CT** 右肺下叶胸膜下钙化灶。

2. **腹盆 CT** 前列腺肥大，建议必要时行磁共振检查，腹部平扫未见异常。

3. **前列腺磁共振** 考虑前列腺炎。

4. **超声心动图** 心内结构及血流未见明显异常，EF 60%。

5. **血常规** WBC 7.22×10^9/L，NEU% 79.20%，EOS% 0.10%。

6. **血涂片** 未发现疟原虫。

7. **尿常规** 潜血 3+，白细胞阴性，细菌阴性。

8. **尿培养** 48 小时无细菌生长。

9. **生化** ALB 39.1g/L，AST 23.3U/L，ALT 29.4U/L，肌酐 82μmol/L。

10. **ESR** 28mm/h

11. **D- 二聚体** 980.20μg/L（参考值：0 ~ 500μg/L）。

12. **CRP** 14.4mg/L。

13. **PCT** 0.1ng/ml（参考值：1 ~ 0.5ng/ml）。

14. **甲状腺功能** 未见异常。

15. **病毒系列** 风疹病毒、弓形虫病毒、巨细胞病毒、单纯疱疹病毒、带状疱疹病毒、细小病毒 B19、EB 病毒 IgM 阴性。

16. 呼吸道合胞病毒抗体，腺病毒抗体，A 型、B 型、副流感病毒抗体，肺炎支原体、衣原体抗体，军团菌抗体 阴性。

17. RF、ASO 阴性。

18. 总过敏原 总 IgE 阴性，补体系列阴性。

19. HIV 初筛 阴性。

20. 抗中性粒细胞胞质抗体（MPO、PR3） 阴性。

21. ANA、ENA 系列 阴性。

22. 肿瘤标志物 PSA 49.48ng/ml（参考值：0～4ng/ml）。

23. 铁蛋白 阴性。

24. 布鲁氏菌病 RBPT 2017 年 5 月 16 日检测阳性，SAT 1∶100；2017 年 5 月 24 日检测阳性，SAT 1∶100。

25. 血培养 2017 年 5 月 15 日培养，提示马耳他布鲁氏菌（平均报阳时间 113 小时）；2017 年 5 月 20 日培养，5 天无需氧菌生长/5 天无厌氧菌生长。

【最终诊断】

1. 布鲁氏菌病。
2. 急性前列腺炎。

【诊断依据】

1. **流行病学史** 患者中年男性，职业厨师，平时经常接触羊杂、生羊肉。
2. **临床主要表现** 发热、畏寒，排尿困难。
3. **辅助检查**
（1）布鲁氏菌病 RBPT 阳性，SAT 1∶100。
（2）血培养示马耳他布鲁氏菌。
（3）PSA 49.48ng/ml（参考值：0～4ng/ml）。
（4）前列腺磁共振检查，考虑前列腺炎。

【治疗及疗效】

患者入院后首先完善血培养、尿培养等相关化验，后予左氧氟沙星 500mg qd 联合复方磺胺甲噁唑 0.96g q12h 治疗 5 天，患者仍间断发热，更改治疗方案为左氧氟沙星 500mg qd 联合米诺环素 100mg q12h，治疗第 2 天患者体温正常，无排尿困难。患者体温正常 3 天，血培养回报阴性后出院。出院时嘱其外购多西环素联合利福平继续抗感染治疗。

【随访】

患者出院后继续服用多西环素联合利福平抗感染治疗 1 个月余停药，随访患者 1 年未再发热，无排尿困难症状。

【疾病概要】

1. 布鲁氏菌病 布鲁氏菌病（Brucellosis，简称布病）是由布鲁氏菌属的细菌侵入机体，引起传染 - 变态反应性的人兽共患传染病，是《中华人民共和国传染病防治法》规定报告的乙类传染病。我国主要流行于内蒙古自治区、吉林省、黑龙江省和新疆维吾尔自治区、西藏自治区等牧区，其他各省均有病例发生。传染源主要为病畜，包括绵羊、山羊、黄牛、水牛、奶牛及猪。传播途径有经皮肤黏膜接触传播、经消化道传播、经呼吸道传播等。

布鲁氏菌病临床表现复杂多变，症状各异，轻重不一，常见的临床表现有发热、多汗、关节疼痛、神经痛以及肝、脾、淋巴结肿大等。慢性期有神经、精神症状，以及骨、关节系统损害症状。血、骨髓或其他体液等培养阳性或 PCR 阳性可以确诊。血清学检查阳性，结合病史和体征亦可做出诊断。

常用的抗生素为：多西环素 + 利福平，多西环素 + 链霉素，多西环素 + 复方磺胺甲噁唑，左氧氟沙星 + 利福平。其他敏感的抗生素有环丙沙星、庆大霉素、米诺环素、三代头孢等，总疗程在 6 周以上。

2. 急性前列腺炎 急性前列腺炎是指由尿道病原体微生物感染而引起的前列腺急性炎症，致病菌以革兰阴性菌为主（如大肠埃希菌、产气肠杆菌、铜绿假单胞菌、克雷伯菌属、沙雷菌等），另外还有革兰阳性菌（如肠球菌、腐生葡萄球菌、溶血葡萄球菌、金黄色葡萄球菌等）、沙眼衣原体、解脲脲原体等。感染途径为尿路上行感染、血行感染、局部炎症播散等。

急性前列腺炎临床表现有发热、排尿异常、骨盆生殖区域疼痛或不适、性功能障碍等。血常规检查示白细胞及中性粒细胞计数升高。尿常规示白细胞升高。血、尿细菌培养可找到致病菌。前列腺 B 超或磁共振检查提示炎性。

前列腺存在血 - 前列腺屏障，因而选择的抗生素需具有较高的脂溶性、较低的血清蛋白结合率，以便能够有效地渗透前列腺腺管上皮；但在急性感染期前列腺组织及血管的通透性增加，氨基糖苷类、头孢菌素类也能渗入炎性前列腺组织，达到有效药物浓度。常用的抗生素包括环丙沙星、氧氟沙星、复方磺胺甲噁唑、多西环素、米诺环素、头孢曲松等，总疗程为 2 ~ 4 周。

【诊疗体会】

1. 对于发热的患者，需仔细询问流行病学史，生活在牧区或非牧区有布鲁氏菌病典型流行病学史的患者，需警惕布鲁氏菌病。

2. 在病情允许的条件下，暂不使用抗生素，多次留取血培养、尿培养、痰培养等化验可提高致病菌的检出率，布鲁氏菌生长缓慢，需提醒实验室延长培养时间。

3. 布鲁氏菌病和前列腺炎的治疗时间长，布鲁氏菌病急性期需联合、多疗程用药。

4. 治疗初期左氧氟沙星联合复方磺胺甲噁唑治疗效果欠佳，更换复方磺胺甲噁唑为米诺环素后，体温正常，提示我们在治疗中需根据患者病情变化、细菌耐药性选用合适的抗生素方案。

（常宝兴　杨文杰）

病例 26

反复感染，终拨云见日

【病史简介】

男性，18岁，无业，河南省周口市人。

主诉：发热、咳嗽7日，皮疹3日。

现病史：7日前发热，最高体温达39℃，伴咳嗽、咳少许白黏痰、痰中带血，伴鼻塞、流黄脓涕，在外院考虑双肺炎，给予抗感染治疗（先后给予静脉滴注阿奇霉素、头孢他啶、莫西沙星、万古霉素、头孢哌酮-舒巴坦治疗），体温一度下降至37.8℃。3日前出现面部及躯干部斑丘疹，伴体温升高，最高体温达39.5℃。

既往史：自幼油腻饮食后均腹泻，反复呼吸道感染。6年前患有特发性血小板减少性紫癜，曾口服泼尼松治疗1年。慢性鼻窦炎3年。

【阳性体征】

体温37.8℃，脉搏84次/min，呼吸22次/min，血压110/60mmHg。

1. 颜面、颈部、躯干皮肤可见密集分布的针尖大小淡红色斑丘疹。四肢可见散在斑丘疹。

2. 右颌下可触及蚕豆大小的肿大淋巴结，有触痛，活动可。

3. 咽充血，右肺呼吸音粗，右下肺可闻及少许湿啰音。

【病例特点】

1. 青年男性，急性病程。

2. **临床主要表现** 发热、咳嗽，颜面、颈部、躯干部斑丘疹，四肢散在斑丘疹，右颌下可触及肿大淋巴结，有触痛。咽充血，右肺呼吸音粗，右下肺可闻及少许湿啰音。

【初步诊断】

发热、皮疹，原因待查：药疹？感染性疾病？金黄色葡萄球菌肺炎？

【诊治思路】

患者 7 日前发热、咳嗽，经过抗感染治疗后，体温曾一度下降，考虑肺炎诊断成立。3 日前体温再次升高，并出现皮疹，诊断首先考虑药物热、过敏性皮炎，故停用抗生素，给予地塞米松、葡萄糖酸钙、开瑞坦抗过敏治疗，患者体温恢复正常，皮疹逐渐消退。抗感染治疗 4 日，接着抗过敏治疗，该患者的治疗到此似乎可以画上句号，但该患者年轻，既往反复感染，曾患特发性血小板减少性紫癜，曾口服激素治疗 1 年，似乎提示患者存在机体免疫力方面的问题。

【鉴别诊断】

1. **药物热** 本病可以表现为寒战、高热伴皮疹，可有周身不适、头痛、肌肉酸痛、关节痛、淋巴结肿痛和消化系统症状，皮疹呈多形性分布，并往往伴有瘙痒或烧灼感，严重的药疹可表现为剥脱性皮炎，该患者有寒战、高热，发病时无皮疹，使用抗生素后出现皮疹，考虑该病的可能性极大，停用抗生素及容易致过敏的药物，同时抗过敏对症治疗，如发热、皮疹消退则可以诊断该病。

2. **感染性疾病** 患者反复发热，伴咳嗽、咳痰、咽干、咽痛，化验血常规白细胞不高，考虑病毒感染如 EB 病毒、巨细胞病毒感染可引起的发热性疾病不除外，入院后完善病毒抗体、DNA 检查以进一步明确。

3. **金黄色葡萄球菌肺炎** 本病起病多急骤，寒战、高热、胸痛，脓性痰，痰中带血，可伴有皮疹、关节肿痛，白细胞可不高，肺部影像学可见多肺段炎症，该患者临床症状及化验有支持该诊断的方面，需要进一步行肺 CT 及病原体培养以确诊。

【实验室检查】

1. **发热当日血常规** WBC 10.8×10^9/L，NEU% 81%，Hb 132g/L，PLT 124×10^9/L。

2. **发病当日胸片** 双下肺少许炎性改变，双下肺支气管扩张不除外。

3. **发病第 3 日肺 CT** 右肺中叶、双肺下叶基底段病变，考虑炎性变，纵隔淋巴结增大，脾脏增大。

4. **发病第 5 日及第 12 日免疫球蛋白** IgG < 0.33g/L（参考值：7.15 ~ 15.6g/L），IgA < 0.07g/L（参考值：0.17 ~ 3.82g/L），IgM < 0.04g/L（参考值：0.63 ~ 2.77g/L）。

5. **辅助性 T 细胞亚群** 总 T 细胞 396 个 /μl（参考值：770 ~ 2 041 个 /μl）；CD8$^+$ T 淋巴细胞占 43%，为 265 个 /μl（参考值：238 ~ 874 个 /μl）；CD4$^+$ T 淋巴细胞占 10%，为 63 个 /μl（参考值：414 ~ 1 123 个 /μl）；CD4$^+$/CD8$^+$ T 0.23（参考值：0.7 ~ 2.5）。

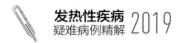

6. **HIV 及自身免疫相关检查**　均阴性。

【进一步分析】

由于患者血免疫球蛋白水平显著降低，辅助性 T 细胞水平显著降低，经过感染科、血液科、免疫科专家会诊，确诊为普通变异型免疫缺陷病。

【最终诊断】

普通变异型免疫缺陷病合并细胞免疫功能缺陷。

【诊断依据】

1. 该患者反复发生感染，血免疫球蛋白显著降低。
2. 除外药物及感染引起的低免疫球蛋白血症。

【治疗及疗效】

给予人免疫丙种球蛋白 400mg/kg 静脉滴注治疗，患者未再发热，皮疹完全消退，后出院，出院后失访。

【疾病概要】

普通变异型免疫缺陷病（common variable immunodeficiency，CVID）是原发性免疫缺陷病（primary immunodeficiency diseases，PIDs）的一种。临床表现为反复发作的呼吸道、消化道等部位细菌感染，常伴发慢性肺部疾病、肉芽肿、自身免疫性疾病、脾脏肿大，甚至伴发淋巴增殖性疾病及恶性肿瘤等。

1. **临床特点**　CVID 是一种具有晚发倾向的 PIDs，多个国家和地区有关 CVID 临床资料分析显示，患者多在 2 岁后发病，其发病年龄集中在 10～30 岁，最晚的发病年龄可达 72 岁。

CVID 是以低免疫球蛋白、抗体产生缺陷，临床表现多样的一组疾病，可单因 B 细胞缺乏导致，也可以同时因 T 细胞缺乏导致，因发病背景不同，而临床表现各异。CVID 临床表现变异较大，主要临床表现为反复的呼吸道、消化道感染，免疫失调性疾病和肿瘤。所有患者均可表现有不同程度的急慢性鼻窦炎、中耳炎、复发性支气管炎、肺炎及支气管扩张，也可见结核和真菌感染及卡氏肺囊虫引起的间质性肺炎，呼吸衰竭是常见的死因。本病临床表现复杂多样且缺乏特异性，临床上常常容易误诊或漏诊，从而延误治疗，给患者造成不良后果。

本例患者特点为：有自幼反复呼吸道感染、慢性鼻窦炎、曾患自身免疫性血小板减少性紫癜、慢性腹泻、支气管扩张、肺炎，以及以其他疾病难以解释的免疫球蛋白缺失的临床表现，辅助检查有 IgG、IgA、IgM 明显下降，HIV 及自身免疫相关检查均阴性，故考虑 CVID 诊断。与绝大多数 CVID 患者不同的是，该例患者同时存在 $CD4^+$ T 淋巴细胞下降及 $CD4^+/CD8^+$ T 比例倒置，存在细胞免疫功能缺陷，这与 Takahashi 等报道的 CVID 可以同时出现 T 淋巴细胞缺乏一致。该患者系 18 岁男性，12 岁曾患 ITP，发病较早，与 Gathmann 等报道的男性多发病较早一致。

2. 诊断标准 CVID 发病率较低，其发病率为 1∶50 000～1∶25 000。目前国内尚无诊断 CVID 的统一标准。根据 1999 年欧洲免疫缺陷病协会（European Society for Immunodeficiencies，ESID）/ 全美免疫病缺陷病协作组（Pan-American Group for Immunodeficiency，PAGID）标准：反复发生感染的患者，至少 1 种免疫球蛋白（主要包括 IgG、IgM、IgA）水平低于正常值 2 个标准差（我国标准为血清免疫球蛋白总量低于 3.0g/L，IgG 低于 2.5g/L），并除外其他药物及感染引起的低免疫球蛋白血症、已定义的其他有遗传背景或染色体异常的低免疫球蛋白性疾病（先天性无丙种球蛋白血症、婴儿暂时性低丙种球蛋白血症、选择性 IgA 缺乏症等原发性免疫缺陷疾病），即诊断为 CVID。

3. 治疗原则 主要是免疫替代治疗。整个欧洲一项长达 10 年 2 212 例 CVID 患者的国际多中心临床研究表明，发病年龄与临床表现相关，年长发病者多有自身免疫病、脾大、淋巴瘤、实体瘤的临床表现，早年（12～17 岁）发病的多以肺炎为临床表现，IgG、IgA、IgM 水平与发病年龄呈负相关，早期诊断的 CVID 患者有较高的生存率。IgG 谷水平 ≤ 4g/L 易反复出现严重的细菌感染，故免疫球蛋白替代治疗对该病来说非常必要。国外报道，免疫球蛋白用药剂量各中心不同（每月 125～750mg/kg），主张结合患者临床个体化治疗，但合并支气管扩张患者主张给予较高剂量的免疫球蛋白治疗。该患者经过免疫球蛋白每月 400mg/kg 治疗，临床症状缓解出院。需注意，免疫球蛋白替代治疗要一定的经济基础，平均花费 6 万元 / 年，但能避免一些复杂性感染甚至致死性感染，此治疗仍非常必要。

【诊疗体会】

该例患者为外地人，当地医疗条件较差，既往病历资料不完善，从未做过免疫球蛋白相关检查。该例患者为青年男性，发热、咳嗽，肺部影像学提示炎性改变，临床诊断思路一般先考虑常见病，故肺炎治疗。在多种抗生素抗感染治疗效果不理想时，则开始考虑患者是否存在免疫方面问题，故完善了免疫方面检查。因 CVID 属罕见病，多表现为复发性感染，可累及多个系统，由于大多临床医师对该病缺乏足够认识，仅片面分析了某个系统的表现，而未能以单一疾病解释疾病全面，导致误诊或仅诊断为"免疫功能低下"。

综上所述，CVID 是少见的免疫机制异常疾病，临床医师需提高对该病的认识，对不明原因的反复感染、顽固性腹泻并伴有贫血、关节病变的患者想到该病，部分患者可能同时存在细胞免疫功能缺陷，结合临床免疫球蛋白检测，及早确诊并予以相应的治疗，避免患者机会性感染，改善患者生活质量。

（陈　宫）

病例 27

发热伴皮下结节，结节能否纰漏真相

【病史简介】

男性，17岁，学生，宁夏回族自治区石嘴山市平罗县人。

主诉：间断发热2个月，伴多发皮下结节1周。

现病史：患者诉于2个月受凉后出现畏寒、发热不适，最高体温为40℃，伴乏力、食欲缺乏，自觉腰区酸胀，无腹痛、腹泻、皮疹等其他伴随症状，自行口服"感冒药"等对症处理后未见好转，就诊于平罗县人民医院，完善血常规示白细胞明显降低（不详），生化示肝酶升高（ALT 54.8U/L，AST 50.6U/L），并给予输液等对症支持治疗后3天，患者仍反复发热。

后转至银川市第一人民医院，完善血常规示白细胞 2.9×10^9/L，中性粒细胞 1.58×10^9/L，血小板 151×10^9/L；生化示肌酸激酶 553.0U/L，乳酸脱氢酶 842U/L，谷丙转氨酶 231.3U/L，天门冬氨基转移酶 199.7U/L；结核分枝杆菌抗体测定为弱阳性；骨髓穿刺结果回报示粒系、红系、巨核系增生活跃，未见异形细胞，粒系统有成熟延迟现象。腹部B超示脾大，腹腔积液。腹部增强CT示：①左侧腰大肌、髂腰肌肿胀，提示炎性病变；②左侧结肠旁沟蜂窝状炎、腹膜炎并局限包裹性积液（积脓）可能性大；③腹腔、盆腔积液（少量）；④脾大。腰椎MRI示：①左侧腰大肌及竖脊肌肿胀，性质待定；②骶椎腰化。后患者于10月8日行腹腔穿刺术，查腹水结果：李凡他实验1+，有核细胞数2880个/μl，单核细胞76%，多核细胞24%，总细胞数9040个/μl。腹水培养、血培养及骨髓培养均为阴性；考虑"腹腔感染及腰椎旁软组织感染"，给予保肝、抗感染、升白等对症支持治疗后患者体温有所下降，测最高降至体温37.5℃，患者家属要求自动出院，院外口服头孢类药物5天后停药，后未再检测体温，且无不适症状。

1周前患者发现右侧腹股沟及胸腹部、双上肢皮下多发结节，并伴有疼痛不适，自觉发热，未测体温，遂于11月13日就诊于我院急诊科，完善血常规：WBC 2.34×10^9/L，NEU% 67.1%，LYM% 25.2%，Hb 131.0g/L，PLT 147.0×10^9/L。生化常规：Na^+ 132.6mmol/L，AST 72.3U/L，CK 175.5U/L，LDH 2087U/L。凝血全套 +D- 二聚体及 PCT 测定未见明显

异常。浅表器官彩超及腹部彩超示：脾大、双侧颈部、腋窝、腹股沟区淋巴结探及。给予输液等对症处理后仍发热，皮下结节未见缩小，仍持续疼痛不适，请我科会诊后以"发热原因待查"收住院。

病程中患者神志清楚，精神一般，饮食、睡眠欠佳，大小便正常。

既往史：无特殊病史。

个人史：家族中及周围无类似患者；无外地旅行史；近半年学校无动植物相关实验课。家中饲养1只宠物狗，小狗近期无异常表现。

【阳性体征】

体温38.4℃，脉搏102次/min，呼吸20次/min，血压93/64mmHg。

颈部及腹股沟可触及数枚黄豆大小淋巴结，腋窝未触及肿大淋巴结，触痛阳性，活动度可，胸腹部及双上肢可触及数个蚕豆大小皮下结节，触痛明显，活动度可，皮肤表面无异常。

【病例特点】

1. 青年男性，病程2个月。

2. **临床主要表现** 反复发热伴皮下多发结节、颈部及腹股沟淋巴肿大。

3. **辅助检查** 白细胞减少，肌酸激酶、谷丙转氨酶、谷草转氨酶、乳酸脱氢酶升高。浅表器官及腹部彩超示，脾大、双侧颈部、腋窝、腹股沟区淋巴结探及。

【初步诊断】

发热、皮下结节，原因待查：

1. 感染性，脓肿？寄生虫？

2. 脂膜炎？结节性红斑？

3. 淋巴瘤？

【诊治思路】

患者病史较长，2个月前曾诊断腹腔及腰椎旁软组织感染，抗感染治疗后有所改善，本次主要以发热及全身皮下结节伴疼痛入院。从发热角度进行病因分析，发热同时伴有皮下结节的感染性因素：先前感染迁延至皮下脓肿、寄生虫、HIV等。非感染性因素：脂膜炎、结节性红斑、淋巴瘤等。病理及病原学是明确发热原因的"金标准"，该患者目前存在表浅皮下结节及肿大淋巴结，针对皮下结节及淋巴结的活检是重点。

【鉴别诊断】

1. **皮下脓肿** 患者2个月前相关检查提示腹腔及腰椎旁肌肉软组织抗感染，经抗感染治疗有效，现再次出现发热，不排除之前感染尚未完全控制、迁延不愈导致皮下脓肿等可能，也不排除结核分枝杆菌、真菌、HIV 等特殊病原体感染，感染的检查需要首先进一步排查，针对前期腹腔及腰椎旁感染灶影像学检查有助于了解原发病灶控制情况，另局部皮下结节的活检亦有助于进一步鉴别。

2. **脂膜炎** 皮下结节是本病的主要特征。临床分为皮肤型及系统型，前者以皮损为主，触痛明显，多数伴发热；后者伴有肝脏、骨髓、骨骼等脏器损害。病理表现为小叶内脂肪组织变性坏死有中性粒细胞、淋巴细胞和组织细胞浸润，部分伴有血管炎改变。该患者伴有发热及皮下结节，触痛明显，伴有肝酶升高，该诊断的可能性极大，可完善脐周皮下结节活检以明确。

3. **结节性红斑** 是一种主要累及皮下脂肪组织的急性炎症性疾病，中青年女性多发，常见于小腿伸侧，临床表现为红色或紫红色疼痛性炎性结节，为双侧对称的皮下结节，全身症状轻微，无内脏损害。白细胞计数一般正常或轻度升高，ESR 增快。RF 亦可为阳性。病理：主要为中性粒细胞浸润，伴有少量淋巴细胞、嗜酸性粒细胞和少量红细胞外渗。该患者皮下结节与该疾病皮损表现不符，可能性小，可待 RF 及皮下结节活检进一步排除。

4. **淋巴瘤** 此病临床表现多样：发热、淋巴结肿大是典型表现，亦可累及肝、脾、肠、骨髓，确诊有赖于病理，部分患者诊断困难。该患者发热伴有全身多发淋巴结肿大、脾脏增大，不能排除，骨髓及淋巴结活检有助于鉴别。

【实验室检查】

1. **病毒全套（风疹、弓形虫、单纯疱疹、巨细胞病毒）** 均阴性。

2. **抗 O** 未见异常。

3. **EBV-DNA** < 5.0×10^3U/ml。

4. **布鲁氏菌凝集试验** 阴性。

5. **肥达、外斐反应** 均阴性。

6. **术前感染四项** 阴性。

7. **结核感染 T 细胞检测抗原 A、抗原 B** 均为 0。

8. **九项呼吸道感染病原体 IgM 抗体** 均阴性。

9. **PCT** 未见异常。

10. **免疫球蛋白 + 补体 +RF** 未见异常。

11. **可溶性核蛋白 + 抗核抗体（ANA+ENA）** 均阴性。

12. **ANCA** 未见异常。

13. **G 试验** < 5.000pg/ml。

14. **血清铁蛋白** 1 687.00ng/ml。

15. **超敏 CRP 测定** 47.10mg/L。

16. **ESR** 9mm/h。

17. **包虫抗体** 阴性。

18. **血培养及骨髓培养** 阴性。

19. **骨髓细胞学** 感染性骨髓象，未见异形细胞。

20. **CT 和彩超** 胸部 CT 未见异常。腹部 CT 提示脾脏增大，腹腔内少量积液。心脏彩超未见异常。

21. **腰椎磁共振增强**

（1）腰 5 椎体前滑，可疑先天性不连，建议行腰椎 CT 重建检查。

（2）腰 3～骶 1 水平左侧竖脊肌不规则大片状信号异常，增强扫描病变不均匀强化，并局部积液并腰大肌后方流注，考虑感染性病变。

（3）腰骶椎平腰 3～腰 4 水平背部皮下异常强化影，考虑感染性病变。

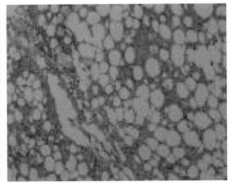

图 27-1 脐旁（右侧）皮下结节活检

22. **右侧脐旁皮下结节活检** 纤维脂肪组织，可见中性粒细胞及淋巴细胞浸润，未见异形细胞，提示炎症反应（图 27-1）。

【进一步分析】

入院后复查骨髓穿刺未见恶性细胞，皮下结节活检未见恶性细胞，无淋巴瘤诊断依据。腰椎磁共振增强提示存在腰大肌及皮下软组织感染征象，但病原学检查均阴性，结合患者脐周病理特点及目前抗感染治疗效果，似乎诊断更倾向于结节型脂膜炎。故于 11 月 16 日在原有抗感染治疗基础上加用激素治疗，观察患者皮下结节缩小，疼痛症状缓解，但体温控制不理想（图 27-2）。分析原因：①疗程不足；②合并其他因素，如二重感染、结核；③诊断错误。因此，继续抗生素保驾基础上联合激素治疗，并复查其他感染因素。于 11 月 24 日行淋巴结活检并复查相关指标。

【进一步检查】

1. **11 月 24 日**

（1）血常规：WBC 1.98×10^9/L，NEU% 74.2%，NEU# 1.47×10^9/L，Hb 139.0g/L，PLT 89.0×10^9/L，EOS% 0，LYM% 20.2%。

（2）生化常规：K^+ 4.56mmol/L，Na^+ 135.7mmol/L，CREA 46.4μmol/L，TBil 10.55μmol/L，ALB 36.40g/L，AST 126.7U/L，ALT 123.2U/L，LDH 985U/L。

（3）G 试验 < 5.000pg/ml。

（4）超敏 CRP 测定：CRP 10.90mg/L。

2. 11 月 30 日

（1）血常规：WBC 1.40×10^9/L，NEU% 70.0%，NEU# 0.98×10^9/L，Hb 139.0g/L，PLT 55.0×10^9/L。

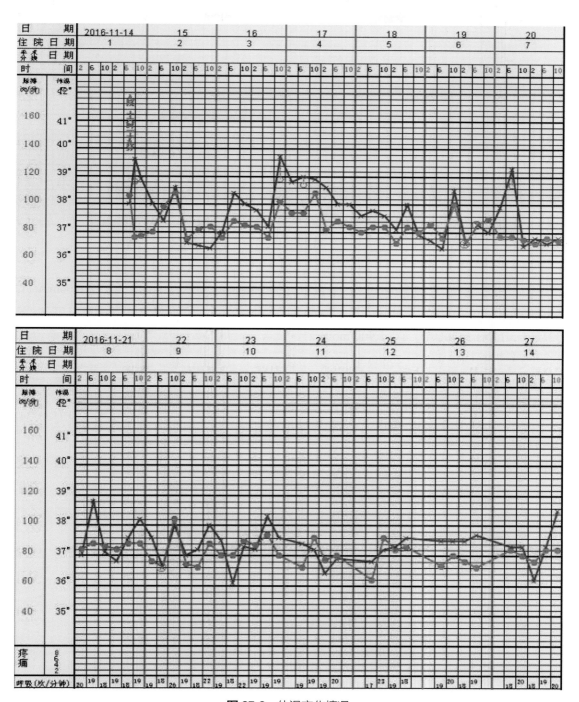

图 27-2　体温变化情况

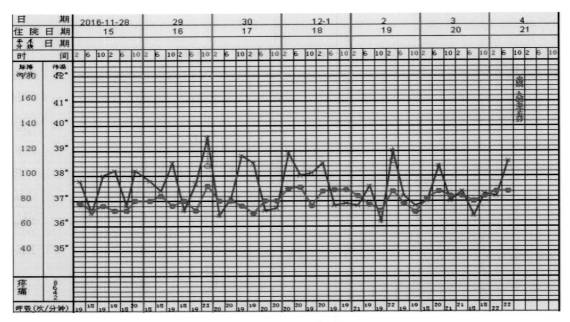

图 27-2（续）

（2）生化常规：K^+ 4.25mmol/L，Na^+ 137.7mmol/L，CREA 43.8μmol/L，UREA 3.06mmol/L，Glu 5.30mmol/L，TBil 14.51μmol/L，ALB 32.00g/L，AST 157.4U/L，ALT 100.7U/L，CK 321U/L，LDH 1428U/L，TG 1.90mmol/L。

（3）超敏 CRP 测定：25.00mg/L。

（4）PCT ＜ 0.5ng/ml。

（5）G 试验 ＜ 5.000pg/ml。

（6）右侧腹股沟淋巴结活检：脂膜炎样 T 细胞淋巴瘤（图 27-3）。

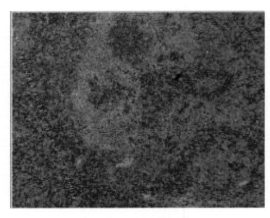

图 27-3　淋巴结活检

【最终诊断】

1. 脂膜炎样 T 细胞淋巴瘤。
2. 继发嗜血综合征？

【诊断依据】

1. 脂膜炎样 T 细胞淋巴瘤

（1）淋巴结活检提示脂膜炎样 T 细胞淋巴瘤。

（2）右侧脐旁皮下结节活检：纤维脂肪组织，可见中性粒细胞及淋巴细胞浸润，未见异形细胞，提示炎症反应。

2. 继发性嗜血综合征？

（1）反复发热。

（2）白细胞及血小板减少。

（3）脾脏增大。

（4）血清铁蛋白 > 500μg/L。

患者无高甘油三酯血症及低纤维蛋白原血症，骨髓象及淋巴结活检未见嗜血现象。由于医院条件限制，我院未开展 NK 细胞活性及 CD25 可溶性白细胞介素受体水平检测，根据诊断标准（8 条符合 4 条）及病史特点考虑并发嗜血综合征可能性较大。

【治疗及疗效】

患者入院当天（11 月 14 日）给予拉氧头孢 2g ivgtt bid 联合替考拉宁 0.2g ivgtt qd 经验性抗感染治疗后仍反复发热（图 27-2），皮下结节疼痛无缓解。11 月 16 日根据脐周病理活检调整为在原有抗感染基础上给予地塞米松 5mg iv（即静脉推注）qd，于 11 月 22 日调整为醋酸泼尼松 20mg po bid；加用激素治疗 1 周后患者自觉皮下结节及腰区疼痛症状明显缓解，查体皮下结节较前缩小，体温曾有下降趋势，但于 11 月 19 日再次反复高热（图 27-2），因不能完全排除结核分枝杆菌感染，故于 11 月 24 日加用利福平 0.45g qd po 抗感染治疗，并排查真菌等二重感染及完善淋巴结活检，此后患者体温仍无明显改善，结合复查结果考虑与继发嗜血综合征可能性大，12 月 2 日淋巴结活检结果提示朗格汉斯细胞组织细胞增生症可能，建议结合临床与专家会诊。因病理与临床不符，组织病理专家会诊后修正诊断为脂膜炎样 T 细胞淋巴瘤，患者于 12 月 4 日转至首都医科大学附属北京友谊医院行 CHOP 方案（环磷酰胺 + 多柔比星 + 长春新碱 + 泼尼松，具体剂量不详）化疗治疗。

【随访】

患者出院 1 个月后电话联系患者父亲，告知转至首都医科大学附属北京友谊医院化疗

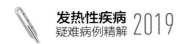

后全身皮下结节消退，体温降至正常，腰椎旁软组织损害征象改善。

半年后再次联系患者家属——失访。

【 疾病概要 】

脂膜炎样 T 细胞淋巴瘤是一种罕见的细胞毒性 T 细胞淋巴瘤，占所有非霍奇金淋巴瘤的 1% 以下，占原有皮肤的 T 细胞淋巴瘤的 1%。本病好发于青壮年，主要表现为非特异性皮下结节或红斑，四肢最常见，尤以双下肢为著，其次为躯干。病因及机制不清，约 20% 的患者伴有嗜血细胞综合征，后者病情进展迅速，预后差，为主要死亡原因之一。疾病后期可造成多系统受累，脂膜炎 T 细胞淋巴瘤的确诊依靠典型的临床表现和病理诊断，其组织特征类似于脂膜炎。目前仍无标准治疗方案，常用化疗方案为 CHOP 方案，但对晚期患者疗效不肯定。伴有发热及肝功能异常的患者应谨防嗜血综合征的发生，一旦发生效果差，可试用高剂量化疗联合干细胞移植。

【 诊疗体会 】

1. 不明原因发热是临床常见的复杂病种，短程发热以感染诸多，长程发热需要重点考虑非感染性病因素。详细的病史采集及细致临床分析有助于获得线索。病原学及病理诊断是"金标准"，需要想方设法获取，此患者表浅皮下结节及淋巴结活检的易及性是诊断明确的关键。

2. 实验室检查是非常重要的诊断依据，遇到检查结果与临床诊断不相符的情况，既不能轻易否定实验室检查，也不能过分依赖，需要综合整体分析结果，相关的专家会诊是十分有必要的。

3. 患者家属的理解与信任在临床诊疗中至关重要，患者及家属的配合度也是诊断明确的一个重要因素。

4. 不典型的淋巴瘤临床表现多样，诊断困难，即使相关实验室结果为阴性，也不能轻易排除，需要多次活检病理检查或专家会诊；此外，部分淋巴瘤对激素有应答，容易造成误诊，激素的使用需要慎重。

（刘帅伟　丁向春　莫秀茹）

病例 28

腰椎间盘突出患者发热伴腰疼的谜团

【病史简介】

男性，24岁，工人，江苏省盐城市人。2017年4月7日入院。

主诉：腰痛20天，发热15天。

现病史：患者20天前（约2017年2月底）无明显诱因下出现腰痛，活动轻度受限，至当地医院查腰椎MRI（2017年3月18日）提示 $L_3 \sim L_4$、$L_4 \sim L_5$ 椎间盘膨出，予"牵引"治疗后未见明显好转。5天后患者出现发热，体温最高达41.1℃，伴畏寒、寒战，无咳嗽、咳痰，无头痛、头晕，无恶心、呕吐，无腹痛、腹泻，无尿频、尿急、尿痛等不适，当地医院予"头孢西丁"抗感染治疗6天，患者仍有39～40℃高热伴有腰痛。2017年3月30日遂至南通大学附属医院就诊，查 HLA-B27 > 40U/ml，ESR 25mm/h，骶髂关节CT未见明显异常，考虑"强直性脊柱炎"可能，予西乐葆口服，腰痛缓解，但仍有发热。2017年4月3日至我院风湿科门诊就诊，查血常规示 WBC 10.56×10^9/L，NEU# 6.11×10^9/L，EOS# 0.01×10^9/L，Hb 128g/L，PLT 315×10^9/L；外周血涂片示中性粒细胞70%，淋巴细胞27%，单核细胞3%；ESR 44mm/h；CRP 130mg/L；胸部CT示左上肺胸膜下小结节。患者为进一步诊治收住我科。

病程中患者反复发热伴有腰痛，有一过性黑蒙2次，无咳嗽、咳痰，无胸闷、胸痛，无呕吐、恶心，无腹痛、腹泻，饮食、睡眠可，大小便如常，体重无明显改变。

既往史：既往体健，诉劳累后偶有轻度"腰痛"。

个人史：生于江苏省盐城市，于当地工厂工作。

【阳性体征】

体温39.9℃，脉搏96次/min，呼吸19次/min，血压120/76mmHg。

1. 腰骶部局部皮肤无红肿，轻度压痛，叩痛（+）。

2. 肝脾肋下未及。

【病例特点】

1. 青年男性，急性病程 20 天。

2. **临床主要表现** 以腰痛起病，腰骶部叩击痛；而后出现反复发热伴畏寒、寒战，除腰痛外无其他明显伴随症状。

3. MR 示椎间盘突出；HLA-B27 阳性。

4. 白细胞计数偏高，嗜酸性粒细胞降低；ESR 44mm/h；CRP 130mg/L。

【初步诊断】

1. 发热，强直性脊柱炎？
2. 椎间盘突出。

【诊治思路】

该患者以腰痛起病，5 天后出现高热，伴畏寒、寒战。

单以"腰痛"而言，患者既往偶有腰痛，外院 MR 提示椎间盘突出，予牵引治疗效果不佳；后查 HLA-B27 阳性，骶髂关节 CT 未见异常，炎症指标 ESR 轻度升高，CRP 明显升高，NSAIDs 可缓解腰痛。因此，患者椎间盘突出诊断明确，强直性脊柱炎可能。

患者出现腰痛 5 天后即出现高热，伴有明显畏寒、寒战，如以"一元论"考虑，似乎脊柱关节病可能性大，但风湿免疫系统疾病中常有高热伴畏寒者相对少，且该患者明确存在椎间盘突出，"一元论"颇有些牵强附会。

该患者发热 15 天，并未达到经典型发热待查诊断标准，但该患者反复高热，已辗转 3 家医院，有明确病因、积极治疗意愿，因此可按发热待查相关病因谱进行积极排查。

【鉴别诊断】

1. **强直性脊柱炎** 该患者出现腰痛，活动轻度受限，外院查 HLA-B27 阳性，CRP 异常升高，口服 NSAIDs 可缓解，考虑强直性脊柱炎可能。

不支持点：患者影像学检查不支持强直性脊柱炎，且患者病程中出现寒战、高热，脊柱关节炎中非常罕见。

2. **成人 Still 病** 成人 Still 病临床表现为高热、皮疹、关节痛、粒细胞增多，可伴有肝脾淋巴结肿大、系统性损害，系排除性诊断，该患者与之不甚相符。

3. **其他** 需排查可引起发热的常见疾病：感染、风湿免疫系统疾病、血液系统疾病等，需待初步检查结果回示后进一步分析。

【实验室检查】

1. **血常规** WBC 9.22×10⁹/L，NEU% 68.3%，LYM% 27.2%，EOS% 0.1%，Hb 130g/L，PLT 308×10⁹/L。

2. **尿常规、粪便常规** 未见明显异常。

3. **生化** ALT 74.7U/L，AST 40.8U/L，GGT 62.5U/L，ALP 148.3U/L，余均在正常范围。

4. **PCT** 0.12ng/ml。

5. **铁蛋白** 879.60mg/ml。

6. **ESR** 40mm/h。

7. **CRP** 155mg/l。

8. **血清蛋白电泳** 未见明显异常。

9. **肥达反应** 阴性。

10. **输血全套** HBsAb 阳性，余阴性。

11. **EBV-DNA、CMV-DNA** 阴性。

12. **G 和 GM 试验** 阴性。

13. **T-SPOT.TB** 阴性。

14. **肿瘤全套** 大致正常。

15. **甲状腺功能** 正常。

16. **ANA、ANCA、ACA、RF** 阴性。

17. **胸部 CT** 未见明显异常。

18. **骨髓形态** 骨髓有核细胞增生活跃，粒、红、巨核三系未见明显异常，请结合临床及其他检查。

【进一步分析】

入院初步检查结果回示：临床工作中常开展的病毒（EBV、CMV）、细菌（肥达反应、PCT）、结核菌（T-SPOT.TB）、真菌（G 和 GM 试验）、输血全套（HBV、HCV、TP、HIV）等检查为阴性；甲状腺功能、风湿相关抗体均为阴性；骨穿基本可排除白血病等。在一般检查中白细胞计数不高，嗜酸性粒细胞明显降低，ESR、CRP、铁蛋白不同程度升高，转氨酶轻度异常，在感染性疾病当中常见于胞内病原体感染，如病毒、沙门菌、分枝杆菌属、动物源性病原体、组织胞质菌等少见真菌；非感染性疾病当中，可见于成人 Still 病、淋巴瘤等。目前来看患者发热病程 2 周左右，肥达反应、T-SPOT.TB 阴性，无流行病学史，沙门菌、结核、动物源性病原体证据不充分，故而考虑病毒感染可能。患者无典型成人 Still 病临床及实验室表现，且该病系排除性诊断，目前可能性不大；淋巴瘤诊断困难，目前体检、影像学检查未明显查及肿大淋巴结，且铁蛋白、LDH 等炎性指标未有显著升高，故考虑待排。

2017 年 7 月 13 日血培养：布鲁氏菌（培养时间 7 天）。

追问病史，患者有羊肉（火锅）食用史。

【进一步检查】

1. **虎红平板凝集试验（苏州市 CDC）** 阳性。
2. **试管凝集试验（苏州市 CDC）** 阳性。

【最终诊断】

1. 布鲁氏菌病。
2. 腰椎间盘突出。

【诊断依据】

布鲁氏菌病：

1. **血培养** 布鲁氏菌。
2. **虎红平板凝集试验** 阳性。
3. **试管凝集试验** 阳性。

【治疗及疗效】

2017 年 4 月 14 日予"多西环素 100mg bid+ 利福平 0.6g qd"口服，体温正常 2 天，4 月 16 日再次出现 39℃高热，同时腰痛明显，予查腹盆 CT 提示：左侧腰大肌肿胀，密度不均（图 28-1）。

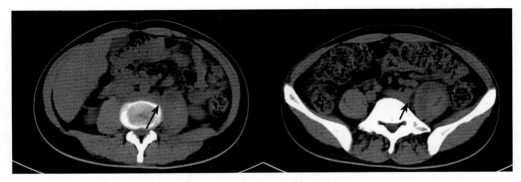

图 28-1 2017 年 4 月 18 日胸腹盆 CT 平扫
箭头示腰大肌可见低密度影

4 月 20 日方案更换为"多西环素 100mg bid+ 利福平 0.6g qd+ 莫西沙星 0.4g qd"。患者 4 月 24 日起体温正常，4 月 26 日查腰椎 MR 提示：$L_3 \sim L_4$ 椎体及椎旁软组织感染性病变（图 28-2）。

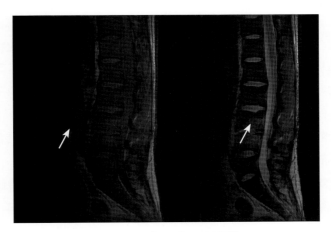

图 28-2 2017 年 4 月 26 日腰椎 MR
箭头处可见椎体异常信号

患者于 5 月 1 日出院，出院后继续口服"多西环素 100mg bid+ 利福平 0.6g qd+ 莫西沙星 0.4g qd"，总疗程 8 周。

目前随访患者体温正常、腰痛缓解。2018 年 1 月 20 日复查 MR：L_3、L_4 感染性病变复查，较前明显好转（图 28-3）。

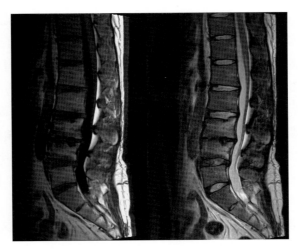

图 28-3 2018 年 1 月 20 日腰椎 MR
患者椎体病变较前明显好转

【疾病概要】

近年来，由于社会经济的发展，布鲁氏菌病由西北牧区逐渐向东南沿海非牧区省份蔓延，我院近年收治多例布鲁氏菌病，主要以发热和（或）骨关节感染为首发或主要临床症状，对于发热待查或脊柱脓肿的患者，应当考虑该病。

该病的发生多与患病的牛、羊接触有关，牧区多见，有职业特征（如畜牧业、屠宰、厨师等），但非牧区多有无明确流行病学史患者，不可据此排除该病。患者常有发热、明显乏力，可累及骨关节，脾脏常增大，睾丸炎系该病特征之一，亦有病例报道泌尿外科误诊切除睾丸病例。

实验室诊断主要依靠血培养、骨髓培养，但培养时间偏长，我院培养时间均为 6 天以上，而常规培养上限多为 5 天。血清特异性抗体检测——虎红平板凝集试验或试管凝集试验，对于诊断具有重要意义，尤其是反复血培养阴性患者。

治疗上常采用 WHO 推荐方案：多西环素 100mg bid ＋利福平 600mg qd，疗程 6～8 周。

【诊疗体会】

本例患者系血培养确诊布鲁氏菌病患者，如站在"上帝视角"回顾此病例：该患者发病前曾有羊肉食用史，临床症状为发热伴有腰痛，白细胞计数不高、嗜酸性粒细胞降低，肝功能异常，病程中腰大肌、腰椎出现脓肿，均支持布鲁氏菌病。事实上，笔者并未第一时间考虑到该病，仔细分析有以下原因：该患者长期生活于江苏省盐城市，随着生活水平的提高，日常、外出就餐食用牛、羊肉应当说不足为奇，因而忽视了流行病学史。该患者以腰痛起病，而早期影像学检查提示椎间盘突出，这也是目前我国脊柱高发病种之一；且早期未有脓肿改变，椎间盘突出这一骨科基础疾病与"布鲁氏菌病"重要的伴随症状"腰痛"重叠。随后患者出现畏寒、寒战，HLA-B27 等相关检查又将线索指向强直性脊柱炎，但与临床表现、骶髂关节 CT 不甚相符合。入院后以发热待查角度排查，根据临床实验室检查主要考虑病毒感染、非典型病原体可能，但是临床开展病原体相关检查有所欠缺。同时患者反复发热，不能排除淋巴瘤等疾病，考虑完善 PET/CT 检查，幸而患者血培养提示布鲁氏菌，最终确诊。

随后我科接诊多例布鲁氏菌病患者，我们认识到目前长三角地区亦属"布鲁氏菌病"疫区，临床工作中重视流行病学史的询问，尤其对于发热待查、伴有腰痛的患者，但需注意有部分患者无明确接触史。血培养、骨髓培养具有重要意义，由于大部分医院并未开展相关血清学检查，目前疑似患者均应送检当地 CDC 作为辅助手段。此外，布鲁氏菌病性脊柱炎与脊柱结核临床表现相类似，且治疗有所交叉，骨科医师应注意鉴别诊断，避免误诊、误治。

值得一提的是，笔者 2018 年底接诊一例高热伴有明显腰痛患者，入院时无明显其他伴随症状，发病前处理过生羊肉，高度怀疑布鲁氏菌病，不过入院即通过影像学检查诊断为大叶性肺炎、腰椎间盘突出，而后血培养、送检 CDC 血清学试验为阴性。因此，对于发热患者仍应综合分析，考虑常见病、多发病，对于少见病、罕见病也应做到鉴别诊断。

（许华宇）

病例 29

发热多系统损害、粒细胞缺乏，久违的病因

【病史简介】

女性，25 岁，广东省梅州市人，在广州工作、生活。2016 年 8 月 10 日入院。

主诉：发热 2 周。

现病史：患者于 2 周前（2016 年 7 月 28 日）无明显诱因出现畏寒、寒战、发热，具体体温不详，伴头痛、乏力，无伴鼻塞、流涕、咽痛、咳嗽，自服藿香正气水等治疗，体温可降至正常。次日早上再次发热，至卫生站就诊，检查提示白细胞总数、中性粒细胞比例升高（WBC 11.3×10^9/L，NEU% 86.5%），予退热治疗，体温反复，体温最高达39.7℃，头痛、乏力症状同前。7 月 30 日到广州市某三甲医院门诊就诊，予左氧氟沙星、头孢哌酮 - 他唑巴坦、对乙酰氨基酚等治疗，服用退热药后体温最低可降至 38℃，2 小时后体温复升，最高达 40.3℃。7 月 31 日转诊广州市另一三甲医院急诊，检查提示 CRP 升高、转氨酶轻度升高，予左氧氟沙星、奥司他韦抗感染，每日仍有发热，波动于 38 ~ 39.5℃，并出现腹泻 2 天，每天排稀烂或黄色水样便 4 次，间断伴恶心，无腹痛、呕吐。8 月 2 日收住院治疗，检查示中性粒比例、CRP 升高，考虑败血症，予头孢哌酮 - 舒巴坦抗感染及对症治疗，症状无改善。尿常规提示尿蛋白 ++，尿 WBC 38 个，尿 RBC 19.3 个（月经期），尿培养热带念珠菌、近平滑念珠菌。8 月 5 日出现全身散在红色斑丘疹，伴瘙痒，持续 2 天后皮疹消退。复查血常规提示白细胞总数、中性粒比例、CRP 较前升高（WBC 11.52×10^9/L，NEU% 83.9%，CRP 150.3mg/L），改用亚胺培南抗感染治疗。近 5 天来发热持续时间稍缩短，体温高峰下降至 38.6℃，仍伴头痛。2 天前出现眼红、咽痛、咳嗽、咳少量白色黏痰，颈部疼痛，活动受限，伴双下肢肌肉酸痛，脑脊液压力、常规、培养未见异常，发热原因未明确，转诊我院，门诊拟"发热查因"收入院。

起病以来，精神胃纳睡眠差，小便正常，大便如前述，体重下降 1kg。

既往史：反复盆腔炎病史，间断服用抗生素治疗。1 个月前在广州市某民营医院检查示宫颈重度糜烂、阴道黄色分泌物、宫颈接触性出血，行聚焦超声修复术，近 2 周无阴道异常分泌物。

个人史：居住地较多老鼠，曾多次清扫老鼠粪便，否认鼠咬史；有蚊子叮咬史。

【阳性体征】

体温 38.7℃，脉搏 130 次 /min，呼吸 28 次 /min，血压 100/67mmHg。

1. 结膜充血。
2. 左侧中输尿管点压痛，左肾区叩击痛。
3. 颈部因疼痛左右活动受限，布氏征、克氏征阴性。

【病例特点】

1. 年轻女性，急性起病。
2. **临床主要表现**　高热、头痛、肌肉酸痛、皮疹、结膜充血，左肾区叩击痛。
3. 白细胞、CRP 升高，尿培养真菌阳性。

【初步诊断】

1. 发热待查：感染性疾病？风湿性疾病？
2. 泌尿系感染（真菌性）。

【诊治思路】

患者为年轻女性，高热 2 周，发热原因需从感染和非感染两方面分析。患者发热伴有皮疹、肝损、结膜充血、肌肉酸痛，使用广谱抗生素抗感染治疗效果欠佳，感染性疾病方面，需注意广谱抗生素未能覆盖的病原体，例如真菌、病毒、立克次体、分枝杆菌、非典型病原体等。尿培养到真菌，但患者无尿频、尿急症状，需注意污染或二重感染。非感染性疾病方面，需注意风湿性疾病，如系统性红斑狼疮、成人 Still 综合征等。

【鉴别诊断】

1. **急性盆腔炎**　患者为年轻女性，既往有反复盆腔炎病史，起病前曾行宫颈治疗，需注意有无治疗相关的感染或异物残留等；但患者无下腹痛，无阴道异常分泌物，需完善盆腔 MR，了解盆腔情况以进一步排除。

2. **立克次体感染**　立克次体感染包括恙虫病、地方性斑疹伤寒、流行性斑疹伤寒，均表现为高热，如未经有效治疗，第二周开始出现器官损害。该患者有老鼠接触史，起病第二周开始出现结膜充血、肌肉酸痛，但查体无焦痂溃疡，需完善外斐反应、间接免疫荧光抗体等检查进一步排除地方性斑疹伤寒。

3. **真菌败血症**　该患者出现持续高热，有肾区叩击痛，尿常规可见白细胞，尿培养真菌阳性，需多次血培养排除真菌败血症。

【实验室检查】

1. **大便常规、尿常规、血常规、生化** 正常（表 29-1，表 29-2）。

2. **抗 HIV 抗体** 阴性。

3. **CMV-IgM 抗体** 阴性。

4. **EB 壳抗原 IgM、早期抗原 IgG** 阴性。

5. **TB-Ab、PPD 皮试** 阴性。

6. **疟原虫涂片** 阴性。

7. **肥达反应** 阴性。

8. **外斐反应** OX_K（-），OX_{19} 1：160。

9. **尿培养、痰培养** 阴性。

10. **ENA 系列、ANCA** 阴性。

11. **血涂片** 各型细胞形态大致正常，未见寄生虫。

表 29-1　血、尿常规及炎性指标变化（7 月 29 日—8 月 17 日）

日期	WBC（×10⁹/L）	NEU%（%）	LYM%（%）	EOS%（%）	Hb（g/L）	PLT（×10⁹/L）	尿蛋白	尿 WBC（个）	尿 RBC（个）	ESR（mm/h）	hs-CRP（mg/L）
7 月 29 日	11.3	86.5	10.4		138	250	+	+-			
7 月 31 日	8.16	80.4	9.8	2.2	138	155					83.4
8 月 2 日	9.51	80.1	10	1.7	129	155	++	38	19.3		71.4
8 月 5 日	11.52	83.9	8.8	1.5	121	144				62	150.3
8 月 10 日	8.67	82.1	14	1.8	108	290	-	-	-	79	114
8 月 13 日	6.27	80.6	12.9	4.9	102	333				90	121
8 月 17 日	3.11	48.6	39.2	7.4	103	307				95	83.6

表 29-2　生化指标变化（7 月 31 日—8 月 17 日）

日期	AST（U/L）	ALT（U/L）	ALB（g/L）	TBil（μmol/L）	DBil（μmol/L）	BUN（mmol/L）	Cr（μmol/L）	LDH（U/L）	LPS（U/L）	AMY（U/L）	PCT（ng/ml）
7 月 31 日	94	98						313			
8 月 2 日	91	101	39.4	35.2	32	3	42				0.536
8 月 5 日	22	53	31.7	10.5	7.9	2.7	38	264			1.070
8 月 10 日	22	35	35.9	17.06	8.43	3.64	37	118	214	267	0.12
8 月 13 日	15	22	30.5								
8 月 17 日	17	14	29.8	7.62	4.07	1.54	36	103	276	170	

12. 胸腹部及盆腔 CT 平扫　右肺中叶胸膜下小结节，考虑炎性结节。左肺上尖后段及双肺下叶炎症，双肺下叶为著。胰腺肿胀。余无异常。

13. 心脏彩超　各瓣膜无赘生物。

14. 骨髓穿刺检查　患者拒绝。

【进一步分析】

1. 明确诊断前经验性治疗过程　入院后予亚胺培南及氟康唑抗感染治疗，患者体温高峰下降缓慢，为兼顾衣原体、支原体等非典型病原体，8 月 15 日加用阿奇霉素治疗，用药后患者体温迅速下降，但在体温下降的同时，患者出现白细胞下降，嗜酸性粒细胞升高，并出现皮疹，当时合并用药有埃索美拉唑，予停用所有可疑药物（图 29-1，表 29-3）。

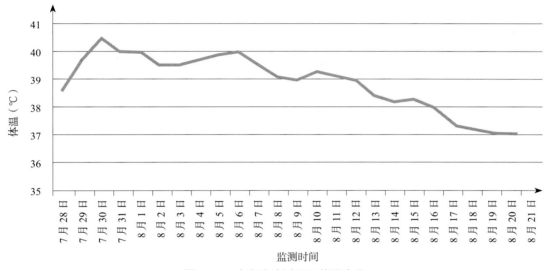

图 29-1　患者治疗过程及体温变化

表 29-3　检验指标变化（8 月 22—25 日）

日期	WBC（×10⁹/L）	NEU%（%）	NEU#（×10⁹/L）	LYM%（%）	EOS%（%）	Hb（g/L）	PLT（×10⁹/L）	Fib（g/L）	甘油三酯（mmol/L）	ESR（mm/h）	hs-CRP（mg/L）
8 月 22 日	1.97	8.2	0.16	81.7	7.6	100	267		2.5		13.6
8 月 23 日	1.84	8.2	015	79.9	6.5	101	241	5.56			
8 月 24 日	1.73	6.3	0.11	85	2.9	103	237				
8 月 25 日	0.76	1.3	0.1	68.4	2.9	105	237			98	44.8

2016 年 8 月 22 日起患者出现粒细胞缺乏，予重组粒细胞刺激因子（惠尔血）300μg bid 刺激粒细胞生长，呼吸道隔离 / 单间隔离 / 指导手卫生、饮食卫生等。患者于 2016 年 8 月 24 日开始出现持续发热，体温最高为 39.9℃，阵发性红色斑丘疹，伴瘙痒，持续数

小时可自行消退，予亚胺培南、卡泊芬净抗感染治疗。

2. 根据治疗反应进一步分析 患者的皮疹、粒细胞缺乏症是药物的不良反应，还是原发病表现？据我们所知，阿奇霉素相对安全，很少引起严重的粒细胞缺乏症，但患者在用药后体温下降时出现粒细胞缺乏症，难以用感染解释；而粒细胞缺乏症后短时间内再出现高热，这是原发病未控制，还是继发感染？患者外斐反应 OX_{19} 阳性，诊断需要考虑斑疹伤寒、布鲁氏菌病、变形杆菌感染等，如果考虑斑疹伤寒，需要动态观察 OX_{19} 凝集效价的变化及完善特异性更高的间接免疫荧光抗体检测等检查。因此，为明确诊断，需要进一步完善骨髓细胞学检查及相关病原学检查。

【进一步检查】

1. **骨髓结果回报（8月22日）** 粒系增生明显受抑制伴反应性浆细胞增多，粒细胞明显减少，无法判断 NAP 染色。

2. **血培养** 延长培养时间，14天未见细菌、真菌、厌氧菌生长。

3. **布鲁氏菌病抗体（广州市 CDC）** 阴性。

4. **复查外斐反应（入院第2周）** OX_{19} 仍为 1：160。

5. **地方性斑疹伤寒间接免疫荧光试验（2016年8月25日中国 CDC）** IgG 抗体 > 1：512。

【最终诊断】

1. 地方性斑疹伤寒。

2. 粒细胞缺乏。

3. 尿路真菌感染。

【诊断依据】

地方性斑疹伤寒：

1. **流行病学资料** 有老鼠接触史。

2. **临床表现** 发热、头痛、肌肉酸痛、皮疹、结膜充血。

3. **实验室检查** 外斐反应 OX_{19} 1：160；地方性斑疹伤寒间接免疫荧光 IgG 抗体 > 1：512。

【治疗及疗效】

8月25日起加用多西环素 0.1g bid 抗立克次体治疗，并继续予粒细胞刺激因子治疗，患者发热高峰逐渐下降，无畏寒、寒战，皮疹消退，结膜充血减轻，肌肉酸痛缓解，9月5日病情好转出院（表 29-4，图 29-2，图 29-3）。

表 29-4　检验指标变化（8 月 26 日—9 月 4 日）

日期	WBC（×10⁹/L）	NEU%（%）	NEU#（×10⁹/L）	LYM%（%）	EOS%（%）	Hb（g/L）	PLT（×10⁹/L）	甘油三酯（mmol/L）	ESR（mm/h）	hs-CRP（mg/L）
8 月 26 日	1.05	13.4	0.14	61.9	5.7	97	219			
8 月 27 日	1.29	15.5	0.2	59.7	5.4	94	216	2.18		60.6
8 月 28 日	1.57	26.2	0.41	55.4	3.2	94	209			
8 月 29 日	4.01	56.2	2.25	32.9	1.5	96	191			
8 月 30 日	6.30	67.6	4.26	26.2	6	102	191			
8 月 31 日	4.27	51.5	2.2	39.6	3	101	169		89	
9 月 1 日	3.1	41.6	1.29	45.5	2	100	142			
9 月 2 日	7.31	68	4.97	23.1	4	100	132		91	
9 月 4 日	4.69	45.3	2.1	47.1	6	93	144			

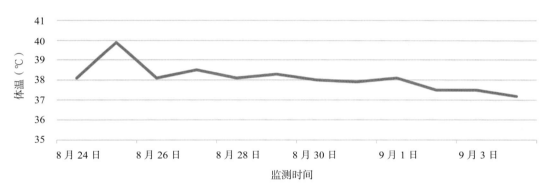

图 29-2　最高体温变化（8 月 24 日—9 月 5 日）

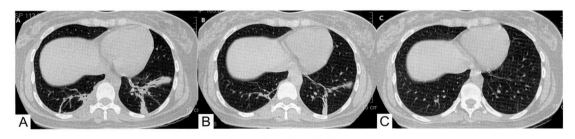

图 29-3　胸部 CT 变化

A. 8 月 11 日；B. 8 月 19 日；C. 8 月 29 日。患者经治疗后肺部炎症逐渐吸收

【随访】

2016 年 9 月 19 日（出院后 2 周）血常规：WBC 3.47×10⁹/L，NEU# 0.37×10⁹/L，无不适，未用药。

2016 年 10 月 17 日（出院后 6 周）血常规：WBC 6.5×10⁹/L，NEU# 3.8×10⁹/L，

ESR 35mm/h，无不适。

之后未来复诊，电话随访诉一切正常，无再发热。

【疾病概要】

地方性斑疹伤寒也称为鼠型斑疹伤寒，是虱蚤传播性疾病，常为热带地区较为流行的疾病，由莫氏立克次体感染引起。人被带有立克次体的虱蚤或者恙螨等叮咬后，斑疹伤寒立克次体先于局部繁殖，然后进入血流，产生立克次体血症，再到达身体各器官组织，出现毒血症临床表现。斑疹伤寒的组织病理变化主要发生于血管系统，可见局灶性或广泛性血管炎和血管周围炎，各脏器可发生充血、水肿及灶性坏死，以肺、脑、心和肾最为显著。临床表现多样，无特异性，容易误诊，主要表现为高热、头痛和皮疹，局部淋巴结病、肝脾肿大以及结膜充血也常见，其他表现包括关节痛、胃肠道出血、肝肾功能损害、肺炎、肌痛、腹泻和中枢神经系统异常等。外周血白细胞总数常为正常或轻度升高，血小板可减少；疾病早期白细胞常减少，也有少数报道白细胞明显降低。血清学检测即外斐反应（变形杆菌 OX_{19} 凝集试验）效价 > 1 : 160 或者病程中有 4 倍以上增高有诊断价值，用间接免疫荧光试验检测抗体特异性强、灵敏度高，可鉴别流行性斑疹伤寒和地方性斑疹伤寒。

病原治疗是本病的主要治疗措施。多西环素有特效，可作为首选，服药后 12 ~ 24 小时病情即有明显好转，热退后再用药 3 ~ 4 天。四环素、喹诺酮类对本病治疗也有效。

【诊疗体会】

1. 地方性斑疹伤寒发病率较低，临床表现无特异性，临床医师对斑疹伤寒的认识性及警惕性不足，早期容易误诊。

2. 外斐反应早期阳性率偏低，OX_{19} 效价多在患者发病 2 周后开始呈现明显升高，需动态观察以防漏诊，必要时行间接免疫荧光试验明确诊断。

3. 立克次体感染可引起嗜血细胞综合征，但该患者未达到嗜血细胞综合征诊断标准，病程中在体温下降的时候出现粒细胞缺乏症，伴有嗜酸性粒细胞同步增高，从治疗反应判断，考虑药物引起骨髓抑制的可能性较大。

（雷姿颖　陈淑如　刘　静）

真正的不明原因发热

【病史简介】

男性，40 岁，个体，本地人。

主诉：发热 6 天，腹泻 2 天。

现病史：患者 6 天前受凉、劳累后出现发热，体温为 37.7℃，伴畏寒，口服 "退热药（具体不详）" 后体温可下降，后再次升高。3 天前最高体温为 40.0℃，到河南科技大学第一附属医院就诊，给予 "地塞米松" 后体温下降。2 天前体温最高达 39.8℃，口服 "中药（具体不详）" 治疗后出现腹泻，黄色水样便，7～8 次 / 天，今为求进一步诊治来我院，门诊查血常规示 WBC 10.67×10^9/L，NEU% 69.2%，拟以 "败血症，感染性腹泻？" 收入院。

发病以来，患者神志清，精神一般，进食一般，小便正常，夜眠欠佳。

既往史：既往体健。

个人史：无烟、酒嗜好。

【阳性体征】

体温 38.2℃，脉搏 98 次 /min，呼吸 23 次 /min，血压 117/85mmHg。

无阳性体征。

【病例特点】

1. 中年男性，急性起病，病程 6 天。

2. **临床主要表现** 间断发热，对症治疗效果不佳。

3. 白细胞略高。

【初步诊断】

败血症？

【诊治思路】

患者发热 6 天，伴有畏寒，无寒战，无其他伴随症状，化验血常规示白细胞略高，无阳性体征，发热原因首先考虑感染性疾病，感染部位为肺部还是血流？其中患者伴有腹泻，水样泻，为口服中成药后出现，停药后症状缓解，暂考虑与发热关系不大。

【实验室检查】

1. **血常规**　WBC 9.7×10^9/L，NEU% 65.9%，Hb 118g/L，PLT 171×10^9/L。

2. **ESR**　52mm/h。

3. **PCT**　2.3ng/ml。

4. **生化**　谷丙转氨酶 194U/L，谷草转氨酶 102U/L，白蛋白 38.5g/L，葡萄糖 13.63mmol/L，钠 128mmol/L。

5. **铁蛋白**　53ng/ml。

6. **血培养（需氧 + 厌氧）**　阴性。

7. **抗 HIV**　阴性。

8. **TB-IGRA**　阴性。

9. **G 和 GM 试验**　阴性。

10. **血清 EBV-DNA**　阴性。

11. **上腹部彩超**　脂肪肝（非均质浸润）；胆囊壁毛糙并囊内多发强回声（结石？）。

12. **肝 Fibro-scan**　CAP 157dB/m，8.5kPa。

13. **胸部 CT**　双肺多发小结节，多系良性病变。

14. **心脏彩超**　左室射血分数正常，三尖瓣轻度反流。

【诊治过程】

经验性予以头孢唑肟 2.0g q8h 抗感染 5 天，痰热清 20ml qd 清热对症治疗，复方二氯醋酸二异丙胺 80mg 护肝降酶治疗，入院后发现血糖高给予胰岛素降糖。已有的检查结果不支持血流及肺部感染，头孢唑肟经验抗感染治疗效果不佳，因患者病史相对短且治疗后患者症状无缓解，仍反复发热（图 30-1），无其他伴随症状，复查血常规白细胞总数较前明显增高（图 30-2），PCT 1.7ng/ml（图 30-3），仍高于正常，考虑为感染性疾病不除外非典型病原体（图 30-4），调整抗菌药物为哌拉西林 - 他唑巴坦 + 左氧氟沙星联合抗感染治疗，同时进一步完善检查。2 月 27 日骨穿检查：骨髓穿刺提示偶见嗜血现象，免疫 12 项及自免肝 4 项、血管炎抗体均阴性，十二项肿瘤标志物均在正常范围内。此次调整药物 5 天期间患者体温情况有所好转，复查白细胞总数及 PCT 较前下降，至 3 月 2 日再次出现高热，调整抗菌药物为亚胺培南 - 西司他丁 1g q8h。

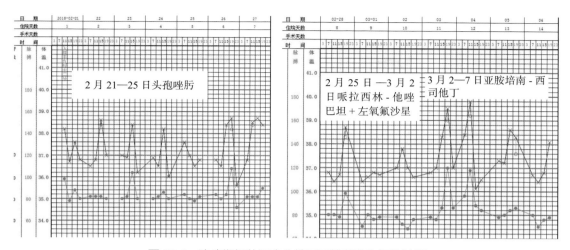

图 30-1 治疗期间体温变化情况及抗菌药物调整过程

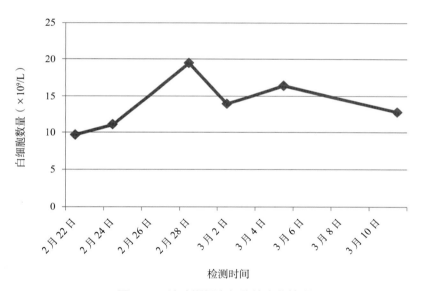

图 30-2 治疗期间白细胞的变化情况

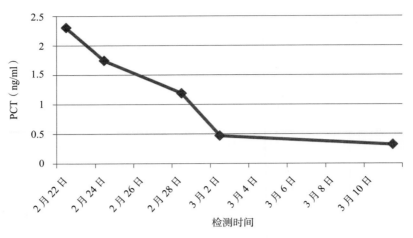

图 30-3 治疗期间 PCT 的变化情况

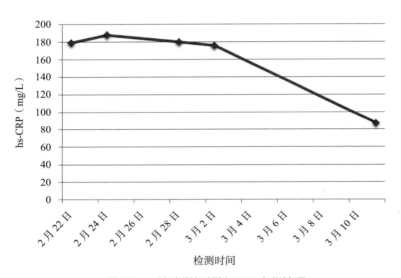

图 30-4 治疗期间超敏 CRP 变化情况

【进一步分析】

目前已有的化验、检查结果及积极的抗感染效果不佳，发热原因越来越倾向于非感染性疾病，于 3 月 8 日组织多学科会诊：血液科意见不考虑血液系统疾病，建议复查骨穿及活检；风湿免疫科意见考虑成人 Still 病？因其为排他性诊断，须进一步完善检查。CT 示胸部影像考虑细菌感染（图 30-5），可行肺穿刺活检明确。

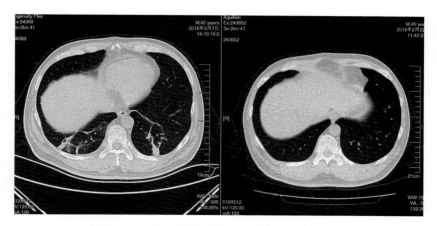

图 30-5 3 月 7 日及 2 月 22 日胸部 CT 变化情况

【进一步检查】

1. **泌尿系彩超** 双肾、双侧输尿管、膀胱、前列腺未见异常。

2. **全腹部 CT** 肝脏体积增大余未见异常。

3. **抗心磷脂抗体 IgA/IgG/IgM** 313.14RU/ml（参考值：0 ~ 12RU/ml）。

4. **抗 β_2 糖蛋白 1 抗体 IgA/IgG/IgM** 33.13RU/ml（参考值：0 ~ 20RU/ml）。

5. **复查骨穿 + 活检（2018 年 3 月 7 日）** 未见明显异常。

6. **复查 ESR（2018 年 3 月 11 日）** 114mm/h。

7. **复查铁蛋白（2018 年 3 月 11 日）** 666ng/ml。

【病例特点】

年轻男性，反复发热 20 余天，相对逍遥，无其他明显的伴随症状；化验肝功能异常，血糖升高，检查胸部 CT 提示肺部感染；给予积极的抗感染及对症治疗，效果欠佳，肺部感染不能解释疾病全貌。3 月 8 日开始给予停用所有药物观察，停药 3 天后患者体温逐渐降至正常，复查血常规、ESR、铁蛋白、CRP 指标有下降趋势。体温正常 1 周后，患者出院，门诊随诊。

【最终诊断】

1. 不明原因发热。

2. 肺部感染。

3. 2 型糖尿病。

【随访】

2018 年 3 月 24 日（停药 16 天）血常规、ESR、铁蛋白指标降至正常。此后未再出现发热，也未有其他的不适主诉。

【诊疗体会】

1. 该例患者看似简单，但随着治疗的进行症状无好转，使得真相变得扑朔迷离，过程中也颇多坎坷，至今仍不清楚发热的原因考虑有以下几种可能性：

（1）药物热：引起不明原因发热的原因之一，不好诊断，除非有明确的相关药物使用史。该患者治疗过程中主要使用抗菌药物及护肝药物，且期间多次调整抗菌药物，不好用药物热解释，但是停用所有药物体温下降病情好转，似乎又自相矛盾，真相到底如何，回顾性分析亦难定论。

（2）其他隐藏或潜在疾病：所谓水落石出，有些疾病早期表现不典型，病程后期其他临床症状表现出来后才能看到疾病全貌，引用时下流行的一句话"On the way"，这个相信临床医师都深有体会。该患者随访中还没有发现其他临床症状出现。

2. **经验教训**　该患者在基层医院比较常见，治疗过程中可能存在很多争议或值得推敲和商榷的地方，特别是抗菌药物的使用。总结经验教训：对于不明原因发热患者，应该"一多一少"，如病情相对稳定、无明确合并细菌感染者，应该多化验检查明确病因为主，治疗上尽量减少用药，予以对症观察，但实际对于基层医院医师做出这样的临床决策比较难，需要有较丰富的临床经验和扎实的内科基本功，更重要的是取得患者及家属的理解和信任。此病例中最终未能找出发热背后的真凶，这种情况在不明原因发热中应该为数不少，希望大家也从中吸取经验，工作中不断总结，最终都能剥丝抽茧明确病因。

（靳晓利）

病例 31

吃烤串后发热，病从口入吗

【病史简介】

男性，59 岁，退休工人，回族，天津人。

主诉：发热 1 周。

现病史：1 周前（2016 年 10 月 14 日）患者吃烤串后洗浴受凉，而后出现反复高热，最高体温达 42℃，伴畏寒、寒战，伴咽痛及刺激性干咳，伴腰痛，伴间断双手近指关节疼痛，伴排稀便 5 次，偶有尿频、尿痛，于外院查血常规"WBC 9.4×10^9/L，Hb 149g/L，PLT 181×10^9/L，NEU% 79%"，予"头孢类"药物（具体不详）治疗上述症状无好转。于入院前 2 日，查血常规"WBC 4.10×10^9/L，Hb 122g/L，PLT 176×10^9/L，NEU% 49.60%"，查甲型流感病毒抗原咽拭子"阴性"，奥司他韦无效。2016 年 10 月 21 日为进一步诊治收入我院。

自发病以来，神志清，精神可，食欲一般，睡眠如常，二便如常，体重未见明显变化。

既往史：既往体健。对头孢菌素及青霉素过敏。

个人史：生于天津，家中长期饲养鸽子，否认发热患者接触史及聚集发病。吸烟 40 年，20 支 / 日。无嗜酒史。

【阳性体征】

体温 40℃，脉搏 93 次 /min，呼吸 22 次 /min，血压 130/75mmHg。

急性病容，双肺呼吸音低，右下肺可闻及散在湿啰音。

【病例特点】

1. 中老年男性，急性病程 1 周。

2. 该患者可能有不洁饮食史。

3. **临床主要表现** 高热、寒战，咽痛，刺激性干咳，周身乏力，腰痛、稀便。

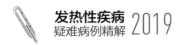

4. 血白细胞总数正常。

【诊治思路】

该患者临床表现有反复高热，伴寒战，伴稀便，有不洁饮食，需警惕菌血症的可能，需反复留取血培养。此外，患者为回族，发热伴腰痛、寒战，需警惕布鲁氏菌病，需完善布鲁氏菌抗体检查，同时完善腰椎 MRI。患者有刺激性咳嗽，家中长期饲养鸽子，完善新型隐球菌荚膜抗原试验、衣原体抗体、肺炎支原体抗体、胸 CT、痰培养等检查。

【鉴别诊断】

1. **菌血症** 患者反复高热、寒战，有不洁饮食，警惕肠源性细菌入血的可能，需完善血培养明确诊断。

2. **布鲁氏菌病** 此病一般为接触患病的牛、羊或其皮毛、肉品造成的感染，临床表现多样，如波状热、多汗、关节肿痛、睾丸炎等。此患者有发热、无睾丸炎、出汗亦不明显，可进一步完善虎红平板凝集试验、试管凝集试验检测其抗体，血培养或骨髓培养布鲁氏菌予以明确。

3. **隐球菌肺炎** 是由隐球菌所致的亚急性或慢性肺部真菌感染性疾病。临床表现为肺炎或无症状的肺部结节影，严重者可出现急性呼吸窘迫综合征。该病可发生于免疫正常人群，但常见于免疫抑制尤其是 AIDS 患者。

【实验室检查】

1. **血常规** WBC $6.29 \times 10^9/L$，NEU% 78.3%，Hb 132g/L，PLT $219 \times 10^9/L$。

2. **ESR** 56mm/h。

3. **PCT** 0.08ng/ml。

4. **铁蛋白** 748.1ng/ml。

5. **血气分析** 酸碱度（pH）7.458，二氧化碳分压（PCO_2）33.6mmHg，氧分压（PO_2）76.0mmHg，血氧饱和度（SO_2）96.5%。

6. **生化** 肾功能、心肌酶、电解质、血脂正常，ALB 36.4g/L，ALT 95.4U/L，AST 65.9U/L。

7. **凝血功能** 正常。

8. **新型隐球菌荚膜抗原** 阴性。

9. **布鲁氏菌抗体** 阴性。

10. **风湿免疫系列、抗核抗体系列、血管炎系列** 阴性。

11. **病毒系列** 阴性。

12. **肺炎支原体抗体** 阴性。

13. **HIV 抗体**　阴性。

14. **T 细胞亚群**　正常。

15. **痰培养**　阴性。

16. **便常规 + 培养**　阴性。

17. **血培养（10 月 21—23 日连续 3 天高热伴寒战时）**　阴性。

18. **血培养（10 月 25 日）**　植生拉乌尔菌，报阳时间为 39 小时，药敏提示对氨苄西林 - 舒巴坦、哌拉西林 - 他唑巴坦、头孢哌酮 - 舒巴坦敏感，对头孢替坦、头孢他啶、头孢曲松敏感，对亚胺培南、美罗培南敏感，对妥布霉素、阿米卡星、环丙沙星、左氧氟沙星敏感。对头孢唑林、氨曲南、左氧氟沙星、呋喃妥因耐药。

19. **胸部 CT**　右下肺炎症（图 31-1）。

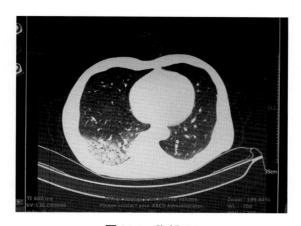

图 31-1　胸部 CT

20. **腰椎磁共振**　腰椎退行性病变，腰椎间盘突出。

21. **心脏超声**　主动脉硬化。

22. **腹部超声**　肝内钙化斑。

23. **泌尿系 B 超**　前列腺钙化斑。

【最终诊断】

1. 菌血症（植生拉乌尔菌）。

2. 肺炎。

3. 腰椎退行性病变。

4. 低氧血症。

5. 肝损害。

【治疗及疗效】

入院后予厄他培南抗感染治疗，血必净清除炎性介质及止泻、祛痰、保肝、补液等对症支持治疗后，患者体温高峰逐渐下降，并于治疗后第 4 天体温正常，咳嗽及咽痛症状消失，腰痛及关节疼痛症状较前缓解。抗感染治疗第 5 天、第 7 天及出院前 1 天复查 3 次血培养均为阴性，复查心脏及腹部超声未见明显异常，总疗程 17 天。出院当天查血常规示 WBC 5.53×10^9/L，RBC 4.12×10^{12}/L，Hb 124g/L，PLT 299×10^9/L，NEU% 53.40%；CRP 1.51mg/L。查体示体温 36.5℃，脉搏 70 次 /min，呼吸 19 次 /min，血压 120/78mmHg；神清，双肺呼吸音清，右下肺散在湿啰音消失，无咳嗽、咳痰，肺部感染明显好转，于 11 月 7 日出院。

【疾病概要】

植生拉乌尔菌隶属于肠杆菌科，拉乌尔菌属，革兰阴性杆菌。在 1980 年首次被归类为克雷伯菌属的成员，由于 16S rRNA 基因和 rpoB 基因分析表明与克雷伯菌属不一致，2001 年 Drancourt 等学者将其重新归类到一个新的属。拉乌尔菌属包括解鸟氨酸拉乌尔菌（Raoultella ornithinolytica）、植生拉乌尔菌（Raoultella planticola）和土生拉乌尔菌（Raoultella terrigena），代表菌种为植生拉乌尔菌。植生拉乌尔菌一般存在于水、植物、土壤等环境中，是一种非常罕见的人类病原体，偶尔从哺乳动物黏膜分离到，目前尚无引起动物感染的报道，人食用携带植生拉乌尔菌的动物有可能引起感染。在免疫力低下人群以及侵入性操作后亦可发生感染，在 1986 年报道 2 例克雷伯菌属感染的病例后销声匿迹，直到 2007 年该菌导致的感染病例报道仅有数篇。

植生拉乌尔菌可引起人体多种组织脏器的严重感染，该菌可导致胆囊炎、胆管炎、胰腺炎、肺炎、菌血症、泌尿系感染、坏死性筋膜炎、前列腺炎、中央静脉导管感染、含组胺鱼肉中毒等疾病。人类的痰、大便、伤口和尿中均有分离报道，大多数发病是在合并多种慢性疾病的基础上出现植生拉乌尔菌的感染。

【诊疗体会】

1. 该患者是在进食不洁烤串后出现发热伴腹泻等症状，肠道黏膜屏障破坏，细菌入血，但值得注意的是，患者既往体健，无糖尿病等基础疾病，CD4 细胞计数正常范围内，并不属于免疫抵抗力低下的人群，因此推测该菌侵袭力较强，并在治疗过程中，患者反复出现高热、寒战症状，经过积极抗感染治疗后，患者病情才以平稳。

2. 该患者同时存在肺炎，影像学提示患者右下肺局限性实变影，不支持血源性肺脓肿的改变，并且无痰培养的证据支持。

综上考虑菌血症合并肺炎，但因为缺乏痰培养的病原学依据，发生菌血症和肺炎的关系值得进一步商榷。

（刘婕妤　杨文杰）

病例 32

"一波四折"的肺部感染

【病史简介】

男性，23 岁，大学生，湖南省长沙市人。

主诉：咳嗽、气促 3 周，发热 10 余天。

现病史：患者诉 3 周前受凉后出现咳嗽、咳白色黏液痰，伴活动后气促。10 天前开始发热，主要集中在夜间段，最高体温达 38.5℃，晨起时可自行退热，伴有夜间盗汗。于 2017 年 3 月 10 日（5 天前）入住首都医科大学附属北京朝阳医院，查抗 HIV 抗体阳性；巨细胞病毒核酸 1.97×10^4copies/ml；梅毒螺旋体抗体阳性，RPR 1∶1；心脏彩超示三尖瓣轻度反流；肺部 CT（图 32-1）示右肺中叶、左肺上叶下舌段及双肺下叶多发炎性病变，诊断考虑"巨细胞病毒性肺炎、细菌性肺炎并Ⅰ型呼吸衰竭、艾滋病、梅毒"，予阿昔洛韦抗病毒、莫西沙星抗感染、多索茶碱解痉平喘等对症治疗后，体温正常，自觉咳嗽、咳痰症状稍有改善，感气促较前稍有加重。2017 年 3 月 10 日门诊以"艾滋病"收住我科。

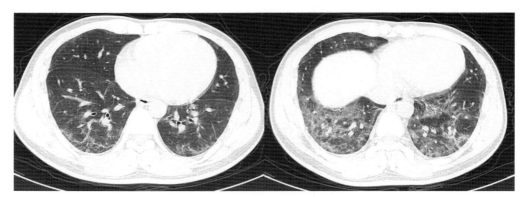

图 32-1　肺部 CT
右肺中叶、左肺上叶下舌段及双肺下叶多发炎性病变

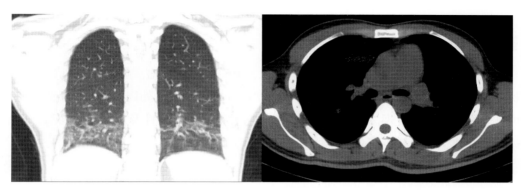

图 32-1（续）

患者精神差，食纳较前明显下降，近 1 个月体重较前减轻 5kg。

个人史：有同性性行为。

【阳性体征】

体温 36.7℃，脉搏 84 次 /min，呼吸 20 次 /min，血压 118/74mmHg。

SPO_2 95%，双肺呼吸音粗，双下肺呼吸音低，未闻及明显干湿啰音。

【病例特点】

1. 23 岁男性，病程 3 周。

2. **临床主要表现**　咳嗽、气促、发热、消瘦。

3. HIV-1 抗体阳性。梅毒螺旋体抗体阳性，滴度 1：1。巨细胞病毒核酸 1.97×10^4 copies/ml。肺部 CT 示"右肺中叶、左肺上叶下舌段及双肺下叶多发炎性病变"。

【初步诊断】

1. 艾滋病（获得性免疫缺陷综合征）。

2. 肺部感染，巨细胞病毒肺炎？真菌性肺炎？

3. 梅毒。

【诊治思路】

艾滋病合并肺部感染诊疗思路：CD4$^+$ < 200 个 /μl，细菌性肺炎、肺结核、肺孢子菌肺炎占前 3 位，但亦有相当一部分患者为真菌性肺炎及巨细胞病毒（CMV）肺炎。完善气管镜检查及肺泡灌洗液检查，寻找病原。肺部影像表现符合 CMV 肺炎合并真菌或细菌感染。此患者比较突出的症状为发热及气促，气促在治疗过程中加重。发热主要集中在夜间段，最高体温达 38.5℃，伴有夜间盗汗。需要与肺结核、肺孢子菌肺炎鉴别。

【鉴别诊断】

1. 肺结核 常见发热，多伴咳嗽、盗汗、消瘦，可有咯血。影像学可见斑片状、条索状影，亦可有空洞形成或弥漫渗出、粟粒状影等多型改变。外周血象 WBC 常不高，但亦可呈"类白血病"表现。痰找到抗酸杆菌或分枝杆菌培养阳性及病检明确诊断，抗结核治疗有效。此患者影像不符合结核病灶典型表现，需要排查。

2. 肺孢子菌肺炎 亚急性起病，气促逐渐加重，伴有发热、干咳、胸闷，严重者发生呼吸窘迫；肺部阳性体征少，体征与疾病症状的严重程度往往不成比例；肺部 CT 显示双肺毛玻璃状改变，13%～18% 的患者同时合并细菌或分枝杆菌感染，确诊依靠病原学检查如痰液或支气管肺泡灌洗/肺组织活检等发现肺孢子菌的包囊或滋养体。

【实验室检查】

1. 血常规 WBC 3.39×10^9/L，NEU% 65.6%，Hb 105g/L，PLT 238×10^9/L，LYM# 0.72×10^9/L。

2. HIV 相关检查 $CD4^+$ 50 个 /μl，HIV-RNA 2 920copies/ml。

3. 血气分析 pH 7.43，PCO_2 41.2mmHg，PO_2 103.3mmHg，SO_2 97.9%。

4. 血培养（细菌＋真菌） 阴性。

5. 骨髓培养 阴性。

6. 痰培养 阴性。

7. 骨髓涂片 骨髓增生活跃。粒系呈感染象。红系增生活跃。巨核细胞及血小板分布大致正常。

8. 结核抗体 阳性。

9. ESR 95mm/h。

10. PCT 正常。

11. TB-SPOT.TB 阴性。

12. 乙肝、丙肝病毒标志物，弓形虫抗体 -IgM、巨细胞病毒抗体 -IgM、风疹病毒抗体 -IgM、单纯疱疹病毒抗体 Ⅱ型 -IgM 阴性。

13. 痰中找抗酸杆菌 阴性。

14. 血 G 和 GM 试验 阴性。

15. 肺泡灌洗液 X-pert 阴性、抗酸染色阴性，六胺银染色阴性，GM 试验阴性。未见肿瘤细胞，未见抗酸杆菌。

16. 治疗过程中主要实验室指标 见表 32-1。

表 32-1　治疗过程中主要实验室指标

日期	WBC (×10⁹/L)	Hb (g/L)	PLT (×10⁹/L)	NEU% (%)	PCT (ng/ml)	AST (U/L)	ALT (U/L)	TBil (μmol/L)	BUN (mmol/L)	Cr (μmol/L)
2017 年 3 月 21 日	2.94	83	251	73.6	0.06	23.3	18.5	6.8	3.69	77.8
2017 年 3 月 28 日	2.72	101	202	78.1	3.02	390.1	54.5	31.7	5.4	63.1
2017 年 4 月 19 日	2.79	58	268	79.6	0.25	22.8	16.2	22.5	10.09	97.7
2017 年 4 月 -24 日	1.33	50	156	72.5	0.18	31.2	47.1	12.6	7.97	89.6
2017 年 5 月 1 日	3.27	66	173	91.4	0.11	7.4	24.7	14.2	16.29	111.4
2017 年 5 月 6 日	5.37	35	178	73.3						
2017 年 5 月 7 日	8.81	62	192	87.3	0.44	12.2	13.8	13.1	11.07	104.5
2017 年 5 月 13 日	1.73	82	154	67.5	0.52	13	21	12.0	8.05	79.2
2017 年 5 月 18 日	1.02	66	59	68.8	8.08	15.6	16.5	10.3	7.86	86.4
2017 年 5 月 25 日	1.06	58	30	81.1	7.26	11.6	15.9	97.2	11.6	82.6
2017 年 5 月 30 日	0.56	79	81	42.2	2.97	45.6	20.7	83.9	5.81	55.9
2017 年 6 月 2 日	1.37	75	105	69.1	1.45	54.1	65.2	30.1	2.95	56.1
2017 年 6 月 6 日	2.56	75	215	51.1	0.46	2.2	16.4	17.1	3.18	58.4
2017 年 6 月 13 日	4.69	71	287	42.5	0.35	0.2	9.5	12.5	3.5	56.7
2017 年 6 月 24 日	2.54	68	208	41.2	0.37	53.4	30.4	48.5	5.8	62.3
2017 年 7 月 8 日	3.40	78	298	31.9	0.06	12.5	14.8	11.5	4.57	59.1
2017 年 7 月 15 日	3.50	84	244	32.2	0.46	2.2	16.4	13.9	4.49	62.8

17. 真菌及结核相关炎性指标　见表 32-2。

表 32-2　患者的真菌及结核相关炎性指标

日期	G 试验	GM 试验	结核 T-SPOT.TB	结核 X-pert
2017 年 3 月 20 日	阴性（血）	阴性（血）	阴性（血）	
2015 年 3 月 22 日	阴性（BALF）	阴性（BALF）		阴性（BALF）
2017 年 5 月 20 日	阴性（血）	阴性（血）	阴性（血）	
2017 年 5 月 22 日	阴性（血）	阳性（血）		阴性（BALF）

18. 微生物检测指标　见表 32-3。

表 32-3　患者的微生物检测指标

日期	标本	结果
2017 年 3 月 15—17 日	血液	连续 3 次细菌、真菌培养阴性
2017 年 3 月 20 日	肺泡灌洗液	细菌、真菌培养阴性，抗酸杆菌涂片阴性

日期	标本	结果
2017 年 3 月 21—23 日	痰液	连续 3 次细菌、真菌、抗酸杆菌涂片及培养阴性
2017 年 3 月 27 日	骨髓	细菌、真菌培养阴性
2017 年 4 月 2 日	血液	细菌、真菌培养阴性
2017 年 4 月 14 日	血液	溶血葡萄球菌生长
2017 年 5 月 7 日	骨髓	细菌、真菌培养阴性
2017 年 5 月 22 日	肺泡灌洗液	曲霉菌生长,抗酸杆菌涂片阴性
2017 年 5 月 21 日、6 月 13 日	血液	细菌、真菌培养阴性

19. 复查肺部 CT（2017 年 3 月 15 日） 见图 32-2。

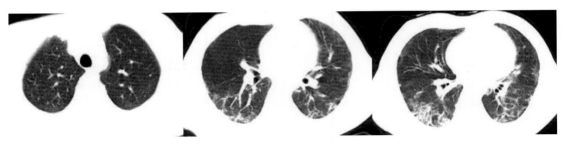

图 32-2 2017 年 3 月 15 日复查肺部 CT

双肺磨玻璃影改变较 2017 年 3 月 10 日有所吸收,局部残留有少许纤维化

【进一步分析】

1. **第一折** 即入院后第一阶段治疗（2017 年 3 月 15—28 日）。予更昔洛韦联合膦甲酸钠抗 CMV 治疗及伏立康唑抗真菌治疗,但治疗后患者仍存在高热（图 32-3）,气促加重。2017 年 3 月 20 日复查肺部 CT,病灶增加（图 32-4）。2017 年 3 月 22 日开始抗结核（HRZE+ 左氧氟沙星）,2 天后仍高热达 40.0℃,加美罗培南加强抗细菌治疗。

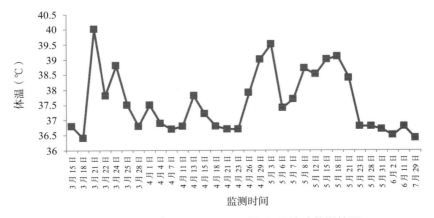

图 32-3 2017 年 3 月 15 日—7 月 29 日治疗体温情况

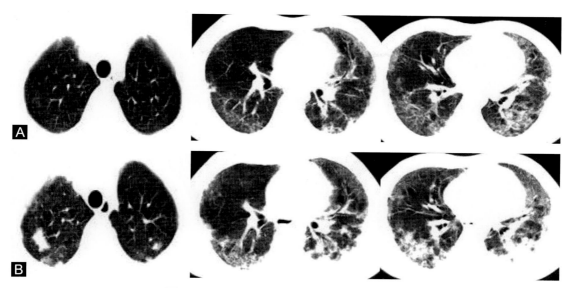

图 32-4 2017 年 3 月 20—27 日肺部 CT 检查

A. 2017 年 3 月 20 日：与 2017 年 3 月 15 日相比，双肺多发实变，可见散在分布的多发小叶中心结节和树芽征，沿着支气管血管束分布，以双中下肺为主；B. 2017 年 3 月 27 日：与 2017 年 3 月 15 日、2017 年 3 月 20 日相比，双肺磨玻璃影和实变明显增加，实变区融合，双上肺新增结节团块影，伴有小叶中心结节树芽征

肺部感染在抗 CMV 后加重，并且再次发热，新发病灶特点不考虑巨细胞病毒性肺炎。肺部新增病灶亦不符合 PCP 分布特点，基本排除 PCP。是肺结核吗？肺结核在艾滋病患者中常见，病变累及胸膜但无胸腔积液，无纵隔淋巴结肿大，CT 不符合结核感染常规改变，且诊断性抗结核治疗 1 周，患者病灶持续进展，体温无下降趋势，肺结核可能性小。是细菌性肺炎吗？细菌性肺炎在艾滋病患者中常见，患者 PCT 逐渐升高，目前抗菌治疗时间短，无法排除。是真菌性肺炎吗？在艾滋病患者中常见，患者 CD4$^+$ 低，PCT 逐渐升高，病变特点符合真菌性肺炎特点，所以真菌性肺炎可能性大。

2. 第二折 即第二阶段治疗（2017 年 3 月 28 日—4 月 26 日）。主要针对细菌及真菌，美罗培南抗细菌，两性霉素 B 抗真菌治疗。治疗后复查肺部 CT，肺内病变未见明显吸收（图 32-5）。患者仍反复发热，2017 年 4 月 14 日抽血查血培养示溶血葡萄球菌生长，遂增加抗革兰阳性菌药物及再次抗结核治疗：利奈唑胺及异烟肼 + 乙胺丁醇 + 左氧氟沙星。

肺部病灶是否仍存在肺结核？仅 1 次血标本培养示溶血葡萄球菌，似乎依据不足。患者抗细菌及真菌治疗后病灶吸收不明显，发热、咳嗽症状也比较严重，体温在下午及晚上升高明显，之前结核抗体阳性，虽然艾滋病患者结核感染肺部影像与普通人群差距甚远，但痰中及肺泡灌洗液中始终未找到抗酸杆菌，之前维持 1 周（2017 年 3 月 22—29 日）的抗结核治疗效果欠佳，而患者拒绝肺穿刺，目前结核确诊依据不足，但病情持续进展，只能再次尝试抗结核治疗。2017 年 4 月 16—25 日患者无发热，气促及消化道症状好转。

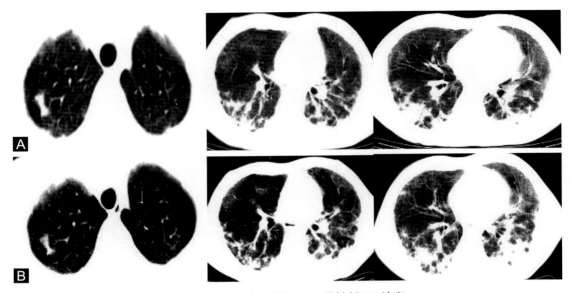

图 32-5 2017 年 4 月 5—14 日肺部 CT 检查

A. 2017 年 4 月 5 日；B. 2017 年 4 月 14 日。A 与 B 相比，双上肺结节影未见明显吸收；
双下肺磨玻璃影及多发实变未见明显吸收

3. 第三折 即第三阶段治疗（2017 年 4 月 26 日—5 月 24 日）。2017 年 4 月 26 日停美罗培南，降阶梯抗菌治疗，改头孢哌酮 - 舒巴坦钠。2017 年 4 月 26 日开始 HAART：拉替拉韦钾 + 拉米夫定 + 洛匹那韦 - 利托那韦。因为贫血，2017 年 5 月 3 日停两性霉素 B，改为伊曲康唑口服液抗真菌治疗。

2017 年 5 月 3—9 日患者再度发热，症状加重，PCT 上升，肺内病灶再次增多，并且病灶特点与 2017 年 4 月 21 日类似。此阶段实验室检查结果见表 32-1，肺部影像改变见图 32-6。

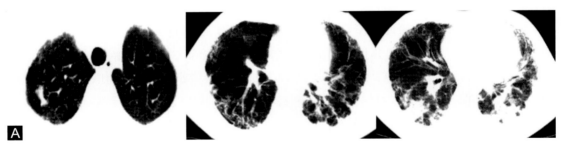

图 32-6 2017 年 4 月 21 日、5 月 2 日和 5 月 8 日肺部 CT 检查

A. 2017 年 4 月 21 日；

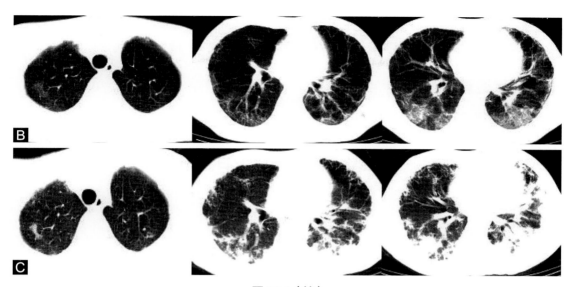

图 32-6（续）

B. 2017 年 5 月 2 日：与 2017 年 4 月 21 日相比，双上肺结节影较前明显吸收，密度减低；双下肺实变影密度降低，较前明显吸收；C. 2017 年 5 月 8 日：与 2017 年 5 月 2 日相比，双上肺结节影密度增高，双中下肺磨玻璃影和实变影均明显增加

患者在 HAART 1 周左右再次发热，并停两性霉素 B 后肺内病灶增加，是否为结核或者非结核分枝杆菌感染基础上出现免疫重建炎症反应综合征，还是肺部真菌感染未控制？再次骨髓穿刺检查，复查血清 G 和 GM 试验，且 2017 年 5 月 7 日加克拉霉素兼顾抗非结核分枝杆菌感染。继续头孢哌酮 - 舒巴坦钠抗细菌、伊曲康唑抗真菌。

2017 年 5 月 10—23 日，此阶段患者仍反复发热（图 32-3），肺部病灶改变见图 32-6 和图 32-7。2017 年 5 月 7—21 日培养结果见表 32-3。2017 年 5 月 7 日复查骨髓穿刺提示，骨髓增生活跃；粒系呈感染象；红系内外铁减少。复查血 G 和 GM 试验均为阴性。此阶段患者 PCT 升高明显，血小板下降，肝功能出现异常（表 32-1）。

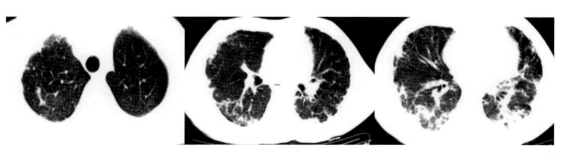

图 32-7 2017 年 5 月 23 日肺部 CT 检查

右上肺结节影无明显变化，周围小叶中心结节和树芽征增多，双下肺实变明显减少

4. 第四折 患者发热、PCT 持续上升、肝功能异常、抗结核无效、肺内病灶特点同前、停两性霉素 B 后病灶反弹，肺内感染病原到底是什么？难道仍是真菌感染？

注：该患者治疗过程中体温变化趋势见图 32-3；肺部 CT 检查见图 32-4 ~ 图 32-8；主要实验室指标见表 32-1；真菌及结核相关炎性指标见表 32-2；微生物检测指标见表 32-3。

【进一步检查】

1. **气管镜检查（2017 年 5 月 22 日）** 支气管黏膜炎症，BALF 中未找到抗酸杆菌。
2. **病理** 支气管肺泡灌洗液（bronchoalveolar lavage fluid，BALF）中找到曲霉菌。
3. **支气管肺泡灌洗液 GM 试验（2017 年 5 月 22 日）** 阳性。

【最终诊断】

1. 侵袭性肺曲霉病。
2. 艾滋病。
3. 梅毒。

【诊断依据】

侵袭性肺曲霉病：
1. 支气管肺泡灌洗液 GM 试验阳性。
2. 支气管肺泡灌洗液中找到曲霉菌。

【治疗及疗效】

2017 年 5 月 25 日停抗结核药物；抗细菌继续予头孢哌酮 - 舒巴坦钠联合利奈唑胺；改伏立康唑（进口）抗真菌感染，治疗后实验室检查各指标逐渐好转（表 32-1）。患者体温逐渐呈下降趋势，后期反复复查肺部 CT 显示肺内病灶缓慢吸收（图 32-8），患者症状缓解，2017 年 7 月 30 日出院。伏立康唑治疗 3 个月，肺内病灶基本吸收后停药。

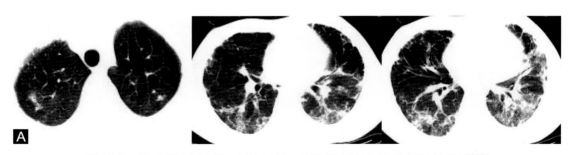

图 32-8　2017 年 6 月 6 日、6 月 19 日、7 月 17 日和 9 月 18 日肺部 CT 检查

A.2017 年 6 月 6 日；

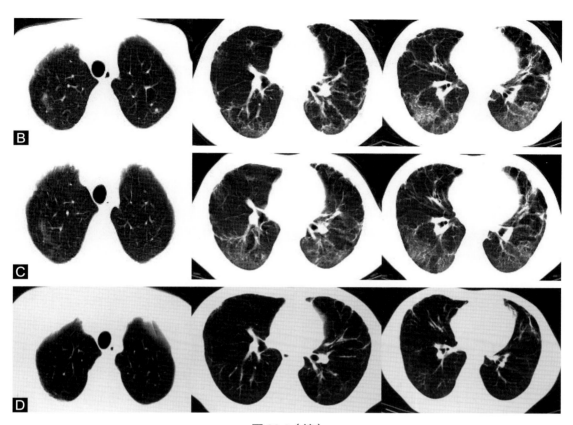

图 32-8（续）

B. 2017 年 6 月 19 日；C. 2017 年 7 月 17 日；D. 2017 年 9 月 18 日。

双上肺结节影逐步吸收，双下肺实变影及磨玻璃影基本吸收，残留有局部纤维化

【随访】

2017 年 9 月 18 日（治疗 3 个月，停药 20 天）复查肺部 CT：双上肺结节影逐步吸收，双下肺实变影及磨玻璃影基本吸收，残留有局部纤维化。

【疾病概要】

侵袭性肺曲霉病（invasive pulmonary aspergillosis，IPA）绝大多数发生在免疫缺陷患者中，由于诊断困难，病死率高达 85%。主要临床表现为咳嗽、咳痰、咯血、胸痛等呼吸系统症状，以及发热、乏力、盗汗等全身症状，而 40% 的 IPA 患者缺乏呼吸道症状或仅表现为发热，这些症状在临床上与肺结核、细菌性肺炎、肺癌及其他呼吸系统疾病表现相似。典型肺曲霉菌病 CT 上早期呈现的"晕征"和多结节病灶是其特征性表现，常是肺曲霉菌侵袭血管的结果，这些特征性征象对疾病的早期诊断很有帮助。另外一个较常见的特征性征象是"肺新月

征",但出现较晚,它是收缩梗死的肺组织与邻近实变肺组织间的空气影。曲霉菌是最常见的侵犯气道的真菌,常出现在 AIDS 晚期,与皮质类固醇治疗、粒细胞减少症、静脉药物滥用等高危因素有关,可导致气道壁不规则增厚,形成结节样突起,直至气道闭塞,伴或不伴气管周围浸润。曲菌团闭塞气道几乎只发生于AIDS 患者,一般缺乏气道壁炎症反应,影像学表现为两下叶弥漫性实变影,可能与黏液栓塞和局灶阻塞性肺不张有关。

该病例诊断治疗过程中波折较多,症状表现为反复发热,活动后气促,症状及影像均缺乏特征性,早期血及肺泡灌洗液 G 和 GM 均为阴性,并且培养亦未明确病原。患者不愿意反复行有创性检查,并且经验性抗感染治疗效果不理想,造成临床诊治的困难。后期复查气管镜检查,BALF 中找到曲霉菌,给临床诊断提供病原依据,同时其他结核方面的检测均为阴性排除了肺结核的可能。之前抗真菌效果欠佳及后期明确病原后抗曲霉菌治疗病灶缓慢吸收,说明曲霉菌的治疗是一个漫长的过程。因此,重复检查,剥丝抽茧地寻找诊断线索,并且充分了解晚期艾滋病(重度免疫缺陷人群)肺部各病原感染病灶特点与普通人群的异同,对艾滋病科临床医师非常重要。

肺曲霉菌感染确诊常需要在痰或 BALF 或肺组织中找到曲霉菌,血或 BALF中 GM 阳性有诊断意义。其治疗常用的抗生素为:首选伏立康唑,备选两性霉素B、卡泊芬净、米卡芬净、伊曲康唑,疗程 6～12 周,之后可以予伊曲康唑巩固治疗。艾滋病患者应持续治疗至所有临床及影像学表现稳定。

【诊疗体会】

1. 晚期艾滋病合并肺部感染临床上比较常见的为肺孢子菌、细菌、真菌、TB、CMV,多数病例为 2 种以上病原感染,少数为单一病原感染,因此临床上诊断常比较困难,在病原未明确的情况下多考虑多种病原感染,采取经验性抗感染治疗。

2. 多次的痰、血、骨髓、灌洗液培养均未找到病原。早期的血及 BALF 的 GM 试验均为阴性。早期抗真菌治疗效果欠佳,导致抗感染治疗的广覆盖。

3. 艾滋病患者曲霉菌感染时缺乏典型的 CT 图像,诊治过程中如果主要以影像来诊断肺部感染存在临床思维的局限性,因此需要多学科协作。

(郑　芳)

先皮疹后发热，按常规出牌吗

【病史简介】

男性，54 岁，茶庄经营者，北京人。

主诉：发现皮疹 10 天，发热 1 天。

现病史：10 天前（2016 年 5 月 1 日）患者发现腰部胰岛素注射处出现数个红色皮疹，伴瘙痒；6 天前皮疹加重，弥散至躯干、四肢，为暗红色斑丘疹，边界不清，融合成片，压之无褪色，无水疱、破溃、结痂，伴双侧踝关节肿胀；3 天前病情加重，眼结膜出现分泌物，伴眼睑、面部水肿；1 天前体温升高，最高为 39℃（之前未测），伴畏寒，无寒战，伴咳嗽、咳痰，为少量白痰，无呼吸困难。于我院急诊予以脱敏、头孢唑肟抗感染治疗后，未见好转。2016 年 5 月 11 日为明确诊治收入我科。

自发病以来，神志清，精神可，食欲一般，睡眠如常，二便如常，体重未见明显变化。

既往史：2016 年 4 月 1 日诊断为"结核性胸膜炎"，4 月 1 日开始异烟肼 + 利福平 + 乙胺丁醇 + 吡嗪酰胺治疗。2 型糖尿病 14 年，于 2016 年 4 月 6 日开始诺和灵 R 三餐各 8U、来得时睡前 14U 控制血糖。

个人史：无烟、酒嗜好。

【阳性体征】

体温 39.2℃，脉搏 90 次 /min，呼吸 22 次 /min，血压 130/70mmHg。

头面、躯干、四肢弥漫暗红色充血性斑片，手足背、掌跖多发密集充血性斑疹。眼睑膜、鼻孔黏膜、口腔黏膜多发糜烂渗出（图 33-1）。

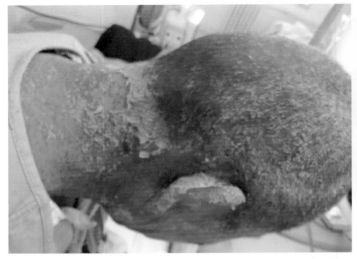
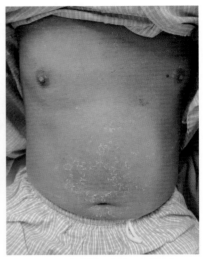
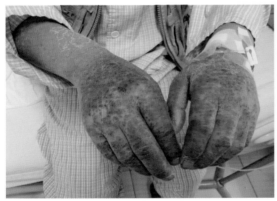
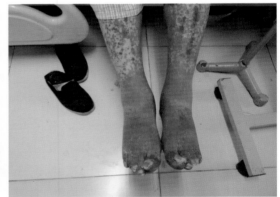

图 33-1 入院时皮疹情况

【病例特点】

1. 中年男性，急性起病。
2. **临床主要表现** 全身弥漫充血性斑丘疹，伴发热。
3. 近 1 个月开始接受抗结核治疗和胰岛素治疗。

【初步诊断】

1. 药物疹。
2. 结核性胸膜炎。
3. 2 型糖尿病。

【诊断思路】

关于发热伴皮疹的病因，我们需要从感染性疾病、变态反应性疾病、肿瘤、结缔组织性疾病等方面分析。感染性疾病包括细菌（如金黄色葡萄球菌、链球菌、伤寒杆菌、结核分枝杆菌等）、病毒（如风疹、麻疹、传染性单核细胞增多症、病毒性出血热等）及真菌等；变态反应性疾病包括药疹、急性荨麻疹、重型多形红斑；肿瘤包括实体肿瘤和淋巴瘤等血液系统疾病；结缔组织病如系统性红斑狼疮、皮肌炎、血管炎等均会出现发热、皮疹症状，但皮疹具有特异性。

此患者以皮疹为主要临床表现，先出现皮疹症状，后出现发热，其皮疹从腰部开始逐渐进展至全身。结合皮疹形态及发病前用药史，初步诊断该患者是药物疹的可能性大。我们需要确定引起药物疹的具体药物，此患者发病前新加的药物为胰岛素和抗结核药物，胰岛素引起过敏反应少见，而几乎所有抗结核药物均可引起过敏，故考虑抗结核药物引起的药物疹。

【鉴别诊断】

1. 病毒疹　多有呼吸道等前驱症状，有一定潜伏期，先出现发热，后出现皮疹，皮疹的发生具有时间规律，皮疹形态有特异性。风疹发热 1~2 天后皮肤出现粉红色小斑疹、斑丘疹，最早见于面部，1 天内蔓延至颈部、躯干、四肢。传染性单核细胞增多症由 EB 病毒感染所致，表现为发热、咽痛、淋巴结肿大、大量异常淋巴细胞，约 1/3 患者发病 4~6 天出现皮疹，为躯干、上肢鲜红色麻疹样皮疹，少见猩红样、疱疹样、多形红斑样皮疹。此患者先出现皮疹，数天后出现发热，且无呼吸道症状，无其他伴随症状，故不考虑病毒疹。

2. 肿瘤相关皮疹　根据其发病机制主要分为两类：肿瘤的直接效应和间接效应。直接效应为皮肤转移瘤，间接效应为副肿瘤性皮肤病。前者少见，多为晚期出现，男性肺癌第 1 位、女性乳腺肿瘤第 1 位；后者为一组出现内脏恶性肿瘤的非遗传性皮肤病，如黑棘皮、获得性鱼鳞病、皮肌炎、副肿瘤性天疱疮、坏死松解游走性红斑、Sweet 综合征、坏疽性脓皮病、渐进性坏死性黄色肉芽肿、硬化黏液性水肿等。患者中年男性，长期吸烟，是肿瘤的高危人群，我们要重点排除肿瘤相关性皮肤病，但患者皮疹表现与上述不符。

3. 皮肤结核　是由结核分枝杆菌直接侵犯皮肤或者由其他脏器结核灶内的结核分枝杆菌经血行或淋巴系统播散到皮肤组织所致的皮肤损害。外源性结核分枝杆菌直接接种可造成皮损，见于结核性下疳、疣状皮肤结核，偶尔见于寻常狼疮。内源性感染引起的皮肤结核包括瘰疬性皮肤结核、急性粟粒性结核、结核性树胶肿、腔口皮肤结核和寻常狼疮。此患者皮疹为暗红色斑丘疹，不符合皮肤结核表现，故不考虑。但仍需评估患者目前结核控制情况。

【实验室检查】

1. 血常规　WBC 7.5×10^9/L，NEU% 63.7%，EOS# 0.63×10^9/L，EOS% 8.4%，Hb 115g/L，PLT 112×10^9/L。

2. **ESR** 45mm/h

3. **CRP** 39.2mg/L

4. **PCT** 0.43μg/L。

5. **生化** Cr 123μmol/L，ALT 36.9U/L，AST 38.5U/L，CK 608U/L，CKMB 114U/L。

6. **肿瘤标志物** 铁蛋白 641.3ng/ml，CA12-5 112.4u/ml，余正常。

7. **免疫球蛋白、辅助性 T 淋巴细胞** 均正常。

8. **病毒抗体（CMV、EB、疱疹病毒、麻疹病毒）** IgM 均阴性。

9. **乙肝五项、丙型肝炎抗体、艾滋病抗体、梅毒抗体** 均阴性。

10. **自身免疫抗体** 均阴性。

11. **T-SPOT.TB** A 抗原 44，B 抗原 48（2016 年 4 月 1 日检测 A 抗原 24，B 抗原 44）。

12. **胸部 CT** 双肺多叶段炎症。右下肺片状阴影较实密，密度均匀。双侧胸腔积液，较前吸收。双腋下多发小淋巴结节影（图 33-2）。

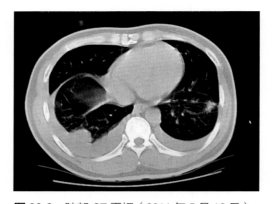

图 33-2 肺部 CT 平扫（2016 年 5 月 12 日）

入院第 2 天，右下肺实性阴影，左下肺炎性渗出。双侧胸腔积液较前（2016 年 4 月 1 日）显著吸收

【初步治疗】

入院当天停用所有抗结核药物，并予以葡萄糖酸钙、抗组胺药物及小剂量地塞米松 5mg qd 脱敏治疗。

我们从患者的肺部 CT 见到双肺多发炎症改变，予以静脉滴注莫西沙星 0.4g qd 抗感染治疗，同时莫西沙星为抗结核的二线治疗药物。

入院第 3 天，患者皮疹及体温未见缓解。药物疹的诊断是正确的，我们是否需要考虑其他诊断？

【进一步分析】

药物疹多发生于用药 1 周内，停药后症状缓解。此患者在接受抗结核药物治疗 1 个月后出现皮疹，停药后症状进展，复查化验出现转氨酶升高（ALT 78.4U/L，AST 62.4U/L）。结合症状与检查，重新诊断为药物超敏反应综合征（drug-induced hypersensitivity syndrome，DIHS）。

【最终诊断】

药物超敏反应综合征。

【诊断依据】

1. 抗结核治疗后 1 个月出现暗红色斑疹。
2. 停药后症状仍持续。
3. 伴有 38℃以上的发热。
4. 伴发肺炎而肝功能正常，考虑发病前后一直予以保肝治疗有关。
5. 伴血液学改变，嗜酸性粒细胞升高，异型淋巴细胞增多（5%）。
6. 淋巴结肿大。

【治疗及疗效】

自 2016 年 5 月 14 日（即入院第 4 天）开始予以静脉滴注甲泼尼龙 480mg/d 和丙种球蛋白 10g qd 的方案进行治疗。为避免结核播散，选用静脉滴注左氧氟沙星联合利奈唑胺抗结核治疗。在上述方案治疗 3 天后，患者体温恢复正常（图 33-3），皮疹、黏膜分泌物、面部肿胀等症状均好转。

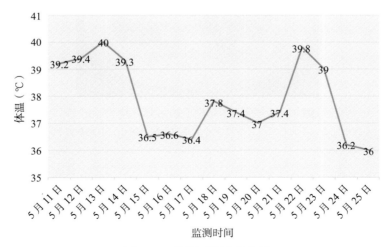

图 33-3 体温时间变化曲线

甲泼尼龙 480mg/d 治疗后体温正常，甲泼尼龙用量减至 50mg/d 当天再次出现发热

入院第 7 天（2016 年 5 月 17 日），将其甲泼尼龙用量减至 80mg/d。入院第 12 天（2016 年 5 月 22 日），将其甲泼尼龙用量减至 50mg/d。当天夜间，患者再次出现发热，体温最高升至 39℃（图 33-3），双下肢出现新发充血疹。

于 2016 年 5 月 23 日对其进行复查，结果如下：

1. 血常规 WBC $9 \times 10^9/L$，NEU% 71.8%，EOS# $0.1 \times 10^9/L$，EOS% 0.8%，Hb 94g/L，PLT $111 \times 10^9/L$。

2. CRP 14mg/L。

3. ESR 6mm/h。

4. PCT 0.95ng/ml。

5. 生化 ALT 425.9U/L，AST 312.6U/L。

依据上述检查结果，考虑患者再次高热、皮疹的原因是：激素减量过程中患者出现 DIHS 复发，故将其甲泼尼龙加量至 120mg/d。1 天后患者体温恢复正常，皮疹好转。在后续甲泼尼龙减量过程中，患者病情稳定，未再出现 DIHS 复发。

因患者转氨酶水平显著升高，故将其抗结核药物调整为静脉滴注依替米星 250mg qd。

大剂量甲泼尼龙治疗过程中，对患者进行肺部 CT 检查时发现：右肺下叶 2mm 小结节，内见小双肺下叶片状影、空洞影，范围较前略小，原双肺下叶片影已吸收（图 33-4）。

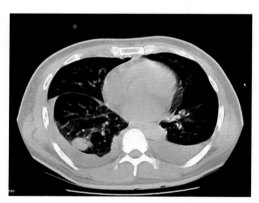

图 33-4 肺部 CT 平扫（2016 年 5 月 22 日）
左肺下叶炎性渗出已吸收，右肺下叶实性阴影较前缩小，双侧胸腔积液吸收

根据上述 CT 表现，考虑肺部病变是 DIHS 的并发症。除此之外，我们还需要重点排除患者存在肺结核和肺部肿瘤的可能。大剂量甲泼尼龙的使用会导致肺结核的加重，但此患者体温、皮疹均好转，ESR、T-SPOT.TB 等结核的检查指标也无恶化，故可排除肺结核。待患者 DIHS 稳定后，对其行肺部增强 CT 检查，并根据结果回报排除了肿瘤的可能。

【随访】

患者于 2016 年 6 月 16 日好转出院，出院后继续口服甲泼尼龙 20mg bid 治疗。
定期门诊随访，患者皮疹逐渐好转恢复正常（图 33-5）。

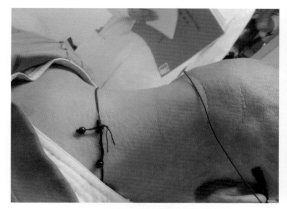
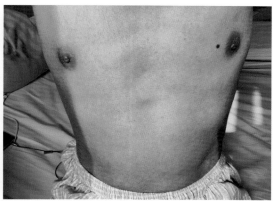
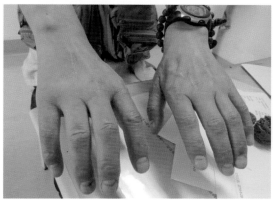
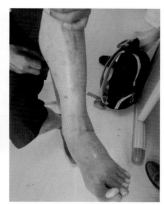

图 33-5　皮疹情况
皮肤完全恢复正常

定期复查肺部 CT，未再出现胸腔积液。行 PET-CT 检查结果显示患者右下肺为炎性改变。

【疾病概要】

DIHS 是一种严重全身性药物反应，具有皮损面积大、发热、淋巴结肿大、多脏器受累、嗜酸性粒细胞增多的特征。

引起 DIHS 的常见药物主要有芳香类抗惊厥类药物（如卡马西平、苯妥英钠、苯巴比妥）、别嘌醇、米诺环素、磺胺类药物、万古霉素等。其中，惊厥类药物和别嘌醇这两种药物造成的 DIHS 最常见。

DIHS 多发生于用药 2～6 周后，即使药物停用其症状也将持续进展，并须经过 1 个月以上才能缓解。典型的 DIHS 具有双峰性，第一次高峰与药物过敏有关，而第二次高峰则与 HHV-6 再激活有关。

DIHS 目前主要有 2006 年日本药物评议小组制定的诊断标准和 2007 年 RegiSCAR 诊断标准（表 33-1）。

表 33-1 RegiSCAR 诊断标准

项目	评分		
	有	无	合计
体温 ≥ 38.5℃	0	-1	-1
淋巴结肿大（> 1cm，至少 2 个部位）	1	0	1
嗜酸性粒细胞			
≥ 0.7 ~ 1.499 × 10^9/L 或 10% ~ 19.9%（白细胞 < 4.0 × 10^9/L）	1	0	1
≥ 1.5 × 10^9/L 或 ≥ 20%（白细胞 < 4.0 × 10^9/L）	2	0	2
异型淋巴细胞	1	0	1
皮肤损伤			
皮疹 ≥ 50%	1	0	1
皮疹表现（面部水肿、紫癜、渗出、脱屑，其中至少 2 种）	1	-1	0
皮肤活检提示其他诊断	-1	0	-1
脏器损伤（肝、肾、肌肉 / 心脏、胰腺或其他）	1	0	1
病程 ≥ 15 天	0	-1	-1
排除其他病因（血培养，ANA*，血清学提示肝炎病毒、支原体、衣原体）	1	0	1
总分			5

注：总分 < 2 分，排除；总分为 2～3 分，可疑；总分为 4～5 分，可能；总分 ≥ 6 分，确诊。
*ANA：抗核抗体

抗结核药物所致 DIHS 的病例报道较少。此患者接受抗结核治疗 1 个月后出现弥漫全身的斑疹，停药后症状仍持续，伴有 38.5℃以上的发热，伴肝功能异常及肺部病变，伴血液学改变如嗜酸性粒细胞增多、淋巴结肿大、异型淋巴细胞增多（5%），并出现典型的双峰表现，经大剂量激素治疗后症状好转。因此，DIHS 诊断明确。

DIHS 治疗的第一步是停用所有可疑药物，其治疗关键是糖皮质激素的使用。

糖皮质激素起始剂量的选择需根据患者的基础疾病及病情的严重程度等因素

决定，推荐起始剂量为甲泼尼龙 0.5～1.5mg/（kg·d）。对于重症患者，推荐大剂量激素冲击治疗 3 天，即甲泼尼龙 30mg/（kg·d）静脉给药。激素减量过程中患者出现病情反复，需将其激素剂量加倍。激素的治疗疗程一般为 2～6 个月。

以下患者需要使用免疫球蛋白治疗：免疫低下、合并重症感染、不宜接受糖皮质激素冲击疗法以及糖皮质激素冲击疗法无效的重症患者。具体治疗方案如下：免疫球蛋白 10～20g/d 静脉滴注 3 天；如果效果不明显，剂量可以增至 30～40g/d，共用 3 天。联用糖皮质激素优于单用免疫球蛋白大剂量冲击疗法。

其他治疗方案有免疫抑制剂，如环磷酰胺、环孢素等。

【诊疗体会】

患者肺部 CT 提示双肺多叶段炎症，此 CT 表现是肺炎还是 DIHS 相关肺部改变？肺炎和 DIHS 相关肺部改变的治疗有显著差别，前者的治疗需使用抗生素，后者的治疗需要大剂量激素。如诊治不当，选用大剂量激素会导致感染加重。

我们查阅了大量文献，了解 DIHS 脏器损伤的特点。DIHS 常见脏器损伤为肝损伤，其发生率为 51%～84%。肾损伤也常发生，发生率为 10%～57%。肺部是第 3 个常被累及的脏器，表现形式多样，从不典型症状到典型肺炎表现、胸膜炎，甚至急性呼吸窘迫综合征，发生率为 4%～27%。患者如发生心脏病变，尤其是急性坏死性嗜酸性粒细胞心肌炎，其死亡率极高。其他受累及脏器有胃肠道、胰腺、中枢神经系统和甲状腺。弥散性血管内凝血或嗜血细胞综合征也可能发生。

此患者接受大剂量甲泼尼龙治疗后病情稳定，其肺部 CT 的复查结果提示炎症影较前缩小，故此患者的肺部影像学改变与 DIHS 相关。

激素起始剂量的选择，如何减量，疾病复发后用药调整及用药疗程是我们需要把握的。

此患者体重约 60kg，其起始甲泼尼龙剂量为 480mg/d[即 8mg/（kg·d）]。3 天后，将甲泼尼龙剂量减至 80mg/d。在甲泼尼龙减量至 50mg/d 时，患者病情出现复发，故其甲泼尼龙剂量加至 120mg/d。为避免病情反复，每 3 天减量 20mg。入院 25 天后，静脉滴注甲泼尼龙调整为口服甲泼尼龙片 64mg/d。入院 40 天后，患者出院，甲泼尼龙片减量至 16mg/d。

此患者的诊治过程中，我们在患者入院第 3 天即明确其诊断。延迟诊断和治疗会增加患者多脏器损伤的风险，进一步增加治疗的难度和死亡风险。国外报道，DIHS 的死亡风险大约是 10%。抗结核药物引起过敏反应多见，但引起 DIHS 的报道较少。在抗结核治疗过程中，我们需要警惕 DIHS 的发生，注意评估患者各个系统的情况。

（殷琦敏）

病例 **34**

似山非山、似水非水的多系统损害

【病史简介】

男性，51 岁，手术室清洁工，甘肃人。

主诉：间断发热 1 个月余，双下肢肿胀 5 天。

现病史：1 个月前受凉后出现发热，最高体温达 39.4℃，午后 3～4 点为著，伴畏寒、乏力，无发抖，无咳嗽、咳痰，无腹痛、腹泻，无胸闷、气短，自行口服"安乃静"后，体温可降至正常；维持 12 小时后再次发热，后于当地卫生所给予"输液"（药物具体不详）治疗 2 天后体温正常；输液治疗 5 天，停止输液后次日再次出现体温升高，发热性质同前，于当地医院治疗 10 余天，输液治疗中体温下降至正常出院。出院后 2 天再次间断发热，体温 39℃左右。10 天前出现尿频、尿急，无尿痛，1 周前就诊于当地市医院查血常规示 WBC $3×10^9$/L，Hb 78g/L，PLT $105×10^9$/L；肝功能示 ALT 55.5U/L，AST 54.5U/L，ALB 25.3g/L；尿蛋白质（2+），隐血（2+）；24 小时蛋白定量 0.88 g；ESR 46mm/h；胸部 CT 示右肺下叶条索灶，双肺间质增生，心包少量积液；腹部超声示脾大（轻度），肝、脾回声增加；骨穿示分类不明细胞占 2%，骨髓增生减低。给予"哌拉西林 - 他唑巴坦＋依替米星"抗感染治疗体温控制不理想，每日均有发热，午后 3～4 点为主，最高体温 39℃，口服"布洛芬"体温可降低至正常。5 天前无明显诱因出现双下肢水肿，伴乏力、食欲缺乏，为明确诊治来我科住院（2018 年 3 月 15 日）。

自发病以来，神志清，精神一般，食欲缺乏，夜休可，夜尿增多，每晚 2～3 次，每次 200～300ml，大便如常，体重下降 5kg。

个人史：生于甘肃省，1 年前于北京市某医院打工，居住地潮湿，有虫子活动，无老鼠、狗活动，无牛、羊等接触史。无烟、酒嗜好。

【阳性体征】

体温 38.4℃，脉搏 121 次 /min，呼吸 20 次 /min，血压 110/75mmHg。

消瘦，神志清，全身皮肤无黄染，睑结膜苍白，无肝掌、蜘蛛痣。

1. 左侧颞部可见突出皮面的丘疹，压之不褪色（图 34-1）。双侧颈部可触及肿大淋巴结，质硬，无压痛，活动度可。

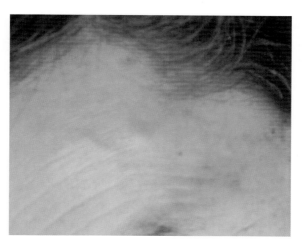

图 34-1 左侧颞部皮疹

2. 右肩臂中外侧可见一红色丘疹，大小约 1cm×1cm，内可见焦痂，周围有红晕，无渗液，无疼痛、瘙痒（图 34-2）。

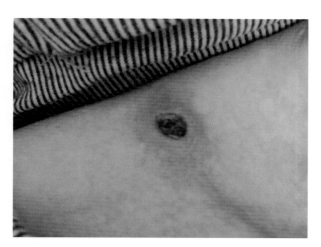

图 34-2 右肩焦痂

3. 肝大，肝肋下 3cm，叩击痛（-），质软；脾脏肋下可及。
4. 双下肢轻度水肿。

【病例特点】

1. 中年男性，病程 1 个月余。

2. **临床主要表现** 发热、皮疹、焦痂、淋巴结肿大、肝脾大。

3. 三系低下，肝损伤（ALT ↑ AST ↑ ALB ↓），肾损伤（尿蛋白 2+）。

【初步诊断】

发热待查：恙虫病？肿瘤？

【诊治思路】

不明原因发热的病因包括感染性和非感染两方面。此患者居住环境潮湿，为手术室清洁工，病程 1 个月，主要症状为发热，发热时无明显其他系统伴随症状，焦痂，淋巴结大，肝脾大，三系减少，肝损伤、肾损伤，发热时使用抗生素后体温可下降至正常，停药后再次升高。因此，首先考虑感染可能，特别是特殊病原体（立克次体）；患者有尿路刺激症状，泌尿系感染不能除外；另外，病毒感染需考虑；非感染类疾病中，需警惕肿瘤（特别血液系统肿瘤）。依据症状及查体初步分析，恙虫病不除外，予多西环素（100mg q12h）；患者有尿路刺激症状，经验性予以左氧氟沙星（0.5g qd）抗感染治疗。

【鉴别诊断】

1. **恙虫病** 患者居住环境潮湿、有虫类活动，患者发热，焦痂，溃疡，淋巴结肿大，肝脾大，肝脏及肾脏损伤，需要考虑立克次体感染的可能。

2. **EB 病毒感染** 此病为病毒性疾病，又称人类疱疹病毒感染，可累及全身多个系统包括肝、脾、淋巴结、肾、肺等。症状多变，轻重不一。

3. **淋巴瘤** 此病临床表现多样，如发热、淋巴结肿大是典型表现，亦可累及肝、脾、骨髓，其中累及骨髓时可出现三系减低，亦有单纯累及脾脏的淋巴瘤类型；且某些类型的淋巴瘤对激素很敏感，激素的应用可使患者体温正常、淋巴结缩小，因此本患者需要进一步做淋巴结超声及活检、骨髓穿刺涂片及活检等，寻找病因。

【实验室检查】

1. **血常规** WBC 3.36×10^9/L，NEU% 57.8%，Hb 74g/L，PLT 100×10^9/L。

2. **ESR** 31mm/h。

3. **PCT** 0.259ng/ml。

4. **血培养（需氧 + 厌氧）** 阴性。

5. **尿培养** 阴性。

6. **IgG**　阴性。

7. **T-SPOT.TB**　阴性。

8. **TB-DNA**　阴性。

9. **EB**　IgG（＋），IgM（－）。

10. **EBV-DNA**　1.02×10^3copies/ml。

11. **CMV-DNA**　阴性。

12. **TORCH**　阴性。

13. **呼吸道病毒八项**　阴性。

14. **肥达、外斐反应**　阴性。

15. **布鲁氏菌凝集试验**　阴性。

16. **G 和 GM 试验**　阴性。

17. **肿瘤标志物**　NSE 21.46ng/ml。

18. **HLA-B27**　阴性。

19. **结缔组织全套及抗中性粒细胞胞质抗体**　阴性。

20. **免疫八项**　IgG 11.8g/L，IgA 4.45g/L ↑，IgM 0.48g/L，C_3 1.07g/L，C_4 0.43g/L。

21. **血清蛋白电泳**　白蛋白 48.5g/L↓，α_1 球蛋白 7.8g/L↑，γ 球蛋白 20.6g/L↑，余阴性。

22. **头颅 + 胸部 + 全腹 + 盆腔 CT**　头颅 CT 平扫脑实质未见明显异常。两肺少许纤维条索，纵隔未见肿大淋巴结。肝脏增大，慢性肝损害，肝内钙化灶；肠系膜脂肪间隙模糊并多发肿大淋巴结影，请结合临床进一步诊断。盆腔各脏器未见明显异常。

23. **淋巴结 B 超**　双侧颈部探及数个低回声结节，左侧较大约 26mm×9mm，右侧较大约 20mm×6mm，边界清，椭圆形，腹股沟可触及数个低回声结节，左侧约 16mm×4mm。

24. **心动超声**　EF 61%，左室舒张功能减低，心包积液（微量）。

【进一步分析】

已有的检查及治疗效果评估，不支持恙虫病。

分析病情，患者 2 次 EBV-DNA 阳性，腋下、颈部、锁骨上窝处新发结节，局部发红，高出皮面，质硬，无压痛（图 34-3），其为诊断的突破口，感染与 EB 病毒有关，2018 年 3 月 20 日予以更昔洛韦（250mg q12h）抗病毒治疗，依据临床及文献中报道 EB 病毒感染与肿瘤关系密切，进一步检查。

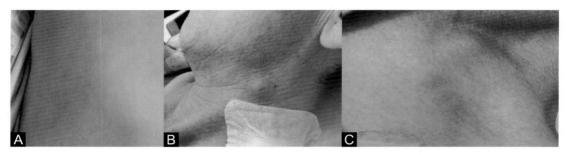

图 34-3　新发皮疹

A. 腋下；B. 颈部；C. 锁骨上

【进一步检查】

肩部焦痂处组织病理："肩部"皮肤组织，表皮无显著改变，真皮深层及皮下脂肪小叶内可见大小不等片状炎性细胞浸润（以淋巴细胞为主），并局灶肉芽肿样结节形成，片内改变结合临床考虑符合脂膜炎表现（图 34-4）。

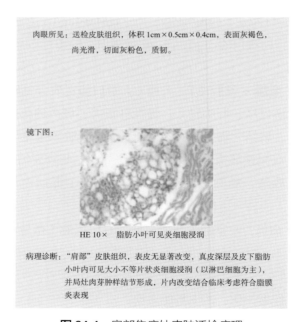

肉眼所见：送检皮肤组织，体积 1cm×0.5cm×0.4cm，表面灰褐色，
尚光滑，切面灰粉色，质韧。

镜下图：

HE 10×　脂肪小叶可见炎细胞浸润

病理诊断："肩部"皮肤组织，表皮无显著改变，真皮深层及皮下脂肪
小叶内可见大小不等片状炎细胞浸润（以淋巴细胞为主），
并局灶肉芽肿样结节形成，片内改变结合临床考虑符合脂膜
炎表现

图 34-4　肩部焦痂处皮肤活检病理

左侧颈部淋巴结活检病理：淋巴组织高度增生伴组织细胞增生，片内结构结合临床病史提示考虑"病毒性淋巴结炎"（图 34-5）。

肉眼所见：送检"颈部"淋巴结1枚，直径0.5cm，切面灰粉色，质中。
组化染色：PAS（-）

镜下图：

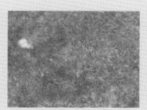

HE 10×　增生的淋巴组织

病理诊断：（？侧颈部淋巴结）淋巴组织高度增生伴组织细胞增生
　　　　　片内结构结合相关病理（B201809032）
　　　　　及其免组染色及原位杂交结果及临床病
　　　　　史提示考虑"病毒性淋巴结炎"

肉眼所见：送检"左侧颈部"淋巴结1枚，直径1.2cm，切面灰粉色，质中。
EBER原位杂交（灶状+）
免组染色：LCA（+）CD20（B区+）CD79a（B区+）
CD3（T区+）CD43（T区+）CD5（-）PAX-5（B区+）GrB（-）
CyclinD1（-）CD21（FDC网+）CD68（组织细胞+）CD30（-）
CD15（-）Mum-1（-）CD10（-）Bcl-2（灶状+）PD-1（-）
CD56（±）CK（-）EMA（-）Ki67（+30%）

镜下图：

HE 10×　增生的淋巴组织

病理诊断：（左侧颈部淋巴结）淋巴组织高度增生伴组织细胞增生
　　　　　片内结构结合免组染色结果及临床病史
　　　　　提示考虑"病毒性淋巴结炎"

图 34-5　左侧颈部淋巴结组织活检病理

【最终诊断】

1. 脂膜炎（系统型）。

2. EB病毒感染。

3. 淋巴瘤？

【诊断依据】

脂膜炎：

（1）诱因：EB病毒感染。

（2）发热、反复发作的皮下结节、多发淋巴结肿大、肝脏损害、肾脏损害。

（3）病理结果提示脂膜炎。

【治疗及疗效】

2018年3月24日加用洛索洛芬钠（60mg bid），体温未见变化，2018年3月26日加用泼尼松50mg/d，次日体温正常，后持续正常，未见皮下结节。

2018年3月26日复查EBV-DNA 1.02×10^2copies/ml；肝功能好转，尿蛋白微量。患者因个人原因于2018年2月29日出院。

【随访】

患者出院后1周后再次发热，病情进行加重就诊于当地医院，1个月后死亡。

【疾病概要】

引起发热的原因很多，最常见以感染为主，此病例中我们可知一些少见病、罕见病在发热待查的患者需考虑，且在不明原因发热中尽可能取得病理组织活检协助诊断。

脂膜炎病因不清楚，可能与多种因素共同作用有关，主要为皮下脂肪层因各种因素发生炎症反应，引发一系列后续反应。诱因如感染、外伤、寒冷刺激等可引起，常见于青壮年女性。脂膜炎分皮肤型及系统型，有皮肤损害及其他脏器损伤，以反复发作与成批出现的皮下结节为特征，结节消退后局部皮肤出现程度不等的凹陷和色素沉着，骨髓可有三系减少，脏器损伤可伴相应指标异常。

此诊断除其临床表现外，主要依靠病理，分为3期：第一期（急性炎症期），在小叶内脂肪组织变性坏死；第二期（吞噬期），在变性坏死的脂肪组织中有大量巨噬细胞浸润，吞噬变性的脂肪细胞，形成具有特征性的"泡沫细胞"；第三期（纤维化期），泡沫细胞大量减少或消失，被纤维母细胞取代，炎症反应被纤维组织取代，最后形成纤维化。

治疗上去除诱发因素；早期可用抗风湿类药物缓解症状、退热和减轻关节疼痛；使用非甾体类抗炎药，若无效可加用糖皮质激素类药物，待症状缓解后立即减量并逐渐停药；随着病情的演变，本病对激素治疗反应越来越差，可换用适量细胞毒药物。

此患者脂膜炎诊断明确，诱因考虑 EB 病毒感染，早期非甾体抗炎药物无效，加用激素后体温持续正常，后期再无新发皮疹。另患者 EBV-DNA 阳性，淋巴结病理组织提示病毒性淋巴结炎，EB 病毒（EBV）与多种淋巴瘤的发生、发展、预后有着密切关系，文献报道中，特别是皮下脂膜炎性 T 细胞淋巴瘤。皮下脂膜炎样 T 细胞淋巴瘤是一种来源于细胞毒性 T 细胞的淋巴瘤，主要累及皮下脂肪组织且与脂膜炎相类似，为淋巴瘤中少见的类型，较易误诊。此患者后期需密切监测。

【诊疗体会】

1. 发热、焦痂恙虫病典型的体征，结合流行病学史按恙虫病治疗后，再评估排除恙虫病，因此临床中病史追问、查体要非常仔细，治疗后需进一步评估疗效，判断诊断的正确性。

2. 临床中在不明原因发热患者中，考虑疾病思路放宽，覆盖面更广，更深入地思考；

通过表象寻求本质。

3. EB 病毒感染是不明原因发热中的常见病因，成年人感染 EB 病毒后，预后差，与肿瘤密切相关。

4. 此病例指出 EB 病毒感染是脂膜炎的诱因之一，在文献中有皮下脂膜炎 T 细胞淋巴瘤早期与脂膜炎鉴别，需后期定期监测。

（朱　丽）

病例 35

反复发热 5 个月余的隐藏病因

【病史简介】

女性，33 岁，文员，湖南人。

主诉：间断发热 5 个月余。

现病史：5 个月前（约 2016 年 9 月）患者进食辛辣食物后出现上腹痛、腹泻，每天十余次，为黄色水样便。同时出现发热，伴畏寒、寒战，体温升至 39℃可持续整天，服用退热药可退热。上述症状反复十余天后于当地门诊就诊，以"肠炎"对症治疗后，腹痛、腹泻、发热症状均消失。

10 月底，患者在家无明显诱因再次出现发热，热型同前，体温最高达 39℃，持续数天，未经药物治疗，发热半个月后自行退热，患者未重视。

12 月中旬，患者再次出现发热，热型同前，不伴口腔溃疡、皮疹、光过敏、关节疼痛、咳嗽、咳痰，呼吸困难，腹痛、腹泻，尿频、尿急、尿痛等，遂于外院就诊。完善相关检查后，血常规示 WBC 17.8×10^9/L，Hb 107g/L，PLT 425×10^9/L，NEU% 96.5%。T-SPOT.TB、PPD 阴性。胃镜：慢性非萎缩性胃炎。肠镜：内痔。骨髓细胞学：骨髓增生活跃，粒、红系均活跃，巨核细胞分布增多。纵隔＋全腹平扫＋增强：①考虑双侧附件区（偏浆液性）囊腺瘤可能（9cm×7cm）；②胸部平扫增强未见明显异常。考虑成人 Still 病，予以左氧氟沙星、美洛昔康等治疗，患者热退出院。出院后口服阿莫西林胶囊及克林霉素缓释片抗感染（共 10 天）。

2017 年 1 月 9 日患者无明显诱因再次发热，伴上腹痛，外院予以泼尼松 50mg qd＋甲氨蝶呤 10mg qw 治疗，发热、腹痛症状均好转，后规律服用激素治疗。2 月 4 日泼尼松减至 40mg/d，再次发热，体温最高达 38℃，可自行退热，不伴畏寒、寒战、腹痛等。改激素为晨服 25mg，晚间服 20mg，未再发热。激素每周减 1 片，至 3 月初减至 30mg 时，患者出现多汗、双膝痛。3 天前，激素减至 20mg，再次出现发热，体温最高达 38.7℃，多为上午发热，可自行退热，伴双膝疼痛、头痛，为求进一步诊治入住我院。

起病以来，患者食欲可，精神、睡眠欠佳，大、小便正常，体重无明显变化。

既往史：2008 年因"卵巢巧克力囊肿"行剥除术。2012 年因"异位妊娠"行腹腔镜手术，后复查有囊肿复发。3 次行试管婴儿病史。

【阳性体征】

体温 38.3℃，脉搏 120 次 /min，呼吸 18 次 /min，血压 94/52mmHg。

心率 120 次 /min，律齐，未闻及杂音，腹平坦，腹肌紧张，无压痛及反跳痛，肠鸣音减弱，1～2 次 /min。

【病例特点】

1. 青年女性，慢性病程 5 个月。
2. **临床主要表现** 间断发热、腹痛，腹泻。
3. 有卵巢巧克力囊肿及异位妊娠手术史。

【初步诊断】

发热待查：感染性疾病？成人 Still 病？血液系统疾病？

【诊治思路】

患者间断发热，病程超过 3 个月，属长程发热，外院及我院实验室检查示血白细胞升高，炎症指标明显升高，伴或者不伴腹痛、腹泻的症状，外院抗感染一度有效，体温正常可长达 1 个月，首先应该考虑感染性疾病。但患者在 5 个月的病程中仍然反复发热，且白细胞持续升高，外院考虑成人 Still 病后，予以激素治疗，能在一段时间内控制体温。从感染角度出发，应该考虑存在一些影响抗感染疗效的因素，如存在宿主自身免疫力低下、细菌为耐药菌株或者存在没有清除的感染病灶如心瓣膜、胆囊、骨髓。患者有卵巢巧克力囊肿病史，存在盆腔肿块，应明确其与发热的关系。另外，还需要考虑是否存在特殊病原体感染如结核、真菌。非感染性疾病要考虑成人 Still 病疗效不佳及血液系统疾病。

【鉴别诊断】

1. **结核病** 患者长时间发热，普通抗感染病情反复，间断腹痛、腹泻，需要考虑结核病的可能，尤其是肠结核。

不支持点：患者反复高热，不是常见结核的起病特点；外院肺部、消化道检查未发现结核证据。

2. **盆腔感染** 患者存在盆腔囊肿，反复腹痛、腹泻、发热，普通抗生素治疗一度有效，应考虑盆腔感染。

不支持点：患者有卵巢囊肿病史多年，既往无反复发热病史。请妇产科会诊，进一步

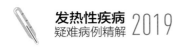

明确囊肿与发热的关系。

3. 成人 Still 病　该病以长期间歇性发热、一过性多形性皮疹、关节炎或关节痛、咽痛为主要临床表现，伴有周围血白细胞总数及粒细胞增高和肝功能受损、淋巴结肿大、胸膜炎等多系统受累的临床综合征。该患者间歇发热，白细胞增高，但是没有关节痛、皮疹的表现。

不支持点：激素减量后再次发热。

4. 血液系统疾病　该类疾病临床表现多样，可出现长程发热、淋巴结肿大、肝脾肿大、皮疹、关节痛等表现。激素治疗也可使部分患者体温正常、淋巴结缩小。因此，本患者需要进一步做淋巴结超声、骨髓穿刺涂片及流式细胞学检测。

【实验室检查】

1. **血常规**　白细胞计数 $15.6 \times 10^9/L$，中性粒细胞百分比 89.1%。

2. **血 AMS 测定 + 肝肾功能 +E4A+ 心肌酶 + 血脂**　白蛋白 31.3g/L，总胆红素 19.7μmol/L，结合胆红素 8.6μmol/L。

3. **ESR**　109.0mm/h。

4. **PCT**　1.06ng/ml。

5. **免疫全套 + 风湿全套**　CRP 187.0mg/L。

6. **血培养、骨髓培养**　阴性。

7. **C-12、HEA+CA12-5、ANA 谱、狼疮全套 + 抗中性粒细胞胞质抗体 + 血管炎三项、输血前四项**　阴性。

8. **脑脊液常规、生化**　无异常。

9. **支原体 + 沙眼衣原体 + 淋病奈瑟菌 DNA 检测、宫颈癌筛查**　阴性。

10. **宫颈分泌物培养**　白念珠菌。

11. **妇科液基薄层细胞检测**　未见上皮内病变和恶性肿瘤细胞；炎症。

12. **白带常规**　脓细胞及白细胞 +/HP，清洁度 Ⅱ°，余正常。

13. **腹部彩超**　右附件区囊性肿块。

14. **腹部立位 X 线片**　未见明显异常。

15. **妇科彩超**

（1）右附件区囊性包块（160mm×98mm×108mm）性质待定：炎性？巧克力囊肿并输卵管积液？

（2）左卵巢小囊肿。

16. **肺部 + 全腹 + 盆腔增强 CT**

（1）右侧附件区囊实性占位（大小约 112mm×101mm×159mm）：囊腺瘤？

（2）左侧附件区囊性灶：卵巢囊肿？

（3）肺部 CT 平扫增强未见明显异常（图 35-1）。

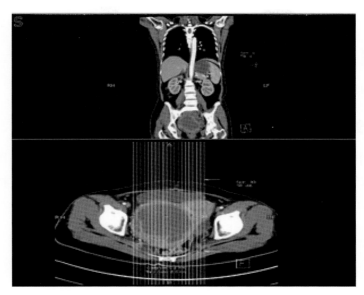

图 35-1　胸腹 CT 平扫
盆腔见巨大包块

【进一步分析】

我院及外院检查未发现结核及血液系统疾病依据。

因此，诊断以盆腔包块为切入点，进一步完善相关检查，妇科 B 超及盆腔 CT 提示盆腔巨大肿块，且较前有明显增大。患者既往有巧克力囊肿病及术史，考虑是否与盆腔位置在深部或形成局部病灶及细菌毒力不强有关，或特殊病原体感染，致病程迁延及单纯内科抗感染治疗效果不佳。经全院会诊讨论后，考虑患者发热原因：卵巢巧克力囊肿并感染可能性大，结核待排，建议手术。

2017 年 4 月 10 日行盆腔粘连松解术＋单侧输卵管切除术＋盆腔脓肿切开引流术，术中见盆腔呈广泛炎性充血状，盆腔内被一直径约 12cm 包块占据，张力大，边界清楚，来源于右卵巢，并与肠管及盆壁致密粘连，表面可见多发炎性渗出物，右侧输卵管水肿增粗并粘连至包块表面，未见正常形态右侧卵巢，子宫及左附件未见明显异常。穿刺抽出包块内液为黄绿色脓液，取部分送检。

【进一步检查】

1. **脓肿穿刺抽出液培养**　大肠埃希菌（头孢曲松敏感）。
2. **病检结果回报**　（盆腔）慢性化脓炎，泡沫细胞增生；（输卵管）慢性炎。

【 最终诊断 】

卵巢子宫内膜异位囊肿继发感染。

【 诊断依据 】

脓肿穿刺抽出液培养：大肠埃希菌。

【 治疗及疗效 】

2017 年 4 月 10 日行盆腔粘连松解术＋单侧输卵管切除术＋盆腔脓肿切开引流术。术中留置脓腔引流管，术后予头孢曲松＋替硝唑联合抗感染、补液等对症支持治疗，体温正常。于 2017 年 4 月 13 日拔出盆腔引流管出院。

【 随访 】

患者随访半年，未再出现腹痛、发热。

【 疾病概要 】

卵巢内膜异位囊肿是子宫内膜异位症的一种病变。卵巢子宫内膜异位囊肿继发感染形成卵巢脓肿偶有报道，典型的三联症表现为盆腔包块、腹痛及发热，但无特异性。盆腔包块可经临床 B 超检查、超声引导下穿刺，予以进一步诊断和鉴别。临床表现可分为急性型、亚急性型、慢性型、隐匿型和稳定型 5 种类型，卵巢子宫内膜异位囊肿合并感染相对罕见，且临床表现缺乏特异性，术前诊断率低，部分病例表现不典型，易被误诊。

【 诊疗体会 】

1. 长程发热的患者，全身中毒症状轻，反复抗感染治疗效果不佳时，除了考虑风湿免疫疾病及血液系统性肿瘤，还应注意是否存在没有清除的深部感染灶。

2. 患者盆腔占位性病变呈进行性增大，考虑亚急性卵巢巧克力囊肿继发感染可能。内科治疗效果不佳，必须请外科清除病灶或脓液引流，症状才能得到控制。临床遇到类似病例时，及时进行诊断性穿刺或外科会诊很有必要，若仅靠内科治疗，最终可能延误患者病情。本例患者有卵巢巧克力囊肿病史及手术史，但无明显白带异常、痛经、持续性下腹痛、不孕等表现，感染中毒症状轻，考虑陈旧性病变，临床未予重视，误诊为成人 Still

病。本例最终诊断为卵巢内膜异位囊肿并感染，是较为少见的误诊为成人 Still 病的情况，对成人 Still 病的临床诊断有借鉴意义。

（谢艳莉）

病例 36

反复寒战、高热背后的"真凶"

【病史简介】

女性，49 岁，家庭妇女，天津市静海区人。

主诉：间断寒战、高热 40 余天。

现病史：40 余天前（约 2018 年 8 月 15 日）患者受凉后出现发热，体温最高达 39.5℃，伴畏寒、寒战、多汗，体温高峰多于下午出现，伴乏力、食欲缺乏、消瘦，无咳嗽、咳痰，无尿急、尿频、尿痛，无腹痛、腹泻，患者于当地县及区医院住院 2 次，予头孢类抗菌药物治疗约 2 周无效，后服用"中草药"治疗 8 天无效，遂就诊于我院门诊查血常规（2018 年 9 月 30 日）示 WBC 13.39×10^9/L，NEU% 79.3%，Hb 98g/L，PLT 682×10^9/L，CRP 175.5mg/L。为明确发热原因，收住我院感染科。

患者自发病以来，精神萎靡，反应慢，食欲缺乏，大、小便如常，体重下降约 5kg。

既往史：既往 5 年前因"子宫内膜癌"行子宫切除术，术后未化疗及复查。

个人史：无烟、酒史。

【阳性体征】

体温 36.0℃，脉搏 104 次/min，呼吸 26 次/min，血压 111/86mmHg。

慢性病容，略淡漠、焦虑、贫血貌。

【病例特点】

1. 中年女性，慢性病程 1 个月余。
2. **临床主要表现** 中等热到高热、伴寒战、汗多、消瘦。
3. 白细胞总数及中性粒细胞比例升高，CRP 明显升高，轻度贫血。

【初步诊断】

1. 发热待查。

2. 子宫内膜癌术后。

【诊治思路】

感染原因：患者发热、寒战 1 个月余，血象及 CRP 升高，存在慢性消耗，首先考虑感染性发热，需除外血流感染、感染性心内膜炎及脓肿形成。

非感染原因：患者既往子宫内膜癌术后，未复查，发热、消瘦、贫血，需除外肿瘤复发继发坏死或感染；中年女性，CRP 明显升高，也要除外血管炎；高热、汗多、白细胞、血小板升高、贫血，还要考虑血液系统疾病如淋巴瘤可能。

【鉴别诊断】

1. **血流感染** 即败血症和菌血症统称，血培养发现致病菌，患者临床表现为骤起寒战、发热、心动过速，该患者反复寒战、发热，需经验使用抗菌药物前多次抽取血培养，并完善常规部位超声或 CT 检查明确有无脓灶形成。

2. **血管炎** 原发性血管炎是一类以血管壁炎症和坏死为基本特征的疾病。依据受累血管大小，将血管炎分为大、中、小血管性血管炎，疾病活动期可表现为乏力、发热、消瘦、盗汗等全身症状，伴炎性指标明显升高，该患者为中年女性，有上述症状，需完善免疫系列及脏器评估，对于早期大动脉炎还需完善 PET/CT 协助明确诊断。

3. **淋巴瘤** 此病临床表现多样，无痛性、进行性淋巴结肿大和局部肿块是其特征性的临床表现，病变侵犯结外组织则表现为相应组织器官受损的症状，常有发热、消瘦、盗汗等症状，该患者查体未触及肿大浅表淋巴结，需完善 CT 及超声检查排查深部淋巴结有无异常，或进一步 PET/CT 及骨穿进一步排除。

4. **癌性发热** 该组疾病中以淋巴瘤、恶性组织细胞病、肾上腺瘤、肝脏肿瘤、肠道癌肿等较为常见，患者有子宫内膜癌子宫切除病史，需完善腹盆超声或 CT、肿瘤标志物等协助除外恶性病变。

【实验室检查】

1. **血常规** WBC 12.78×10^9/L，NEU% 78.1%，Hb 73g/L，PLT 605×10^9/L。

2. **ESR** 136mm/h。

3. **CRP** 203mg/L。

4. **PCT** 0.45ng/ml。

5. **D- 二聚体** 2 240.32μg/L。

6. **铁蛋白** 1 178ng/ml。

7. **新型隐球菌荚膜抗原** 阴性。

8. **G 和 GM 试验** 阴性。

9. QFT（IGRA） 阴性。

10. **生化** ALB 32.3g/L，ALT 124.8U/L，AST 104.6U/L，ALP 625U/L，GGT 494U/L，TBil 12.26μmol/L，DBil 8.54μmol/L，IBil 3.72μmol/L，Cr 38μmol/L。

11. HbA1c 6.2%。

12. **甲状腺功能全项** 阴性。

13. **肿瘤标志物** CA19-9 43.59U/ml（参考值：0～27U/ml），CA72-4 15.47U/ml（参考值：0～6.9U/ml），角蛋白 19 片段 4.81ng/ml（参考值：0～3.3U/ml），CA12-5 86.73U/ml（参考值：0～35U/ml），CA15-3 82.04U/ml（参考值：0～25U/ml）。

14. RF、IgG、IgA、IgM、C_3、C_4 均正常。

15. ANA/ENA 阴性。

16. **ANCA 及自免肝谱** 阴性。

17. **性激素水平** 人附睾分泌蛋白 149.5pmol/L，睾酮 < 0.025ng/ml，催乳素 40.25ng/ml↑（参考值：4.8～23.3ng/ml），黄体酮 < 0.050ng/ml，黄体生成素 33.03mU/ml，促卵泡成熟激素 31.42mU/ml，雌二醇 15.61pg/ml。

18. **肝炎抗体检查** 乙肝核心抗体阳性，余均阴性；丙肝抗体阴性。

19. HIV 阴性。

20. **梅毒检查** TRUST 阳性 1∶4，TPPA 阳性（患者配偶梅毒检测：TRUST 阳性 1∶16，TPPA 阳性）。

21. **脑脊液化验** 颅压 160cmH_2O，RBC 2/mm³，WBC 0/mm³，小淋巴细胞 5 个，脑脊液蛋白 26.6mg/dl，Cl⁻ 109.50mmol/L，LDH 19U/L，Glu 3.3mmol/L，新型隐球菌荚膜抗原阴性，革兰染色、抗酸染色、墨汁染色均阴性，脑脊液外送北京协和医院：脑脊液 TPPA 阳性，RPR 阴性。

22. **尿常规** LEU++，BLD+，PRO+。

23. **3 套血培养（需氧＋厌氧）、2 次尿培养、1 次脑脊液培养** 均阴性。

24. **胸 CT** 双肺多发局限性不张，冠状动脉硬化。

25. **腹盆 CT** 腹盆腔交界区右侧肿物，建议 MRI 检查，子宫切除术后。

26. **腹盆增强 CT** 右侧附件区囊实性肿物，考虑恶性；肝左叶 S2 边缘小囊肿，盆腔少量积液。

27. **盆腔 MRI** 右侧附件区囊实性肿物（实性为主），考虑恶性；肿物下方迂曲液体信号影，输卵管积水？子宫切除术后，盆腔少量积液。

28. **头 MRI** 平扫未见异常。

29. **妇科超声** 子宫全切术后；盆腔多发低回声包块。

30. **心脏超声** 左室舒张功能减低，未见瓣膜赘生物。

31. PET/CT

（1）"子宫内膜癌子宫全切术"后，盆腔内右侧附件区囊实性肿块，代谢异常增高，考虑恶性。

（2）右肺中叶内侧段小结节，代谢未见异常增高，$L_3 \sim L_4$ 间盘水平腹主动脉旁及双侧腹股沟区淋巴结，代谢轻度增高，建议随诊除外转移。

（3）中轴骨代谢弥漫性增高，骨质密度未见异常，脾脏代谢弥漫性增高，考虑为反应性改变。

32. 骨髓细胞形态学检查 骨髓粒系增多。

33. 宫颈刷取物细胞学检查 未见癌前病变及癌细胞。

【进一步分析】

已有的检测结果不支持血流感染、感染性心内膜炎及血管炎。

分析病情，阳性结果有两方面，一是确诊梅毒，且脑脊液梅毒血清学检测阳性，考虑神经梅毒，但梅毒一般不会引起高热，且规律驱梅治疗（头孢曲松 14 天），患者仍高热，亦不能用梅毒解释患者症状；二是盆腔囊实性肿物，考虑为引起发热的主要原因，可致高热、寒战、血象及炎性指标明显升高，让我们首先想到感染，脓肿或肿物继发感染，但患者查体腹软无压痛，腹盆增强 CT（图 36-1）、盆腔磁共振（图 36-2）及 PET/CT 均提示考虑恶性病变，不考虑脓肿或梅毒瘤。患者既往子宫内膜癌子宫切除术后未化疗未随诊复查，肿瘤标志物 CA12-5、CA15-3 明显升高，先后给予广谱抗菌药物哌拉西林 - 舒巴坦（8 天）及替加环素（5 天）覆盖耐药阴性菌、阳性菌、厌氧菌接近 2 周无效，多套血培养（抗菌药物前抽取）阴性，均不支持感染。可引起高热、多汗的肿瘤，首推淋巴瘤，但 PET/CT 及骨穿结果均未提示。下一步需要切除肿物病理明确，刚发现肿物时请妇科会诊，认

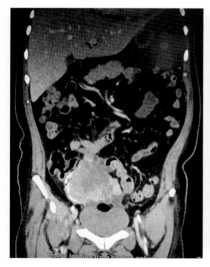

图 36-1 腹盆增强 CT

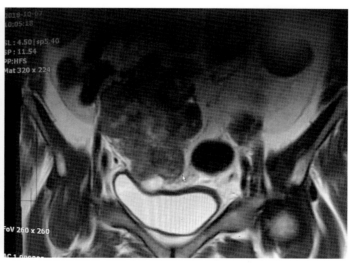

图 36-2 盆腔磁共振

为单纯盆腔恶性肿瘤一般不引起高热，高热仍需除外其他疾病且高热状态不宜手术。后多次与妇科医师沟通并阐述上述病情分析，妇科医师跟家属充分交代手术风险，取得家属同意，患者转至妇科行肿物切除术。

【进一步检查】

患者于 2018 年 10 月 25 日转至妇科行肿物切除手术，术前仍持续高热，术后第二天体温恢复正常。

肿物病理结果回报（图 36-3）：肉眼所见为右附件灰红结节样肿物 1 个，大小为 9cm×6cm×5cm。病理诊断为右附件子宫内膜样腺癌，局灶呈未分化癌。IHC 示 P16（＋），ER（＋），PR（－），VIM（造性＋），CD56（＋），SYN（－），WT-1（－），CEA（－），CA12-5（－），CD20（－），

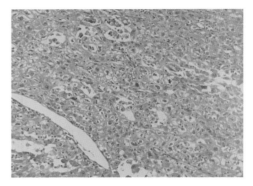

图 36-3　肿物病理结果

CD30（－），AFP（－），PLAP（－），CD117（－），P53（＋），Ki-67 约 60%。腹主动脉旁淋巴结可见转移灶，转移灶直径约 2mm。

【最终诊断】

1. 癌性发热。
2. 右侧卵巢低分化腺癌Ⅲ A1（ⅰ）期。
3. 子宫内膜癌Ⅰ A 期，子宫切除术后。
4. 神经梅毒。

【诊断依据】

癌性发热：

1. 病理证实为恶性肿瘤。
2. 肿瘤切除术后第二天体温即降至正常，随后炎性指标下降。

【治疗及疗效】

规律化疗：方案为紫杉醇＋卡铂；患者体温正常，复查血象及炎性指标正常。

正规驱梅治疗：头孢曲松 2 周后苄星青霉素每周肌内注射 1 次，连续 3 周，患者复查梅毒血清学示 TRUST 阳性 1∶2，TPPA 阳性，至传染病医院继续随诊。

【随访】

患者至 2019 年 2 月规律化疗 5 次，2019 年 2 月复查妇科超声示子宫全切术后。患者病情稳定。

【疾病概要】

癌性发热即肿瘤引起发热，虽然肿瘤发病率近年来有增加趋势，但由于影像学诊断技术的迅速发展与广泛应用，肿瘤性疾病在发热待查中的比率近年来仍有下降趋势。癌性发热在血液系统肿瘤、实体肿瘤中的肾上腺样瘤、胃肠道肿瘤，尤其是结直肠肿瘤和中枢神经系统肿瘤相对常见，生殖系统肿瘤少见。发热与肿瘤组织迅速生长造成的坏死、肿瘤细胞的浸润、人体白细胞对组织坏死与其他炎症刺激的反应，以及肿瘤组织本身释放内源性致热原等有关。

诊断需明确肿瘤性疾病，并除外感染及其他非感染性发热疾病，治疗原发肿瘤性疾病后发热缓解。

治疗需针对原发病，切除肿瘤或抗肿瘤治疗，可予非甾体抗炎药或小剂量糖皮质激素退热对症治疗。

【诊疗体会】

1. 影像学诊断技术的快速发展，尤其是 PET/CT 的应用，使肿瘤性疾病能快速诊断，是发热待查患者排查肿瘤的有力武器，但是确诊了肿瘤性疾病的患者伴发热，仍要排除感染性发热及其他非感染性发热原因，肿瘤本身亦是感染的危险因素。

2. 癌性发热常常为低热或中等热，但也可以出现貌似感染的高热、寒战、炎性指标升高，该患者肿瘤切除后体温迅速恢复正常，证实了我们的推断。因此，我们应该培养严谨、科学的临床诊治思维。

（周倩宜　杨文杰）

病例 37

发热伴骨质破坏，病因难以想象

【病史简介】

男性，53 岁，农民，山西人。

主诉：间断发热 40 余天。

现病史：患者 2016 年 6 月 13 日无明显诱因出现发热，体温波动于 38～39℃，体温最高达 39℃，伴头晕、乏力、全身疼痛，无明显咳嗽、咳痰，无畏寒、寒战，未引起重视。病后体温持续上升，于 2016 年 6 月 18 日就诊当地县医院，考虑"上呼吸道感染"，给予输液治疗（具体用药不详），体温可降至正常，但体温易反复。遂于 2016 年 6 月 30 日就诊当地市中心医院，行头颅、胸部 CT 检查示"颅内透明隔小片状高密度影，双肺肺气肿，多发胸椎、多发肋骨及胸骨类圆形骨质缺如，骨髓瘤？转移瘤？考虑右侧第 3 肋骨病理性骨折，颈部及腋窝淋巴结未见异常肿大淋巴结"；骨髓细胞学检查示"增生骨髓象"；血常规、肝功能大致正常；CRP 137.5mg/L。给予"更昔洛韦注射液 0.2g bid、左氧氟沙星注射液 0.5g qd"抗感染治疗 2 周，效果不佳。为进一步明确发热原因，就诊当地结核病医院，经实验室及影像学检查尚未明确结核分枝杆菌感染，征得患者及家属同意后，给予口服"异烟肼 0.3g+ 利福平 0.45g+ 吡嗪酰胺 1.5g+ 乙胺丁醇 0.75g"实验性抗结核治疗 2 周，经治疗后患者仍间断发热，为进一步诊治于 2016 年 7 月 23 日就诊我院，门诊以"发热待查"收住院。

个人史：出生于原籍，否认牛、羊接触史，无结核病接触史，无粉尘接触史。

【阳性体征】

体温 39.0℃，脉搏 102 次/min。

意识清，精神极差，躯干、四肢无皮疹，浅表淋巴结未触及肿大。双肺叩诊清音，两肺呼吸音清，未闻及干、湿性啰音。律齐，无杂音。腹部平软，肝脾不大，双下肢无水肿。

【病例特点】

1. 中年男性，病程长。

2. **临床主要表现** 间断发热，伴有头晕、乏力、全身疼痛等全身不适，缺乏典型症状和体征。

3. 试验性抗感染、抗结核后体温控制不理想。

4. 院外胸部 CT 检查示，多发胸椎、多发肋骨及胸骨类圆形骨质缺如，骨髓瘤？转移瘤？考虑右侧第 3 肋骨病理性骨折。

【初步诊断】

骨髓瘤？血液系统疾病？

【诊治思路】

不明原因发热的诊断原则需区分感染性发热与非感染性发热特点，考虑先常见病、多发病，后少见病、罕见病；先器质性疾病，后功能性疾病；先一元论，后二元论。搜集详尽的病史，反复、细致地进行体格检查，根据病情选择适当的实验室检查和辅助检查，本研究中患者院外 CT 检查可见多发骨质破坏，着重于全身性疾病，常见病如骨转移瘤、骨结核病、布鲁氏菌病等；少见病如朗格汉斯细胞组织细胞增生症、戈谢病（Gaucher disease）等，选择地进行检查如 PET/CT、骨髓穿刺活检等检查。

【鉴别诊断】

1. **骨转移瘤** 此病临床表现一般存在原发病灶表现，全身症状表现多样，也有肿瘤性发热表现，进一步完善肿瘤标志物、PET/CT 等检查明确有无原发病灶，以及是否支持该诊断。

2. **骨结核病** 患者长时间发热，以低热为主，但无盗汗、咳嗽等结核病型临床表现，且实验性抗结核治疗 2 周无效，故该诊断支持点不多，必要时需行相关病理检查。

3. **布鲁氏菌病** 此病为人兽共患病，一般为接触患病牛、羊或其皮毛、肉品造成的感染，临床表现多样，如波浪热、腰痛、多汗等。该患者出汗不明显，进一步可行试管凝集试验检查其抗体、血培养或骨髓培养布鲁氏菌以明确。

4. **戈谢病** 此病是一种常染色体隐性遗传性疾病，多为单一的局限性损害，但也可表现为多发性病灶，可伴有发热、厌食、体重减轻，活检可明确诊断。

【实验室检查】

凝血系列示 FDP 30.27μg/ml，D- 二聚体 8 177μg/L；ESR 99mm/h；血常规示 WBC

$8.57 \times 10^9/L$，PLT $502 \times 10^9/L$，Hb 101g/L；CRP 146.47mg/L；肝功能示 ALB 32.2g/L，GLO 35.4g/L，ALP 28U/L；K^+ 3.44mmol/L；IgG 17.2g/L；抗核抗体 ANA 谱阳性，抗核抗体滴度 1∶320 阳性；肿瘤标志物 FRT 891.1μg/L，NSE 57.32ng/ml；PCT、肾功能（-）；抗结核抗体、肥达反应、外斐反应、TORCH 四项、T-SPOT.TB、CMV-DNA、EBV-DNA 定量均阴性；尿常规、尿本周蛋白试验、尿 β_2 微球蛋白均阴性（2016 年 7 月 23 日）。

PET/CT 示：脾大，双侧颈部及腹股沟区淋巴结影，全身多发混合性骨质破坏，以溶骨性为主，上述病变葡萄糖代谢不同程度增高，多考虑为系统性病变，多发性骨髓瘤？淋巴瘤？（2016 年 7 月 29 日）（图 37-1）。

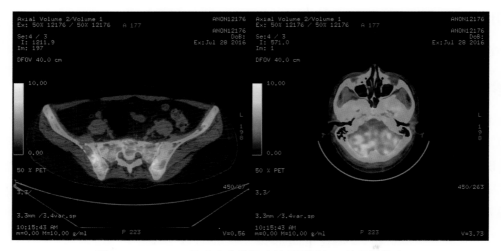

图 37-1 PET/CT 示全身多发混合性骨质破坏，溶骨性为主

骨髓细胞学检查可见几团分类不明细胞，建议行骨髓活检（2016 年 8 月 1 日）。

【治疗过程】

入院后给予盐酸莫西沙星 0.4g/d 抗感染 2 周，胸腺法新提高免疫力，人血白蛋白等对症支持治疗，经我院骨科、血液科等多学科诊治后，需明确骨髓病理性质，且暂无手术指征，继续给予支持治疗。

髂前上棘活检及免疫组化示：少量细胞 LCA、CD1a、S-100、CD68 和 Langerin 均阳性，HMB-45 和 CD163 阴性，Ki-67 增殖指数约 10%，综合形态和免疫组化提示朗格汉斯细胞组织细胞增生症（2016 年 8 月 5 日）（图 37-2）。

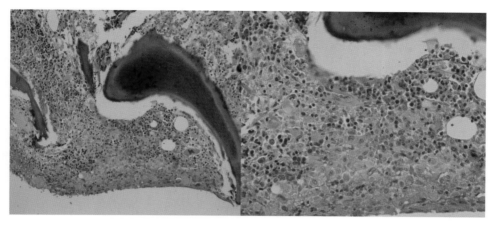

图 37-2　患者免疫组化结果

少量细胞 LCA、CD1a、S-100、CD68 和 Langerin 均阳性（HE 染色，×100）

【最终诊断】

朗格汉斯细胞组织细胞增生症。

【疾病概要】

1. 概论　朗格汉斯细胞组织细胞增生症（Langerhans cell histiocytosis，LCH）又称组织细胞增生症 X，是发生在骨、皮肤和淋巴结等局部器官或全身的克隆性增殖性疾病，由于缺乏典型的病史和特异性临床表现，临床容易误诊、漏诊。LCH 可以发生于任何年龄，主要见于儿童和青少年，成人少见，诊断时高峰年龄为 1～3 岁，男性更易受累。

2. 病因与病理　尽管 LCH 的确切病因尚未阐明，但是通过本病多样化的临床表现，目前普遍认为 LCH 是一种组织细胞克隆性增殖所致的肿瘤性疾病，与机体免疫功能紊乱、细胞因子介导等密切相关。患者的白细胞介素 -1、白细胞介素 -6、粒 - 巨噬细胞集落刺激因子、肿瘤坏死因子、白血病抑制因子显著升高，有研究认为 LC 异常增殖与上述细胞因子介导有关。最新研究表明，LCH 患者存在激活突变的原癌基因 *BRAF*，因此推论 LCH 实际上是一种肿瘤性疾病。

LCH 的病理表现为真皮内朗格汉斯细胞弥漫分布，光镜下可见 LCH 细胞偏大，胞质淡染呈弱嗜酸性，胞核圆形、肾形、咖啡豆样、分叶状或不规则形，有核沟，同时可见数量不等的嗜酸性粒细胞、淋巴细胞、中性粒细胞、浆细胞及多核巨细胞浸润。目前公认 LCH 细胞属于未成熟树突状细胞。免疫组化学表达 Langerin（CD207）、CD1a 及 S-100 阳性，其中 CD1a 和（或）Langerin（或 Birbeck 颗粒）阳性，这一特征目前认为是确诊 LCH 的"金标准"。本例患者免

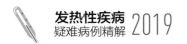

疫组化染色显示异型细胞 CD1a、S-100、CD68 及 Langerin 均阳性，不表达 B
细胞和 T 细胞相关抗原，结合临床表现符合 LCH 诊断。

3. 临床表现和诊断　LCH 起病隐匿亦可突发，因受累部位、器官数目及严
重程度的不同而不同。儿童多急性起病，累及多系统；而成人多慢性过程，多呈
骨骼受累的单系统发病表现，最常见侵犯部位为骨、皮肤、淋巴结、肺、肝、
脾、内分泌腺及神经系统等。根据其病理特点和临床表现分为 3 种：①孤立性嗜
酸性肉芽肿（eosinophilic granuloma，EG）：呈局限性改变，一般见于 2 ~ 5
岁，儿童及成人，为单一病灶，通常为骨（尤其是颅骨、股骨、盆骨和肋骨）的
溶骨性损伤，少数情况下累及淋巴结、皮肤或者肺；②汉 - 许 - 克病（Hand-
Schuller-Christian disease，HSCD）：累及一个系统的多部位，常见于 2 ~ 6 岁
儿童，最常累及骨，表现为多发性骨破坏、周围软组织肿块，常见颅骨浸润并突
眼、尿崩症和牙齿缺失；③莱 - 西病（Letterer-Siwe disease，LSD）：呈暴发性、
多灶、多器官的病变，累及骨、皮肤、肝、脾及淋巴结等部位，一般见于 3 个月
至 3 岁男童。

本研究中，患者因发热就诊，行实验室检查发现白细胞、PCR、ESR 等炎性
指标均升高，伴脾大及全身多处骨受累，呈多灶性，结合反复发热的病史，亦不
能排除细菌感染可能。临床上常见的一些发热原因未明的疑难病例需做出鉴别诊
断，病理检查是诊断本病的重要依据。

4. 治疗　LCH 的治疗仍存在争议，主要治疗手段包括手术治疗、放射治疗
及化学药物治疗、免疫治疗及造血干细胞移植等。治疗选择需要个体化，骨的单
灶性 LCH 患者及早可予外科手术或局部放疗。对于多系统疾病，多主张全身化
疗或联合治疗，长春新碱、甲氨蝶呤、环磷酰胺等化疗药物及小剂量放射治疗已
应用于临床并取得一定的疗效，可明显提高患者的长期存活率。免疫治疗及造血
干细胞移植等新疗法的疗效有待进一步观察。

（于苏淮）

病例 38

间断发热 3 年余——病原反侦探

【病史简介】

男性，43 岁，河南人。

主诉：间断发热 3 年余，肝脏肿大 1 年半。

现病史：患者于 3 年前无明显诱因出现发热，午饭前及夜间多见，体温波动于 38.5～40.5℃，出汗后体温自行下降，为间断性发作。患者多次就诊，曾住院行骨髓穿刺，排除血液疾患，诊断不明确。患者于 2007 年 3 月在行脾脏切除手术前，每天出现 2 次发热时段，白天一般在早上 8～10 点，晚间一般在 9～11 点，体温波动较高，在 38.5～40.5℃。B 超示脾脏肿大；血常规三系减少，行脾脏切除手术时取脾脏组织，病理切片结果示脾功能亢进。手术后仍有间断发热，每天 1 次，大多在晚间 9～11 点，体温波动于 37.5～38.5℃。1 年半前又就诊于某三甲医院，查肝功能示 ALT 54.0U/L，AST 40.8U/L，ALP 200U/L，GGT 189U/L，A/G 1.1。HBsAg（-）。腹部超声提示肝脏肿大。自身抗体结果：抗核抗体弱阳性，核仁型；抗平滑肌抗体、抗线粒体抗体、抗肝肾微粒体抗体、抗肝抗原、抗肝溶质抗体Ⅰ型、抗 Ro-52、抗 Sp100、抗 3E（BPO）、抗 PML、抗 gp210 均为阴性；IgG、IgA、IgM、C_3、C_4 均在正常值范围内；AFP 1.17ng/ml。未明确诊断，患者出院。2009 年 2 月 2 日我院门诊以"肝损害原因待诊？发热原因待诊？"收住院。

流行病学史：患者于 2005—2007 年曾在甘肃陇南市居住过 2 年，有蚊虫叮咬史。

既往史：既往身体健康，否认高血压、糖尿病、心脏病病史；否认伤寒、结核等传染病病史。否认药物过敏史。

个人史：职业为金矿工人，接触汞作业史 10 年。嗜好饮酒 20 年，现已戒酒 3 年。嗜好吸烟 20 年，20 支/天。无肝炎家族史。

【阳性体征】

体温 37.6℃，脉搏 72 次/min，呼吸 18 次/分，血压 90/60mmHg。体重 62kg。

1. 体瘦，肝病面容，皮肤色泽黑，蜘蛛痣（+），肝掌（+）。

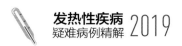

2. 肝脏于右肋下 7cm 处可触及，质中等，表面无凹凸不平感，触痛（-），肝区叩击痛（+）。左侧腹部可见一长约 13cm 陈旧性手术瘢痕。

【病例特点】

1. 中年男性，呈慢性病程。

2. **临床主要表现**　间断发热长达 3 年，脾脏肿大已做切除术，脾脏病理未找到引起发热、脾脏肿大的原因。

3. 肝功能异常，肝脏肿大。

4. 脾脏切除术前，血三系均低，如为肝硬化，肝脏应为缩小，但此患者肝脏肿大。

【初步诊断】

1. 肝损害待查：病毒性肝炎？自身免疫？中毒？酒精？

2. 发热待查：感染？肿瘤？血液系统疾病？

【诊治思路】

临床上引起肝功能异常的常见原因为：①感染；②化学药品中毒；③免疫功能异常；④营养不足；⑤胆道阻塞；⑥血液循环障碍；⑦肿瘤；⑧遗传缺陷。

肝大可由许多疾病引起，是临床上一个重要体征。临床上可分为感染性和非感染性两类。

1. **感染性肝大**　①病毒性感染；②衣原体性感染；③立克次性感染；④细菌性感染；⑤螺旋体性感染；⑥真菌性感染；⑦原虫性感染；⑧蠕虫性感染。

2. **非感染性肝大**　①中毒性；②淤血性；③胆汁淤积性；④代谢障碍性；⑤肝硬化；⑥肿瘤和囊肿；⑦自身免疫性；⑧血液系统疾病。

寻找长期发热的原因，要从感染和非感染两方面分析。此患者间断发热 3 年，脾脏已做切除，肝脏肿大，不能用常见病原体感染解释，要考虑特殊病原体的可能，如结核、非结核分枝杆菌、伤寒、布鲁氏菌、杜氏利什曼原虫、真菌等；非感染类疾病如淋巴瘤、多发性骨髓瘤等。

【鉴别诊断】

1. **中毒性肝炎**　是欧美引起肝功能衰竭的主因，主要是由化学毒物（如磷、砷、四氯化碳等）、药物或生物毒素所引起的肝炎或所致的肝脏病变。诊断根据职业、化学药物接触及服用史，必要时需毒理学检测。

2. **布 - 加综合征（Budd-Chiari syndrome，BCS）**　亦称肝静脉阻塞综合征，是指由于各种原因造成肝静脉或肝段下腔静脉部分或完全阻塞，使肝静脉回流受阻，引起门静脉高压和（或）下腔静脉高压为特征的一组疾病。最常见的是肝静脉开口以上的下腔静脉隔膜和肝内血栓形成。

3. 布鲁氏菌病　此病一般为接触患病的牛、羊或其皮毛、肉品造成的感染，临床表现多样，如波状热、多汗、关节肿痛、睾丸炎等。此患者有发热、无关节疼痛，无睾丸炎，出汗亦不明显，是否能除外布鲁氏菌感染，需进一步完善虎红平板凝集试验、试管凝集试验检测其抗体、血培养或骨髓培养布鲁氏菌予以明确。

4. 淋巴瘤　此病临床表现多样，发热、淋巴结肿大是典型表现，亦可累及肝、脾、骨髓，其中累及骨髓时可出现三系减低，亦有单纯累及脾脏的淋巴瘤类型。非霍奇金淋巴瘤可侵犯肝脏，临床以肝、脾肿大和黄疸为常见症状。少数患者发生门静脉高压，酷似肝硬化。

5. 结核病　患者长时间发热，无咳嗽、咳痰，如为肺结核，出现肝、脾肿大，亦不好用肺结核解释。难道为肝结核？

【实验室检查】

1. **血常规**　WBC 4.30×10^9/L，RBC 4.19×10^{12}/L，Hb 140.00g/L，PLT 131.00×10^9/L。

2. **肝功能**　TBil 7.4μmol/L，DBil 3.3μmol/L，IBil 4.1μmol/L，ALT 151U/L，AST 159U/L，ALP 397U/L，GGT 220U/L，ChE 3395U/L，TP 89.3g/L，ALB 32.9g/L，GLO 56.4g/L。

3. **甲、乙、丙、丁、戊、庚型肝炎标志物，抗 HIV、RPR**　阴性。

4. **ESR**　30mm/h。

5. **TB-ELISPOT**　阴性。

6. **凝血全套**　PT 13.30s。

7. **AFP**　< 10ng/ml。

8. **虎红平板凝集试验**　阴性。

9. **肥达反应**　阴性。

10. **尿十项**　PRO 2+。

11. **大便检查**　粪常规正常。粪OB（-）。

12. **腹部超声**　肝脏肿大（最大斜径 16.0cm），肝实质光点密集增强，胆总管直径0.6cm，门静脉管径 1.2cm。胰腺大小未见异常，脾窝处未见异常，未探及腹水。

13. **心电图、胸片**　正常。

14. **胃镜**　浅表性胃炎。

【进一步分析】

已有的检测结果，不支持肺结核、淋巴瘤、布鲁氏菌病、布-加综合征、中毒性肝炎。

分析病情，临床上引起肝功能异常、肝脏肿大的原因很多，在我国最常见的是以病毒性肝炎、酒精、药物、肥胖等为主，患者嗜好饮酒，是否为酒精性肝病？临床上对于疑难疾病，应先考虑常见病，再考虑少见病，最后考虑罕见病，也有些疑难病例直至患者死亡，病因也不清楚。血色病、肝豆状核变性、巨细胞病毒感染、EB 病毒感染、真菌感染等需进一步排除，自身免疫性肝病基本已排除，所以对于已排除以上因素仍病因不明者，需要做肝活检穿刺，进一步明确原因，针对病因治疗。建议做血培养 + 药敏检查，患者表示暂缓。

【进一步检查】

1. **血清 CMV、EBV-DNA**　阴性。
2. **G 和 GM 试验**　阴性。
3. **血清铜、铁、铜蓝蛋白检测**　均正常。
4. **淋巴结彩超**　双侧颈部、锁骨上、双侧腋窝、腹股沟区淋巴结未见肿大。

【最终诊断】

黑热病。

【诊断依据】

黑热病：
1. 肝脏病理示利什曼原虫阳性。
2. 病原体导致的肝脏肿大、脾脏肿大。

【治疗及疗效】

用 10% 葡萄糖 200ml，加葡萄糖酸锑钠 6ml 静脉滴注，每日 1 次；保肝等治疗。葡萄糖酸锑钠治疗第一天，夜间出现高热，为 39.5℃左右；治疗第二天，夜间体温为 38.5℃左右；至第三天患者夜间未再出现发热，体温恢复正常。于 2 月 26 日复查肝功能各项恢复正常，患者出院。

【随访】

2009 年 4 月 10 日出院后随访，患者未再发热，无不适感觉。

2009 年 10 月 20 日患者来我院复查，肝功能、生化正常，腹部彩超结果示肝脏肿大消失，余超声声像图未见明显异常。

【疾病概要】

内脏利什曼病又称黑热病，属丙类传染病，由白蛉传播。黑热病一词来自印度语，意为"黑色的发热"，因严重感染患者在发热后出现皮肤色素沉着而得名。中国的华东、华北和西北地区也曾流行，但经大规模防治后已基本控制。本病流行类型大致分 3 种：①人源性；②犬源性；③野生动物源性。这种寄生虫主要寄生在肝、脾、骨髓、淋巴结等器官的巨噬细胞内，常引起全身症状，如发热、肝脾肿大、贫血、鼻出血等。

当已感染的白蛉叮咬人体后，入侵的利什曼原虫前鞭毛体被巨噬细胞吞噬，转变为无鞭毛体，不但不被消灭，反在巨噬细胞内分裂繁殖。虫体随淋巴液或血流至单核 - 吞噬细胞系统器官如淋巴结、肝脏、脾脏和骨髓处，引起网状内皮细胞的增生和脏器的肿大，以脾脏肿大最为突出。小肠、结肠或胃黏膜内也可见到多量吞噬虫体的巨噬细胞，骨髓造血组织常被高度寄生的网状内皮细胞团块所替代。本病潜伏期为 3 ~ 5 个月，起病缓慢，早期症状有发热、畏寒、出汗、全身不适、食欲缺乏等。热型不规则，有时 24 小时内体温可有 2 次升高。起病半年后，患者日渐消瘦，并出现鼻出血、牙龈出血、贫血、肝脾肿大、皮肤变黑。双峰热（24 小时内体温出现 2 次高峰）是本病的特征。脾脏肿大明显，其程度与病程成正比，末梢血白细胞数和中性粒细胞数减少，红细胞数和血红蛋白量轻度至中度降低，ESR 增快。诊断主要以骨髓穿刺物做涂片、染色、镜检。此法最为常用，原虫检出率为 80% ~ 90%。淋巴结穿刺应选取表浅、肿大者，检出率为 46% ~ 87%，也可做淋巴结活检。脾穿刺检出率较高，可达 90.6% ~ 99.3%，但不安全，需少用。若原虫至肝脏，则肝穿检出率也很高。此患者虽然已做脾脏病理组织活检，但未明确病因。病理组织检查与取材组织、病程的演变阶段、病理科医师的临床经验等有相关性。

临床上对于不明原因发热、肝脾肿大存在诊断困难的患者，应仔细询问病史并系统查体，有时可因忽略某个症状或体征而导致漏诊或误诊。因此，对于发热待查的患者，医师应想到此病。此病可以拖延很长时间，并逐渐进展，易误诊及漏诊而延误治疗，应引起临床医师的重视。

【诊疗体会】

本例患者的诊治过程提示：①对于不能用常见疾病解释的发热，要考虑到少见病、罕见病。对有间断性发热、皮肤颜色变黑者，应考虑黑热病。②临床上对于不明原因发热、肝脾肿大存在诊断困难的患者，应仔细询问病史并系统查体，有无疫源地居住史很重要，搜集病史是打开诊断大门的钥匙；同时对于有发热、肝脾肿大表现的患者，临床思维不能局限于肝脏疾患，要考虑到可能为其他疾患所致肝脏病变。③对于肝脏肿大的患者，排除多数常见病，必要时做肝活检穿刺，进一步明确原因，针对病因治疗，才能有的放矢。

（邵　鸣　肖玉珍）

重度失能者发热，是否与失能有关

【病史简介】

男性，88岁，痴呆、重度失能，北京离休干部。

主诉：发热1天。

现病史：缘于2017年8月20日无明确诱因发热，体温最高达38.2℃，伴精神萎靡，偶有咳嗽、咳痰，无畏寒、寒战，无腹痛、腹泻，无尿频、尿急、尿痛。2017年8月20日血常规示 WBC $8.1×10^9$/L，NEU% 81.2%，Hb 98g/L，余正常；血生化示 AST 56U/L，γ-GT 80U/L，BUN 14.5mmol/L，Scr 164μmol/L，CRP 91mg/L，余正常；动脉血气示 pH 7.54，PCO_2 20mmHg，PO_2 62mmHg，HCO_3^- 17.1mmol/L，BE 5.4mmol/L。胸部CT：肺部感染，左下肺阴影，较前新发，炎性假瘤？双侧胸腔积液，少量心包积液。

自发病以来，神志清，精神欠佳，未进食，睡眠如常，二便如常，体重无明显变化。

既往史：脑出血后遗症、痴呆、重度失能、高血压、冠心病、慢性肾功能不全、CKD3b期等病史多年。

【阳性体征】

体温38.2℃，脉搏86次/min，呼吸16次/min，血压132/64mmHg。

1. 神志清，言语含糊，ADL 0分。
2. 双肺呼吸音低，下肺少许湿啰音。
3. 双下肢轻度凹陷性水肿。

【病例特点】

1. 高龄老年男性，急性起病。
2. **临床主要表现** 发热、咳痰。
3. 血炎症指标高，胸部CT提示肺部感染。

【初步诊断】

肺炎（社区获得性）。

初始治疗：根据症状、体征及痰培养结果，先后使用数种抗生素 1 个月，患者血炎症指标可降至正常范围，但仍间断午后发热，体温波动在 37.6～38.5℃。于 2017 年 9 月 18 日复查胸部 CT，提示肺部感染较前进展。

【诊治思路】

老年肺炎患者常见致病菌经验性抗感染治疗效果欠佳，需考虑可能的发热原因：①感染性疾病：现有抗生素可覆盖常见致病菌，病情仍未控制，要考虑有无特殊菌感染，如少见真菌、结核、非结核分枝杆菌等；②非感染性疾病：肿瘤、自身免疫性疾病、药物热等。

【鉴别诊断】

1. 结核病 如病原学阴性，经鉴别诊断排除其他肺部疾病，同时符合下列条件之一者，可做临床诊断：①胸部影像学检查显示与活动性肺结核相符的病变且伴有咳嗽、咳痰、咯血等肺结核可疑症状者；②胸部影像学检查显示与活动性肺结核相符的病变且结核菌素试验中度以上阳性或 γ- 干扰素释放试验阳性者。该老年患者长时间发热，胸部 CT 提示肺部感染较前进展，需考虑结核菌感染的可能，完善相关检查。

2. 肿瘤性疾病 患者高龄，不除外消化、泌尿、血液系统肿瘤性疾病可能，受查体不配合、检查不耐受等限制，仅能完成血肿瘤标志物、超声、CT 检查，暂考虑相关可能性不大。

3. 药物热 是临床常见的药源性疾病，药物过敏反应是最普遍的机制。多为持续高热，常达 39～40℃，但患者的一般情况尚好，与热度不成比例；常伴药疹，也有不伴药疹的单纯性药物热。该患者肺部感染灶明确，暂不考虑该诊断。

【实验室检查】

1. **痰涂片** 革兰阳性球菌、革兰阳性杆菌、革兰阴性杆菌、霉菌孢子，未见抗酸杆菌。
2. **痰培养** 近平滑念珠菌、嗜麦芽假单胞菌、铜绿假单胞菌。
3. **胸腔积液** 渗出液、培养无细菌生长，结核分枝杆菌核酸检测（-）。
4. **血培养** 阴性。
5. **尿常规** WBC（-）。
6. **尿培养** 铜绿假单胞菌。
7. **PPD 试验** 阴性。
8. **ESR** 111mm/h。

9. **γ - 干扰素释放试验** 阳性。

10. **抗 HIV** 阴性。

11. **G 试验** 阴性。

12. **抗核抗体谱** 均阴性。

13. **肿瘤标志物** 均阴性。

14. **淋巴结 B 超** 双侧颈部、锁骨上、双侧腋窝、腹股沟区淋巴结未见肿大。

15. **腹盆腔 CT** 未见明显异常。

【进一步分析】

已有检查结果不支持肿瘤性疾病。肺部感染灶明确，胸部 CT 见右肺尖少许斑片影，虽痰涂片未见抗酸杆菌，但 γ- 干扰素释放试验阳性、ESR 加快，追问病史，其配偶有明确肺结核病史。结合目前午后发热、常规抗感染效果不佳，临床诊断肺结核，经专科会诊，于入院 1 个月后予诊断性抗结核治疗，治疗方案：利福平 450mg po qd，异烟肼 0.3g po qd，乙胺丁醇 0.75g po qd，左氧氟沙星 0.5g ivgtt qd。2 天后体温即降至 38℃以下（图 39-1）。

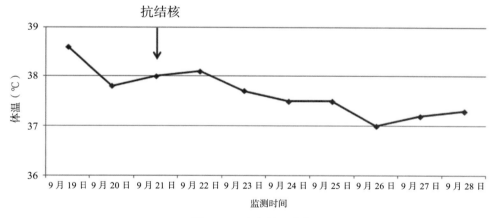

图 39-1 患者体温变化

【最终诊断】

肺结核。

【诊断依据】

1. **流行病史** 肺结核接触史，配偶肺结核病史。

2. **临床表现** 午后低、中度的发热。

3. **胸部影像** 胸部 CT 提示右肺尖少许斑片影，多浆膜腔积液。

4. **实验室检查** γ- 干扰素释放试验阳性，ESR 速率很快。

5. 鉴别诊断　常规抗感染效果不明显，诊断性抗结核治疗有效。

【治疗及疗效】

该患者抗结核治疗第 2 周四肢及躯干皮肤出现散在红色斑丘疹，边界不清，考虑抗结核药物所致过敏性紫癜，停用异烟肼。第 3 周出现急性肾损伤（蛋白尿、低蛋白血症、双下肢水肿），考虑紫癜型肾炎，停利福平。此后患者仍间断发热，血炎症指标反弹，痰培养检出革兰阳性球菌，考虑混合性感染，加用利奈唑胺，虽感染控制，但肾损害加重伴顽固性高血压、电解质紊乱、重度贫血、血小板减少症，停利奈唑胺。此后上述药物不良反应消退。为强化抗结核治疗，于乙胺丁醇、左氧氟沙星抗结核治疗 2 个月后，按专科意见先后间隔 1 周加用帕司烟肼、利福喷丁。加用利福喷丁 1 周后，患者再次出现血压升高、尿量增多等症状，考虑为此药不良反应，遂停药。此期间，患者一度合并 MRSA、铜绿假单胞菌感染，病情加重，体温升高，痰量增多，Ⅱ型呼吸衰竭致昏迷，予以气管插管、机械通气，三联抗结核治疗基础上静脉抗菌治疗后患者病情逐渐好转，于抗结核治疗 3 个月后行气管切开并成功脱机。为强化抗结核治疗，按专科意见先后加用吡嗪酰胺、克拉霉素。随后出现骨髓抑制、三系减少，考虑药物不良反应，按加药顺序逐一逆向停药，至此继续乙胺丁醇、左氧氟沙星和帕司烟肼三联抗结核治疗。此后患者病情平稳，体温正常，6 个月后复查血常规示 WBC $5.4×10^9$/L，NEU% 73%，Hb 104g/L；血生化示 ALB 31.2g/L，BUN 12.87mmol/L，Scr 正常，CRP 3.9mg/L；凝血示 D- 二聚体 485μg/L，余正常；动脉血气大致正常；尿蛋白定量 0.5g/24h；胸部 CT 提示较前明显好转（图 39-2）。于抗结核治疗整 1 年后，患者完全停药、出院回家。

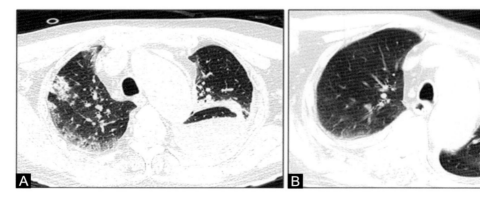

图 39-2　胸部 CT
A. 抗结核前；B. 抗结核 6 个月

【随访】

2019 年 1 月 1 日（出院 3 个月）：患者一般情况良好，无发热，间断经气管切开处吸痰，痰量不多。全身无皮疹、水肿。

【疾病概要】

肺结核是由结核分枝杆菌引起的严重危害人类健康的一种慢性传染病，具有病程长、易复发、有传染性等特点。

肺结核的诊断以病原学检查为主，结合流行病史、临床表现、胸部影像、相关的辅助检查进行鉴别诊断。由于结核分枝杆菌涂片阳性率低，且 2/3 以上肺结核患者为菌阴患者，故涂阴肺结核的临床正确诊断有一定困难。再者，肺结核临床症状复杂多样、轻重不一、缺乏特异性，与其他呼吸系统疾病相似，且 PPD、血结核抗体检测等阳性率不高，因而对于可疑菌阴肺结核患者，往往将采用试验性抗结核治疗有效作为诊断依据。

治疗需遵循结核病化疗的早期、联用、适量、规律、全程的原则，减少耐药菌产生，降低结核病的疫情，减少传播，最终获得治愈。

由于抗结核治疗联合药物种类多、疗程长，故常伴多系统不良反应发生。老年人基础疾病多、肝肾功能差，出现药物不良反应概率更大。抗结核药的不良反应发生率排序为胃肠道反应、肝损害、关节损害、神经系统反应、过敏反应、血液系统反应、肾损害等。

【诊疗体会】

1. 全人管理　高龄老年感染患者需全面综合管理，经验性感染控制不佳要考虑到结核的可能，抗结核治疗的同时应兼顾院内混合性感染，进行综合诊治。应密切关注营养支持及抗结核药物的不良反应。

2. 药物加减原则　老年人药物不良反应发生率高，且多重用药易相互作用，应逐步加减抗结核药物，密切观察生命体征、血液学指标，如遇不良反应，按加药顺序逆向逐一停药并观察，以明确不良反应药物，避免停用全部药物给后续感染控制带来困难。

总之，该患者为高龄老年，基础疾病多，临床表现不典型，合并多重感染，病情复杂，药物不良反应多且严重，治疗难度大。通过密切观察病情，及时调整药物治疗方案，最终病情得到控制，患者痊愈。

（谢　静　马文敏）

两次入院，缘何三易诊断

【第一次入院病史简介】

女性，66 岁，退休，天津人。

主诉：间断尿频伴发热 1 周。

现病史：患者于入院前 1 周受凉后出现恶心、尿频、尿急症状，伴发热，体温最高达 39.3℃，高峰时间不定，入院前 6 天就诊于外院急诊，查"血常规（2018 年 1 月 26 日）示 WBC 9.8×10^9/L，NEU% 81.3%，Hb 131g/L，PLT 148×10^9/L；CRP（2018 年 1 月 26 日）18.7mg/L；尿常规（2018 年 1 月 26 日）示 WBC 2+，PRO 2+"，予"依替米星、甲泼尼龙"等治疗 4 天后发热无好转，体温高峰上升至 40.5℃，伴畏寒。入院前 2 天尿液呈洗肉水样，转诊于我院急诊，查"血常规（2018 年 1 月 30 日）示 WBC 7.62×10^9/L，NEU% 88.3%，Hb 126g/L，PLT 154×10^9/L；CRP（2018 年 1 月 30 日）287.25mg/L；尿常规（2018 年 1 月 30 日）示 WBC 3+、632.8 个 /μl，PRO 3+，RBC 4+、32.7 个 /μl，KET +；血生化（2018 年 1 月 30 日）示 ALB 30.3g/L，ALT 30U/L，AST 35U/L，BUN 4.66mmol/L，Cr 80.5μmol/L"，予"左氧氟沙星"抗感染治疗 2 天仍无好转，为进一步诊治收入院。

患者自发病以来，精神状态尚可，饮食、睡眠可，大便 2 ~ 3 天 1 次。近期体重未见明显减轻。

既往史：否认发热患者接触史及聚集发病，否认禽类接触史，"冠心病"病史 5 年余，服用"复方丹参滴丸"治疗；"高血压"病史 2 年，服用"安博维"治疗；有"偏头痛"病史多年，间断口服"去痛片"治疗。

个人史：无烟、酒嗜好。

【阳性体征】

体温 37.3℃，脉搏 68 次 /min，呼吸 18 次 /min，血压 122/80mmHg。

双肺呼吸音粗，未闻及明显干、湿啰音。双肾区无叩击痛，双侧输尿管走行区无压痛。

【病例特点】

1. 老年女性，急性起病，病程 1 周。
2. **临床主要表现** 尿频、尿急、洗肉水样尿、恶心、畏寒、发热。
3. 血中性粒细胞比例升高、CRP 升高，尿检可见红白细胞。

【初步诊断】

1. 尿路感染。
2. 酮症。
3. 冠心病。
4. 高血压。
5. 偏头痛。

【诊治思路】

该患者有尿频、尿急等尿路刺激症状，且可见肉眼血尿，伴畏寒、发热，尿检可见红白细胞，且血中性比、CRP 升高，考虑尿路感染诊断。因患者无免疫缺陷基础，无反复使用抗菌药物史，病程短，因此考虑为社区获得性尿路感染，常见致病菌为大肠埃希菌，应经验性覆盖该菌，暂不考虑结核、真菌等特殊病原体感染。

【鉴别诊断】

1. **尿路结石** 尿路结石（urolithiasis）是一些晶体物质（如钙、草酸、尿酸、胱氨酸等）在泌尿系统的异常聚积所致，为泌尿系统的常见病、多发病，男性发病多于女性，多发生于青壮年，左、右侧的发病率无明显差异，90% 含有钙，其中草酸钙结石最常见。该病可有局部疼痛、肉眼血尿等表现，但通常无畏寒、发热，化验炎性指标正常，尿检以红细胞为主，B 超或 CT 发现阳性结石影可帮助鉴别。

2. **尿路结核** 本病由结核分枝杆菌引起尿路感染，多为慢性病程，迁延不愈，伴有乏力、盗汗、体形消瘦等身体消耗表现，且多有肾外结核症状，有明显而持久的尿路刺激症状，尿沉渣可找到抗酸杆菌，尿培养结核分枝杆菌阳性可鉴别。

3. **慢性肾炎** 有急性肾炎史，水肿及蛋白尿较多，血浆白蛋白明显降低，尿培养阴性，肾脏 X 线检查显示两侧肾脏同样缩小等有助于鉴别，必要时需要做肾脏穿刺活检。

4. **尿路肿瘤** 发生于泌尿系统任意部位的肿瘤，包括肾、肾盂、输尿管、膀胱、尿道肿瘤。泌尿系肿瘤常在 40 岁以后发生，男性比女性多 1 倍左右。肾母细胞瘤和膀胱横纹肌肉瘤是婴幼儿疾病，男、女发病率无差别。临床多表现为腹痛、血尿等，部分可伴有低热，影像学检查或 CTU 可帮助鉴别。

【实验室检查】

1. **血常规** WBC 5.27×10^9/L, Hb 114.00g/L ↓, PLT 171.00×10^9/L, NEU% 82.10% ↑。

2. **血生化** K^+ 3.15mmol/L ↓, ALB 28.3g/L ↓, CREA 79.00μmol/L, GGT 98.0U/L ↑, LDH 264.5U/L ↑、羟丁酸脱氢酶（HBDH）196.0U/L ↑, 超敏 C 反应蛋白（hs-CRP）346.45mg/L ↑。

3. **ESR** 34mm/h。

4. **PCT** ＜ 0.5ng/ml。

5. **血培养（需氧 + 厌氧，3 次）** 阴性。

6. **尿培养（2 次）** 阴性。

7. **尿常规** 尿白细胞酯酶 +、尿潜血 ++。

8. **便常规** 正常。

9. **24 小时尿蛋白（24XSNDB）** 0.45g/24h ↑。

10. **胸 CT（2018 年 2 月 1 日）** 双肺炎症，右肺为著，建议治疗后复查；右侧胸腔积液（图 40-1）。

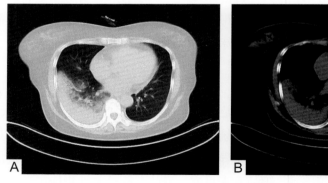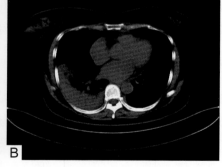

图 40-1 胸部 CT
A. 肺窗；B. 纵隔窗

11. **腹部超声（2018 年 2 月 2 日）** 脂肪肝，肝左叶低回声灶（低脂灶？），右侧胸腔积液。

12. **泌尿系超声（2018 年 2 月 2 日）** 双肾、输尿管及膀胱未见明显异常。

13. **妇科超声（2018 年 2 月 2 日）** 绝经后子宫，小型宫肌瘤。

【进一步分析】

已有的检查结果，提示合并肺部感染。

分析病情，**以尿路感染就诊，但入院胸部 CT 发现肺炎**，且患者仍有发热，体温高峰无下降，出现咳嗽、咯白痰，且乏力、食欲差；查体双肺呼吸音粗，右下肺可闻及散在湿啰音，考虑社区获得性肺炎合并尿路感染诊断，为呼吸系统、泌尿系统混合感染。

【进一步检查】

1. **肺炎支原体抗体** 阴性。
2. **军团菌抗体** 阴性。
3. **病毒系列** 阴性。
4. **痰涂片** 抗酸染色未发现抗酸杆菌（-），上皮细胞 0 ~ 5/LP，白细胞 > 25/LP，革兰染色查见革兰阳性球菌。
5. **痰培养** 甲型溶血性链球菌 / 黄色奈瑟菌。

【最终诊断】

1. 社区获得性肺炎。
2. 尿路感染。

【诊断依据】

社区获得性肺炎：
1. 新近出现的咳嗽、咳痰。
2. 发热。
3. 肺闻及湿性啰音。
4. 伴中性粒细胞核左移。
5. 胸部 X 线检查显示斑片状浸润性阴影。

【治疗及疗效】

2019 年 2 月 1 日予哌拉西林 - 他唑巴坦（特治星）4.5g 静脉滴注 q8h 抗感染，2 天后仍反复发热，考虑肺炎诊断明确，对于 CAP，最常见致病菌为肺炎链球菌、流感嗜血杆菌及非典型病原体等，不需要覆盖铜绿假单胞菌等非发酵菌，尽量选用较窄谱抗菌药物，遂调整为莫西沙星 400mg qd ivgtt 抗感染（2019 年 2 月 11 日调整为口服，2019 年 2 月 14 日停药）。患者体温变化见图 40-2，复查胸部 CT 见图 40-3。

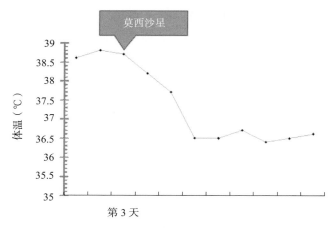

图40-2 治疗药物及体温情况

患者在调整为莫西沙星第3日体温即降至正常，此后未再升高

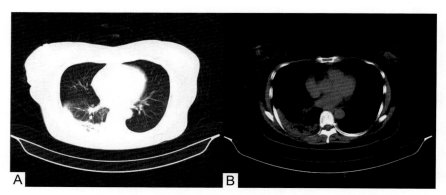

图40-3 复查胸部CT（2019年2月10日）

A. 肺窗；B. 纵隔窗。肺炎较前好转，仍有斑片影考虑影像学吸收延迟

【出院后病情转折】

出院后第4天无明显诱因再次出现发热，体温最高达38.5℃，伴咳嗽，咳白色黏痰、乏力、膝关节疼痛，自服"富露施化痰，乐松退热"，2天后发热仍有反复，遂第二次入住我科。

【第二次入院后病情分析】

患者出院后口服莫西沙星，停药后转天即出现咳嗽、咳痰加重，伴发热，提示病情反复。考虑：①疗程不足：静脉滴注莫西沙星调整为口服莫西沙星后造成血药浓度下降，从而病情反复，但莫西沙星口服吸收利用度高，且肺炎疗程已足够；②特殊病原体感染：莫西沙星对结核菌有治疗效果，但单药治疗可能诱导结核耐药，应排除结核感染可能；③非感染因素：抗感染后出现新发肺炎，且伴有膝关节疼痛，需除外机化性肺炎、反应性关节炎等。建议患者行支气管镜检查、CT 引导下经皮肺穿刺活检，均遭到拒绝。

【 第二次入院检查及化验 】

1. **血气分析**　pH 7.410，PCO_2 36.5mmHg，PO_2 76.7mmHg ↓，SO_2 96.9%，实际碳酸氢盐（$CHCO_3$）22.7mmol/L，实际碱剩余（ABE）-1.2mmol/L。

2. **血常规**　WBC 4.94×10^9/L，Hb 114.00g/L ↓，PLT 206.00×10^9/L，NEU% 61.20%。

3. **血生化**　ALB 34.00g/L ↓，hs-CRP 137.580mg/L ↑。

4. **DIC**　D- 二聚体 844.35μg/L ↑，INR 1.13，纤维蛋白原 6.62g/L ↑。

5. **CRP**　136mg/L ↑。

6. **总过敏原**　总 IgE 31.2U/ml。

7. **ESR**　50.0mm/h ↑。

8. **PCT**　< 0.05ng/ml。

9. **军团菌抗体**　IgG 阴性。

10. **肺炎支原体抗体（FYZ）**　阴性。

11. **铁蛋白**　277.7ng/ml ↑。

12. **QFT**　TB- 干扰素释放试验 0.02U/ml，TB-T 细胞免疫反应阴性。

13. **真菌**　1，3-β-D 葡聚糖 < 60pg/ml。

14. **半乳甘露聚糖**　< 0.1μg/L。

15. **新型隐球菌荚膜抗原**　阴性。

16. **痰涂片**　抗酸染色未发现抗酸杆菌（-），上皮细胞 0 ~ 1/LP，白细胞 > 25/LP，革兰染色查见革兰阳性球菌及革兰阴性杆菌。

17. **血培养**　阴性。

18. **痰培养**　白念珠菌。

19. **尿常规**　阴性。

20. **胸部 CT（2018 年 2 月 16 日）**　右肺炎症较前好转，左肺下叶炎症较前进展；左侧胸腔少量积液（图 40-4）。

21. **腹部 + 盆腔 CT**　脂肪肝；盆腔 CT 平扫未见异常。

22. **超声心动图**　主动脉硬化；左室舒张功能减低；LVEF 60%。

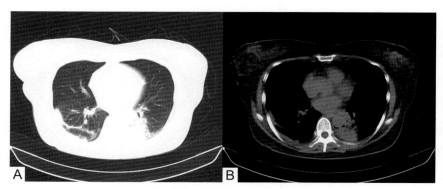

图 40-4 复查胸部 CT（2019 年 2 月 16 日）

A. 肺窗；B. 纵隔窗

【进一步分析】

经过莫西沙星治疗 2 天后仍发热，体温高峰无下降。

分析病情，患者在我科住院治疗 10 天后出现，出院 3 天后病情反复，因此应诊断院内获得性肺炎，致病菌应考虑铜绿假单胞菌、鲍曼不动杆菌、产酶肠杆菌科细菌。

【最终诊断】

院内获得性肺炎。

【诊断依据】

HAP 临床诊断标准与 CAP 相同，不同的是，HAP 在患者入院时不存在，也不处感染潜伏期，而是于入院 48 小时后发生的，由细菌、真菌、支原体、病毒或原虫等病原体引起的各种类型的肺实质炎症。

【治疗及疗效】

2019 年 2 月 16 日予莫西沙星 400mg qd igvtt 抗感染，2 天后仍反复发热，遂调整为亚胺培南 - 西司他丁 1g q8h igvtt 抗感染（2019 年 2 月 25 日停药）。患者体温变化见图 40-5，复查胸部 CT 见图 40-6。

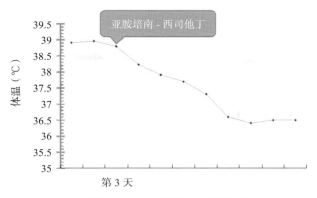

图 40-5 治疗药物及体温情况

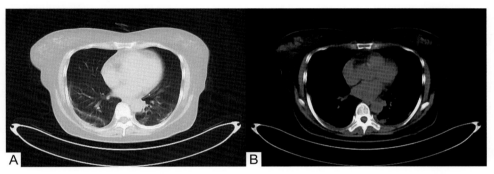

图 40-6 复查胸部 CT（2019 年 2 月 28 日）

A. 肺窗；B. 纵隔窗。右肺及左肺下叶炎症较前明显吸收

【随访】

患者出院后病情无反复。

【疾病概要】

社区获得性肺炎（community acquired pneumonia，CAP）是指在医院外罹患的感染性肺实质（含肺泡壁，即广义上的肺间质）炎症，包括具有明确潜伏期的病原体感染而在入院后潜伏期内发病的肺炎。病原体有细菌、病毒、衣原体和支原体等多种微生物。主要临床症状是咳嗽，伴或不伴咳痰和胸疼，前驱症状主要有鼻炎样症状或上呼吸道感染的症状，如鼻塞、鼻流清涕、喷嚏、咽干、咽痛、咽部异物感、声音嘶哑、头痛、头昏、眼睛热胀、流泪及轻度咳嗽等。

社区获得性肺炎的诊断：①新近出现的咳嗽、咳痰或原有呼吸道疾病症状加重并出现脓性痰，伴或不伴胸痛；②发热；③肺实变体征和闻及湿性啰音；④ WBC $> 10 \times 10^9/L$ 或 $< 4 \times 10^9/L$，伴或不伴中性粒细胞核左移；⑤胸部 X 线

检查显示片状、斑片状浸润性阴影或间质性改变，伴或不伴胸腔积液。以上 1~4 项中任何 1 项加第 5 项，除外非感染性疾病，即可做出诊断。

社区获得性肺炎的病原主要涉及细菌、支原体、衣原体和病毒等。临床较为常见的 CAP 细菌病原是肺炎链球菌、流感嗜血杆菌、克雷伯杆菌、卡他莫拉菌以及非典型病原体如肺炎支原体，重症患者常见金黄色葡萄球菌、军团菌，特殊病原体有结核分枝杆菌等。CAP 病毒病原有甲、乙型流感病毒，1、2、3 型类流感病毒，呼吸道合胞病毒和腺病毒等。治疗需要根据具体的病原体，选择合适的治疗方案。

医院获得性肺炎（hospital acquired pneumonia，HAP）是指患者入院时不存在，也不处感染潜伏期，而是于入院 48 小时后在医院（包括老年护理院、康复院）内发生的肺炎。除诊断强调时限之外，其他涉及肺炎的诊断，基本与社区获得性肺炎的诊断相同。

HAP 最常见的病原体是细菌，包括鲍曼不动杆菌、铜绿假单胞菌、肺炎克雷伯菌、金黄色葡萄球菌、大肠埃希菌、阴沟肠杆菌、嗜麦芽窄食单胞菌等。我们需要评估是否有耐药菌感染的高危因素存在，证据充分的耐药危险因素有：①先前 90 天内接受过抗菌药物；②住院 ≥ 5 天；③病情危重合并感染性休克；④发生 VAP 前有 ARDS；⑤接受持续肾脏替代治疗等。可能的耐药危险因素有：①有 MDR 菌定植或感染史；②反复或长期住院史；③入住 ICU；④存在结构性肺病；⑤重度肺功能减退；⑥接受糖皮质激素或免疫抑制剂治疗或存在免疫功能障碍；⑦在耐药菌高发的医疗机构住院；⑧皮肤黏膜屏障破坏（气管插管、留置胃管或深静脉导管等）。同样，多重耐药菌感染风险低的患者，可以选择单药治疗；多重耐药菌感染风险高的患者，则需要单药或联合治疗，通常要覆盖铜绿假单胞菌，同时警惕金黄色葡萄球菌的感染；危重患者通常需要联合治疗，同时需要积极留取痰进行培养，寻找病原学证据，以便尽早实现目标治疗。

【诊疗体会】

按照肺炎的诊断标准，肺炎的诊断不难，典型肺炎患者通常有咳嗽、咳痰症状，查体双肺可闻及湿性啰音等，但本例患者第一次住院并没有这些表现，而是以尿路感染症状就诊，给我们临床诊断带来很大困难。在临床上，我们也遇到过很多类似的肺炎病例，以食欲下降、乏力等非特异性症状就诊，最后确诊为肺炎，这也提醒我们临床医师始终要将患者作为一个整体来对待。在诊断肺炎的同时，我们还要判断是 CAP 还是 HAP，概念的不同直接影响我们的治疗策略，对于 HAP，我们要评估该患者是否存在耐药菌感染的高危因素，即近 3 个月内是否使用过抗菌药物、反复或长期住院、是否存在免疫力低下或受损等，根据耐药菌感染的风险来指导、选择经验性抗菌药物。本例患者在两次住院期间出现了 **CAP 向 HAP 概念的切换**，从而伴随有致病病原体的变迁，**因时而动**，及时地修正我们对患者疾病特点的认识，可以帮助我们很好地管理患者。

（姜　伟　杨文杰）

病例 41

盆腔炎性团块的身份之谜

【病史简介】

女性，26 岁，已婚未育，山西人。

主诉：下腹隐痛伴发热 3 个月余。

现病史：3 个月余前（2017 年 2 月中旬）无明显诱因出现咽痛，咽后壁疱疹，发热，体温最高达 39.0℃，于小诊所治疗后好转（具体用药情况不详）。

2 个月前上述症状，伴有腰背部疼痛，进行性加重，伴右下腹疼痛。2017 年 4 月 13 日就诊于当地妇幼医院，白蛋白 32g/L。查血常规示 WBC 2.8×10^9/L，NEU# 1.88×10^9/L，余正常。妇科超声提示盆腔包块性质待定，盆腔积脓，收入当地医院。入院后在抗感染基础上，于 2017 年 4 月 22 日行腹腔镜下**盆腔粘连松解及右侧输卵管切除术**，术后活组织检查考虑卵巢脓肿，并行盆腔积液穿刺培养未见异常。术后发热程度较轻好转，但患者仍有腰痛、右下腹疼痛。2017 年 4 月 28 日再次发热，体温最高达 39.0℃，仍伴腹痛，血肌酐进行性升高，肌酐 345μmmol/L，双肾超声检查示双肾轻度积水。

2017 年 5 月 4 日就诊于中国人民解放军总医院第八医学中心，行膀胱超声提示双肾盂积水伴输尿管上段扩张，5 月 5 日行超声引导下经皮双肾穿引流术。术后复查血肌酐正常。术后患者仍有发热，给予替加环素联合头孢哌酮 - 舒巴坦联合抗感染治疗，发热不好转。期间查 EB 1.1×10^5copies/ml。经阴道超声检查提示，双附件低回声包块（左侧 4.8cm×7.3cm，右侧 5.7cm×8.8cm）。

5 月 9 日就诊于我院普外科，于 5 月 15 日行**剖腹探查术**，并切除大部分炎性肿块，双侧输尿管周围粘连严重，未强行分离，术后病理提示慢性化脓性炎伴坏死。术后体温仍波动在 37.0～39.0℃。患者于 5 月 28 日出院。

5 月 28 日患者不慎将右肾引流管牵拉后可见尿液渗出，当晚再次出现发热 39.0℃，为进一步治疗于 6 月 6 日再次就诊于中国人民解放军总医院第八医学中心，体温最高达 39.5℃，经阴道超声检查示双附件区低回声包块（4.2cm×5.1cm，4.3cm×4.7cm）。入院后行双侧肾引流液及中段尿行细菌培养，中段尿及右侧引流液均培养出鲍曼不动杆菌。根据药敏结果，给予替加环素及头孢哌酮 - 舒巴坦抗感染治疗。6 月 9 日开始体温可降至正常。6 月 14 日患者体温再次升高至 38.6℃，加用依替米星抗感染。

6 月 17 日就诊于北京协和医院急诊，考虑放线菌感染。

6 月 18 日再次就诊于我院普外科，给予头孢哌酮 - 舒巴坦（舒普深）、头孢曲松联合青霉素钠抗感染治疗，患者体温无明显好转。为进一步治疗，于 2017 年 6 月 30 日收入我科。入院后查血常规示 WBC 3.1010⁹/L，NEU% 81.0%，Hb 83g/L，PLT 157×10⁹/L；CRP 203.74mg/L；ESR 55mm/h；PCT 0.68pg/ml。盆腔 CT（6 月 18 日）示盆腔团片影（图 41-1），符合感染性病变改变，结合临床增强 CT 扫描进一步诊断。

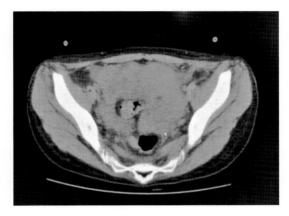

图 41-1 盆腔 CT（2017 年 6 月 18 日）：可见盆腔团块影

既往史：5 年前曾诊断 EB 病毒感染、嗜血细胞综合征于中国人民解放军总医院第八医学中心血液科住院治疗。2 年前因右侧输卵管妊娠于当地医院化疗。半年前放置宫内节育器，3 个月余前已取出。

【阳性体征】

体温 37.3℃，脉搏 80 次 /min，呼吸 18 次 /min，血压 100/60mmHg。

1. 右下腹深压痛，未触及明显包块。

2. 右下肢稍肿胀。

【病例特点】

1. 育龄期妇女，慢性病程 3 个月余，既往右侧输卵管妊娠病史，右侧输卵管化疗病史；宫内节育器放置病史；EB 病毒感染、嗜血细胞综合征病史。

2. 临床主要表现 发热，腰痛，右下腹疼痛。

3. 白细胞正常，CRP 升高，ESR 升高，PCT 升高。

【初步诊断】

1. 盆腔感染原因待查。
2. 泌尿系感染。

【诊治思路】

患者的发热考虑由盆腔感染引起，盆腔感染常见的病原体：①内源性病原体：来自原寄居于阴道内的菌群，包括需氧菌、厌氧菌及混合感染，例如金黄色葡萄球菌、溶血性链球菌、大肠埃希菌等需氧菌，以及脆弱类杆菌、消化链球菌等厌氧菌。②外源性病原体：主要为性传播疾病的病原体如衣原体、淋病奈菌及支原体，以及念珠菌病、曲霉病、隐球菌病、接合菌病和马内菲青霉病等的病原体，其他还有铜绿假单胞菌、结核分枝杆菌等。

【鉴别诊断】

1. **细菌感染**　临床表现为发热，且伴有白细胞计数、CRP、PCT 升高。
2. **真菌感染**　常发生于高龄、免疫力低下、长期应用抗生素、近期手术病史患者。此患者育龄期妇女，既往有输卵管化疗病史、近期手术史、抗生素应用病史，应警惕真菌感染可能。常见真菌感染有念珠菌、隐球菌、组织胞质菌、结合菌。
3. **病毒感染**　病毒感染常可引起白细胞降低，如 EBV、HIV、CMV 病毒感染。此患者多次复查血象，均出现白细胞降低，且患者免疫力低下，近半年多次手术治疗，应考虑病毒感染可能。

【实验室检查】

1. **血常规**　WBC 3.10×10^9/L，NEU% 81.0%，Hb 83g/L，PLT 157×10^9/L。
2. **CRP**　202pg/ml。
3. **ESR**　55mm/h。
4. **PCT**　0.68pg/ml。
5. **铁蛋白**　53ng/ml。
6. **血培养（需氧 + 厌氧 + 真菌）**　阴性。
7. **抗 HIV**　阴性。
8. **T-SPOT.TB**　阴性。
9. **G 和 GM 试验**　阴性。
10. **外周血 EBV-DNA 定量检测（2017 年 7 月 3 日）**　1.52×10^3copies/ml，阳性。
11. **人巨细胞 DNA 定量检测（2017 年 7 月 3 日）**　阴性。
12. **结核分枝杆菌 DNA 荧光检测**　阴性。

13. 尿培养 2017 年 7 月 14 日示鲍曼不动杆菌，1×10^6/ml；7 月 15 日示鲍曼不动杆菌，1×10^6/ml；7 月 18 日示鲍曼不动杆菌，1×10^6/ml；7 月 31 日示大肠埃希菌，1×10^6/ml。

14. 宫腔内刮片培养（2017 年 7 月 16 日） 铜绿假单胞菌。

15. 盆腔 CT（2017 年 7 月 3 日） 盆腔团片影，感染性病变可能，特殊细菌感染？请结合临床进一步检查；盆组小肠积气积液，请结合临床并随诊观察；盆腔积液；盆腔淋巴结肿大；腹膜后软组织影，炎性可能性大，建议复查；考虑右侧致密性骨炎；右侧骶髂关节改变，考虑致密性骨炎（图 41-2）。

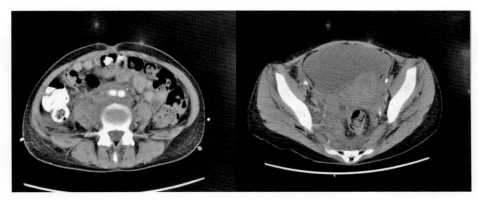

图 41-2 盆腔 CT（2017 年 7 月 3 日）：可见腰大肌肿胀及盆腔团块影

16. 腹部超声（2017 年 7 月 21 日） 双肾置管后，右肾轻度积水；脾脏测值增大。

17. 盆腔超声（2017 年 7 月 26 日） 盆腔超声所见考虑广泛粘连；子宫壁低回声区范围较前缩小，宫腔回声增厚；双卵巢内均未见生长卵泡。

18. 第一次术后病理（我院） 考虑不除外真菌感染。将病理切片送北京协和医院、中国人民解放军总医院第八医学中心的病理科会诊，均考虑真菌感染可能。

【进一步分析】

根据现有结果，考虑盆腔感染为细菌感染合并真菌感染可能。

分析病情：患者有手术史，免疫力低下，近期长期应用抗生素，有宫腔内异物置入病史，CRP、PCT 升高，考虑放线菌感染可能。5 月 15 日手术术后病理提示真菌感染可能，考虑不除外真菌感染。因此，给予两性霉素 B 脂质体抗真菌治疗，并根据尿培养结果先后给予头孢哌酮 - 舒巴坦、米诺环素、阿米卡星等药物抗感染治疗。患者给予多种抗生素治疗，效果均欠佳，仍间断发热、腹部疼痛，并出现右下肢肿胀伴疼痛。多次复查腹部及盆腔 CT、妇科超声，仍可见炎性包块。经我院多科会诊，决定再次行手术治疗。患者于 2018 年 8 月 2 日再次行**外科及妇科联合手术治疗**，探查腰大肌水肿，内侧有肿块，质地硬，直径约 4cm，切除腰大肌旁大部分肿块，并留取病理及微生物培养。

【进一步检查】

1. **术中切除组织悬液 PCR** EBV-DNA 7.52×10^5 copies/ml（参考值：< 500copies/ml）。

2. **外周血 EBV-DNA** 1.52×10^3 copies/ml。

3. **术后病理** 多量淋巴细胞浸润，淋巴结内窦组织细胞增生，不除外淋巴造血系统改变。

4. **术后盆腔 CT（2017 年 8 月 9 日）** 考虑盆腔脓肿（部分包裹），沿腹膜后蔓延，腹膜后大血管周围及右侧腰大肌脓肿，请结合临床进一步诊断（图 41-3）。

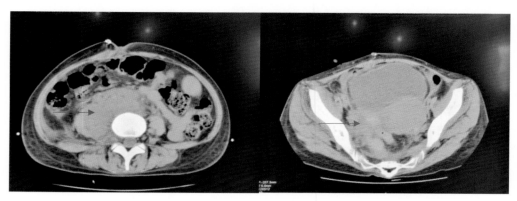

图 41-3 术后盆腔 CT（2017 年 8 月 9 日）：腰大肌肿胀及盆腔感染较前无明显改变

【最终诊断】

1. 慢性活动性 EB 病毒感染。
2. 嗜血细胞综合征。
3. EB 病毒盆腔炎。

【诊断依据】

1. **慢行活动性 EB 病毒感染** 有发热、脾大、贫血的临床表现，EBV-DNA 滴度明显升高，术后组织悬液 EBV-DNA 阳性。

2. **嗜血细胞综合征** 患者间断发热 5 个月余，峰值 > 38.5℃，脾大，血常规提示白细胞计数、血红蛋白、血小板减低，甘油三酯升高，血清铁蛋白显著升高，考虑嗜血细胞综合征诊断明确。

3. **EB 病毒盆腔炎** 患者外周血中 EB 病毒 DNA 阳性，术中切除组织悬液 EB 病毒 PCR 阳性，组织悬液培养未培养出细菌及真菌等其他病原体，考虑 EB 病毒盆腔炎诊断明确。

【治疗及疗效】

患者体温在激素作用下偶可正常，多数情况下仍发热（图 41-4），应用两性霉素 B 脂质体抗真菌感染过程中，出现寒战、食欲缺乏、恶心、呕吐、低钾血症。根据尿培养及阴道分泌物培养结果更换抗生素，但患者仍高热。同时患者因腰大肌肿胀情况，右腹部疼痛加重，并出现右下肢疼痛，难以忍受，需芬太尼贴及吗啡止痛治疗。内科保守治疗效果欠佳，故于 2017 年 8 月 2 日再次行手术治疗。

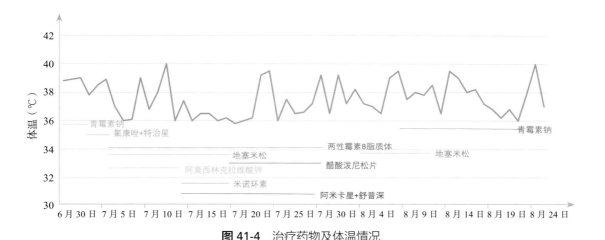

图 41-4 治疗药物及体温情况

手术过程：术中可见小肠、结肠粘连，盆腔炎性粘连，未见肿块。锐性分离小肠及结肠粘连，探查盆腔，分离子宫及输卵管粘连，切除左侧输卵管。打开右侧后腹膜，探查腰大肌有水肿，其内侧肿块，质地硬，直径约 4cm，切除大部分炎性肿块。肿块送病理及培养。

患者术中切除组织悬液 EB 病毒 PCR 及术后病理结果未回报时，患者已要求自动出院，结果回报后与患者家属取得联系，患者已去世。

【随访】

患者于 2017 年 8 月 25 日自动出院，于 2017 年 9 月 8 日去世。

【疾病概要】

慢性活动性 EB 病毒感染是一种罕见且致命的 EB 病毒感染引起的疾病。患者表现为持续性的高病毒浓度，频繁引发类似传染性单核细胞增多症的症状，同时伴随全身淋巴结肿大、肝脾肿大、肝炎、血小板减低、过敏等全身症状，伴随外周血高 EB 病毒载量和异常的 EBV 相关抗体。一般通过反复的 EBV 细胞学诊断和 PCR 诊断检查阳性可确诊。最后，患者会因为噬血细胞综合征、淋巴瘤、DIC、肝衰竭、间质性肺炎而死亡。

该病临床少见，但预后较差，发病机制目前尚不清楚。传统的抗病毒治疗无效，免疫抑制剂、免疫调节治疗、免疫细胞治疗等措施效果有限或近短期暂时有效，更昔洛韦 / 阿昔洛韦可以降低口腔中的病毒包壳，但对于临床无效。异基因造血干细胞移植对该病有效，但风险较高。

【诊疗体会】

慢性 EB 病毒感染少见，且临床表现多种多样，但以盆腔感染为主要表现的尚未有报道，且此患者 EB 感染进行性加重，侵及右侧腰大肌，引起腰大肌肿胀、疼痛。此患者治疗过程中将感染源头集中于近期手术感染、输尿管造瘘引起的细菌、真菌感染，忽略了患者既往 EB 病毒感染病史，直到患者 8 月 2 日手术术中切除组织，制成悬液进行 EB 病毒 PCR 检测，结果阳性才得以确诊。

（薛天娇）